Internationales Symposium

WIRKUNGSMECHANISMEN VON FUNGIZIDEN, ANTIBIOTIKA UND CYTOSTATIKA

Mechanisms of action of fungicides, antibiotics and cytostatics

Veranstaltet durch die Sektion Mikrobiologie der Biologischen Gesellschaft in der Deutschen Demokratischen Republik und die Biochemische Gesellschaft in der Deutschen Demokratischen Republik

Herausgegeben im Auftrage der Biologischen Gesellschaft in der Deutschen Demokratischen Republik, Sektion Mikrobiologie
von H. Lyr und W. Rawald

Mit 146 Abbildungen, davon 28 Abbildungen auf 14 Kunstdrucktafeln und 73 Tabellen

AKADEMIE-VERLAG · BERLIN 1970

Verantwortlich für die wissenschaftliche und organisatorische Vorbereitung der Tagung:
Prof. Dr. H. LYR, Eberswalde
Dr. W. RAWALD, Eberswalde

unter Mitwirkung von:
Prof. Dr. M. GIRBARDT, Jena
Dr. P. LANGEN, Berlin
Dr. R. LINDIGKEIT, Berlin
Dr. B. PARTHIER, Halle
Prof. Dr. G. RICHTER, Berlin
Dr. H. VENNER, Jena
sowie K. SEILER, Leipzig (Sekretär der Biologischen Gesellschaft in der DDR)

Verantwortlich für die redaktionelle Bearbeitung des Tagungsberichtes:
Prof. Dr. H. LYR, Eberswalde
Dr. W. RAWALD, Eberswalde

unter Mitarbeit von:
Dr. R. LINDIGKEIT, Berlin
Dr. W. LUTHARDT, Eberswalde
Dr. R. RATHSACK, Berlin
Dr. G. RITTER, Eberswalde
Dr. H. ZIEGLER, Berlin
Dr. P. VENKER, Berlin

Erschienen im Akademie-Verlag GmbH, 108 Berlin, Leipziger Straße 3–4

Lizenznummer: 202 · 100/560/70
Offsetdruck: VEB Druckerei „Thomas Müntzer", 582 Bad Langensalza
Bestellnummer: 5801 · ES 18 G 1
EDV-Nr. 761 382 4
48,–

INHALTSVERZEICHNIS

VORWORT DER HERAUSGEBER

Das Problem des Wirkungsmechanismus biologisch aktiver chemischer Verbindungen gegenüber lebenden Systemen ist von großer theoretischer wie praktischer Bedeutung. Als Querschnittsproblematik ist die Fragestellung geeignet, Spezialisten verschiedener Richtungen zu gemeinsamer Problemdiskussion zusammenzuführen. Daher entschloß sich die Sektion Mikrobiologie der Biologischen Gesellschaft in der DDR, gemeinsam mit der Biochemischen Gesellschaft ein zweites Symposium dieser Art in Reinhardsbrunn zu veranstalten, nachdem bereits die erste Tagung im Jahre 1966 großes Interesse gefunden hatte.

Bei dem unterschiedlichen Stand der Bearbeitung einzelner biologisch aktiver Verbindungen ist es verständlich, daß die laufenden Untersuchungen teils auf zellulärer, teils auf subzellulärer oder molekularer Ebene durchgeführt werden. Wie zahlreiche Problemdiskussionen zeigten, ist nur bei einer kritisch ausgewählten Kombination verschiedener Methoden eine fundierte Aussage über den Wirkungsmechanismus einer Verbindung in der Zelle oder im Organismus möglich. Sehr häufig wurden Nebenwirkungen überschätzt oder übersehen, was zu falschen Schlußfolgerungen führen mußte. Es hat sich daher bewährt, neben biochemischen Spezialsymposien z.B. über Mitochondrien, Ribosomen, Membranen und andere Systeme, durch eine andersartige Problemstellung verschiedene Spezialrichtungen zu gemeinsamen Diskussionen zusammenzuführen. Als Ergänzung wurden in den Bericht auch einige Vorträge aufgenommen, die sich auf biologische Wirkungen und die Wirkungsweise einiger interessanter Verbindungen beziehen.

Da es aus räumlichen Gründen nicht möglich war, allen Wünschen zur Teilnahme an dem Symposium zu entsprechen, hoffen die Veranstalter, daß dieser Tagungsbericht einen Beitrag für das in rascher Entwicklung begriffene Forschungsgebiet liefert und einem weiteren Interessentenkreis Informationen und Anregungen bietet.

Die Herausgeber

Eberswalde, im August 1969.

I. WIRKUNGEN AUF NUKLEINSÄUREN (INCL. ANTIMETABOLITEN)

PROBLEME UND NEUERE ASPEKTE DER ANWENDUNG VON ANTIMETABOLITEN DES NUCLEINSÄURE-STOFFWECHSELS

P. LANGEN

Institut für Biochemie Berlin-Buch (DDR) der Deutschen Akademie der Wissenschaften zu Berlin

1935 fand DOMAGK im Prontosil das erste Chemotherapeuticum gegen bakterielle Infektionen; kurz darauf erwies sich (TRETONEL u.a./1935), daß der eigentliche Wirkstoff nicht das Prontosil selbst, sondern das in ihm enthaltene Sulfanilamid ist, das bereits seit 1908 (GELMO) bekannt war. 1940 entwickelte dann WOODS mit der Theorie der Sulfonamidwirkung das weit darüber hinausreichende Konzept der Hemmwirkung von Struktur-Analoga zelleigener Verbindungen auf Reaktionen, an denen diese Verbindungen beteiligt sind (konkurrierende Besetzung der aktiven Zentren von Enzymen). In der Folge wurden - z.T. in ausgedehnten wissenschaftlichen Programmen - eine fast unübersehbare Anzahl von Analoga von Vitaminen, Aminosäuren, Nucleo-Basen und Nucleosiden hergestellt. Neben den Sulfonamiden haben eine praktische Bedeutung davon nur solche Verbindungen erlangt, die eine relativ spezifische Wirkung auf die Nucleinsäure-Synthese ausüben, d.h. die Antimetabolite des Nucleinsäure-Stoffwechsels. Die Entwicklung auf diesem Gebiet sei hier durch folgende Etappen gekennzeichnet: 1948 beschrieben FARBER und Mitarbeiter in den Folsäure-Analoga die ersten Mittel zur Bekämpfung von Leukämien bei Kindern; 1951 wurde von HITCHINGS und Mitarbeitern im 6-Mercaptopurin (Übersicht s. MINER Ed.1954) ein weiteres, noch heute angewandtes Pharmacon gegen Leukämien entwickelt. WEYGAND, WACKER und DELLWEG (1952) wiesen nach, daß 5-Bromuracil in die DNS eingebaut wird, eine Entdekkung, die später wesentlichen Einfluß auf die Erklärung von Punktmutationen auf molekularer Ebene hatte. HEIDELBERGER und Mitarbeiter entwickelten 1957 mit den 5-Fluoruracil-Verbindungen (Übersicht s. HEIDELBERGER 1965; LANGEN 1968) nicht nur die nächst den Folsäure-Analoga wirksamsten Antimetabolite, sondern auch in zunehmendem Maße angewandte Cancerostatica und Verbindungen, die wesentlich zur Entdeckung der m-RNS beigetragen haben. Schließlich wurden im 6-Azauridin (Übersicht s. LANGEN 1968) und in den letzten Jahren im Cytosin-arabinosid (Übersicht s. LANGEN 1968; COHEN 1966) weitere Verbindungen zur Chemotherapie des Krebses, insbesondere von Leukämien, entwickelt.

Die wichtigsten heute bekannten Antimetabolite des Nucleinsäure-Stoffwechsels sind zusammen mit ihren genauen Angriffsorten in der Tabelle 1 dargestellt. Insgesamt sind heute weit über 50 biochemisch interessante Strukturanaloga von Nucleo-Basen und Nucleosiden bekannt (Übersicht s. LANGEN 1968).

In den anschließenden Ausführungen soll aus biochemischer Sicht auf folgende Probleme eingegangen werden: 1. ungeklärte Fragen der Wirkung des Einbaus von Struktur-Analoga in Nucleinsäuren, 2. Notwendigkeit der letalen Synthese und 3. Erhöhung der Wirksamkeit und Selektivität von Antimetaboliten durch "active site directed irreversible enzyme inhibitors".

Tabelle 1

Therapeutisch genutzte Antimetabolite (Applicationsform) mit den durch sie gehemmten Enzymen und dem Endprodukt, dessen Bildung blockiert ist

Antimetabolit	Gehemmtes Enzym	Endprodukt
6-Mercaptopurin	PRPP-Amidotransferase	Purin-Nucleotide
"	IMP-Dehydrogenase	GMP
"	Adenylosuccinat-Lyase (Ligase)	AMP
Azaserin	FGAR-Synthetase	Purin-Nucleotide
6-Azauridin	Orotidin-phosphat-Decarboxylase	UMP
5-Fluoruracil	Thymidylat-Synthetase	TMP
Cytosin-arabinosid	DNS-Polymerase	DHS
Folsäure-Analoga	Folsäure-Reduktase	Tetrahydrofolsäure (Purin-Nucleotide) (TMP)

1. Der Einbau von Antimetaboliten in die Nucleinsäuren.

Zahlreiche Antimetabolite entfalten ihre Wirkung nicht durch unmittelbare Hemmung einer enzymatischen Reaktion, sondern durch Einbau in die Nucleinsäuren. Die direkten biochemischen Mechanismen der daraus resultierenden cytostatischen Wirkung sind heute häufig noch nicht genau bekannt.

Das erste Struktur-Analoge, dessen Einbau in die Nucleinsäuren bekannt wurde, ist das 8-Azaguanin. Es wird vorzugsweise in die RNS eingebaut und verursacht so Störungen in der Protein-Synthese (Übersicht s. LANGEN 1968). Die als Ursache dieser Störung diskutierte Fehlcodierung durch 8-Azaguanin konnte nicht nachgewiesen werden. Vielmehr fanden z.B. GRÜNBERGER und Mitarbeiter (1968), daß 8-Azaguanin enthaltende Trinucleotide die gleiche Spezifität für den Aminosäure-Einbau aufweisen wie die entsprechenden Guaninhaltigen; sie werden allerdings viel langsamer abgelesen. Die Hemmwirkung des 8-Azaguanins auf die Proteinsynthese wird daher heute so gedeutet, daß die Ablesung der m-RNS an Codons, die viel Guanin enthalten (z.B. Valin = GpUpG), bei Ersatz dieses Guanins durch 8-Azaguanin so stark gehemmt wird, daß die Ribosomen durch unfertige Peptidketten blockiert werden.

Die Folgen des Einbaus von 5-Fluoruracil liegen ebenfalls in einer Störung der Protein-Synthese (Übersicht s. LANGEN 1968), bei RNS-Phagen und Viren werden auch Mutationen beobachtet.

Bekannt geworden sind weiterhin die Versuche von CHAMPE und BENZER (1962) zur Deutung der 5-Fluoruracil-abhängigen phänotypischen Reversion bei Mutanten des Phagens T4. Danach wird - in Übereinstimmung mit den am TMV durch 5-Fluoruracil bewirkten Aminosäuren-Austauschen - angenommen, daß sich die Verbindung fälschlich auch mit Guanin statt Adenin paaren kann. Biochemisch hat diese Deutung bisher keine Stütze gefunden, da sich 5-Fluoruracil-enthaltende Polynucleotide in zellfreien Systemen sowohl bei der Transcription als auch bei der Translation in bezug auf die Genauigkeit der Codierung wie die entsprechenden Uracil-Derivate verhalten. Eine Hemmung der Ablesung von RNS des Phagen R17 in zellfreien Systemen ergibt sich für einige Aminosäuren, wenn 5-Fluoruracil-enthaltende t-RNS eingesetzt wird (BOWRIE and BERGQUIST 1968). Die Deutung dieses Befundes steht noch aus.

5-Brom- oder 5-Joduracil werden an Stelle von Thymin in die DNS eingebaut, was zu Mutationen, einer Erhöhung der Strahlensensibilität und zur Hemmung der Zellteilung führt (Übersicht s. LANGEN 1968). Werden Zellen (Microorganismen, Gewebekulturen) für einen Replications-Zyclus mit den Nucleosiden der genannten halogenierten Thymin-Analoga behandelt, so wird der eine DNS-Strang mit diesen Verbinden markiert, und es entsteht eine hybride DNS (T -- BrU (JU)), die sich auf Grund der unterschiedlichen Dichte von Thymin und 5-Brom- oder 5-Joduracil im Dichtegradienten von normaler (T -- T) DNS abtrennen läßt. Es war bisher unklar, ob die folgende Hemmung der weiteren DNS-Synthese darauf zurückzuführen ist, daß die hybride DNS nicht als Templat für die Replication dienen kann, oder ob sie nicht in der Lage ist, einige für die Replication notwendige Proteine zu codieren. KSANAKI, BEN-PORAT und KAPLAN (1968) konnten kürzlich Beweise für die letztere Annahme erbringen: durch Infektion mit Polyoma-Virus ließ sich in derartig gehemmten Zellen eine Replication der hybriden DNS erhalten.

Die Strahlensensibilisierung durch die halogenierten Thymin-Analoga wurde bisher - insbesondere auf Grund von Versuchen an Phagen und Bakterien - auf eine Hemmung der Reparatur-Mechanismen zurückgeführt. Im Widerspruch dazu stehen möglicherweise biochemische Untersuchungen von CLEAVER (1968) an HeLa-Zellen. Danach wird nach UV-Bestrahlung ein erheblicher Reparatur-Einbau von tritiiertem Thymidin (70 % der insgesamt eingebauten Menge) in die 5-Bromuracil-enthaltende DNS (60 % Thymin-Ersatz) gefunden. Offenbar sind sowohl die Schädigung durch Bestrahlung als auch die Reparatur im 5-Bromuracil-Strang erhöht. Fraglich bleibt allerdings, ob beide Prozesse im gleichem Ausmaß erhöht sind.

Eine weitere cytostatische Verbindung, die möglicherweise in die DNS eingebaut wird, ist das 3-Desoxy-3-fluor-thymidin (Abb. 1), das kürzlich von uns hergestellt und in seinen biochemischen Reaktionen untersucht wurde. Es hemmt selektiv die DNS-Synthese und zeigt - gemessen an der Hemmung der Vermehrung von Ehrlich-Ascites-Tumorzellen in vitro - eine wesentlich höhere cytostatische Effektivität als das unten noch zu erwähnende

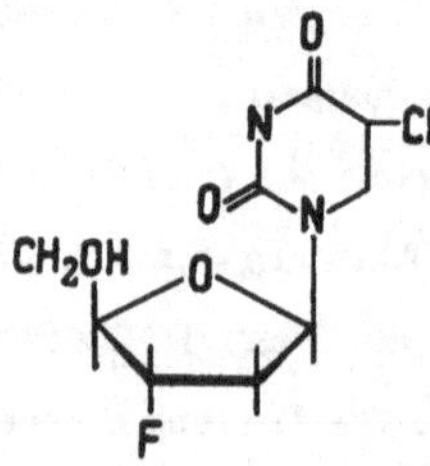

Abb. 1.

5-Desoxy-5-fluor-thymidin. Weitere Untersuchungen weisen darauf hin, daß 3-Desoxy-3-fluor-thymidin möglicherweise in die DNS eingebaut wird, obwohl ein eindeutiger Beweis noch aussteht. Ein Einbau dieser Verbindung würde zum Abbruch der Kettenverlängerung führen, da ja keine weitere 3•5-Phosphat-diester-Brücken-Bildung möglich ist.

2. Notwendigkeit der letalen Synthese. Da die Biosynthese der Pruin- oder Pyrimidin-Nucleotide vorwiegend oder ausschließlich über phosphorylierte Zwischenstufen verläuft, erreichen die entsprechenden Antimetabolite auch nur in der Nucleotid-Form die für ihre Wirkung erforderliche Substrat-Ähnlichkeit. Weil Nucleotide nicht in die Zelle penetrieren, müssen geeignete Vorstufen appliziert werden, aus denen intrazellulär die Nucleotide gebildet werden (letale Synthese). Purin-Basen werden mit 5-Phosphoribosyl-pyrophosphat direkt zum Nucleotid umgesetzt und können deshalb als freie Basen appliziert werden; für Pyrimidine gibt es keine derartige Reaktion, sie müssen daher im allgemeinen als Nucleoside gegeben werden, die dann mit ATP zu den Nucleotiden phosphoryliert werden. Die die letale Synthese durchführenden Enzyme gehören dem sogenannten "salvage pathway" an, sind also nicht lebenswichtig und können in bestimmten Organen oder Zellstämmen einfach fehlen oder durch Mutation ausfallen, ohne daß Schädigung eintritt. Ein solches Feh-

len dieser Enzyme gehört zu den verbreitetsten Ursachen für die Resistenz gegen Basen- und Nucleosid-Analoga (Übersicht s. LANGEN 1968). Es hat zahlreiche vergebliche Versuche gegeben, die Phosphat- oder Pentose-phosphat-Reste in Nucleotiden durch Gruppen zu simulieren, die eine Penetration in die Zelle und eine unmittelbare Wirkung gewährleisten (z.B. organische Gruppen oder Sulfat). Erst in der letzten Zeit gelang es uns (LANGEN and KOWOLLIK 1968), für ein Enzym der DNS-Synthese, die Thymidylat-Kinase, im 5-Desoxy-5-fluor-thymidin eine solche unmittelbar wirkende Verbindung zu finden (Abb. 2). Versuche

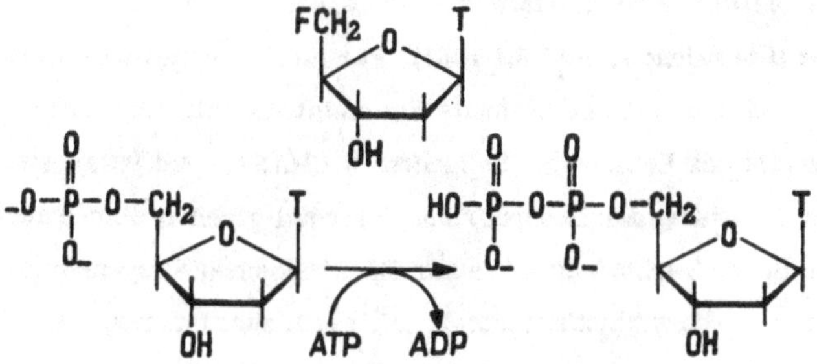

Abb. 2.

mit den entsprechenden 5-Desoxy-5-fluor-Derivaten anderer Nucleoside zeigen jedoch, daß der Ersatz von Nucleosiden durch diese Verbindungen nicht bei allen Enzymen möglich ist, sondern ein auf die Thymidylat-Kinase und eventuell wenige andere Enzyme beschränkter Spezialfall ist. Trotzdem zeigt das Beispiel des 5-Desoxy-5-fluor-thymidins zum ersten Mal, daß eine Simulation der Phosphat-Gruppe prinzipiell möglich ist.

3. "Active site directed irreversible inhibitors", "nonclassical antimetabloites" (BAKER 1967). Die Entwicklung dieser beiden Gruppen von Verbindungen ist durch die Absicht gekennzeichnet, mit der Einführung von alkylierenden Gruppen in Antimetabolite zu einer spezifischen irreversiblen Hemmung und damit zu einer im Vergleich zu den üblichen Antimetaboliten verstärkten Wirksamkeit zu gelangen und (oder) durch stärkere strukturelle Abwandlungen (meist Einführung voluminöser Substituenten) eine erhöhte Selektivität der Wirkung auf bestimmte Gewebe (oder Spezies) zu erhalten. Damit würden zwei wesentliche Nachteile der Antimetabolite eliminiert werden: ihre flüchtige Wirkung und ihre geringe Selektivität (z.B. in bezug auf Tumorgewebe im Vergleich zu Normalgewebe, ein Nachteil, den die Antimetabolite mit den anderen Cytostatica teilen).

Die Alkylierung von Enzymen über den "active site directed" Mechanismus läßt sich kinetisch so beschreiben (BAUER 1967; SCHAEFFER and SCHWARTS 1967)

$$E + I - R - X \underset{k_2}{\overset{k_1}{\rightleftharpoons}} E \cdots I - R - X \xrightarrow{k_3} \underbrace{E \cdots I}_{R} + X^- \qquad \frac{-dE}{d_t} = k_3 \left[E \cdots I - R - X\right]$$

(k_3 geschwindigkeitsbegrenzend)

Im Vergleich dazu würde eine einfache Alkylierung wie folgt verlaufen:

$$E + I - R - X \xrightarrow{k_3} E\diagdown_{R}\diagup I + X^- \qquad -\frac{dE}{dt} = k_3 [E][I - R - X]$$

Während also im letzteren Falle eine Verdopplung von I zu einer Verdopplung der Inaktivierungsrate führt, kommt es im ersteren Fall zu einem "saturation effect", der typisch für den "active site directed" Mechanismus ist.

Typische "active site directed irreversible inhibitors", die außerhalb des Nucleinsäure-Stoffwechsels angreifen, sind bestimmte Hemmstoffe von Proteasen und Esterasen wie Diisopropyl-phospho-fluoridat (Übersicht s. BAUER 1967). Für den Nucleinsäure-Stoffwechsel erwiesen sich erst relativ spät einige lange bekannte Antimetabolite als alkylierend (trotz formal kompetitiver Kinetik der Hemmung). So fanden BUCHANAN und Mitarbeiter (FRENCH u.a. 1963), daß der Hemmung der Phosphoribosyl-formyl-glycinamidin-Synthetase durch Azaserin eine Reaktion dieser Verbindung mit einer SH-Gruppe des Enzyms unter Bildung von N- 2-(L-2-amino-2-carboxyäthylthio)acetyl -DL-serin zugrundeliegt. BRONX und HAMPTON (1968) fanden, daß 6-Chlorpurinribosid-phosphat mit dem Enzym Inosin-5-phosphat-Dehydrogenase unter Bildung eines 6-Alkylmercaptopurin-ribosid-5-phosphat-Derivats reagiert.

Der beschriebene Mechanismus der Alkylierung wurde von Baker als "endo-alkylating mechanism" bezeichnet, da die Alkylierung offenkundig im aktiven Zentrum stattfindet. Er unterscheidet ihn von "exo-alkylating mechanism". Dieser ist dadurch gekennzeichnet, daß an dem die Affinität zum Enzym bedingenden Molekülteil (dem eigentlichen Antimetaboliten) ein großer Substituent angebracht ist, der nach Anlagerung der Verbindung an das Enzym aus dem Bereich des aktiven Zentrums herausragt und daher auch außerhalb alkyliert. Ein typisches Beispiel hierfür ist der von SCHAEFFER und Mitarbeitern (1965) eingeführte Hemmstoff der Adenosin-Desaminase p-Bromacetamido-benzyl-adenin. Derartige Verbindungen leiten über zu den "non-classical antimetabolites", die sich von den "classical antimetabolites" durch ihre viel geringere Ähnlichkeit mit den Metaboliten unterscheiden. Während bei den klassischen Antimetaboliten die Abänderung im Vergleich zur Struktur der Metaboliten möglichst klein gehalten werden, um eine hohe Affinität zum Enzym zu gewährleisten, zeichnen sich die "non-classical antimetabolites" z.B. häufig durch große Substituenten (die nicht unbedingt alkylieren müssen) aus. Sie müssen natürlich so angebracht sein, daß sie die Anlagerung an das Enzym nicht stören ("bulk tolerance"). Andererseits können auch größere Anteile der Metabolit-Struktur fehlen. Da solche großen Veränderungen im allgemeinen zu starken Einbußen in der Affinität zum Enzym führen, sind nur sehr wenige gut wirksame "non-classical antimetabolites" bekannt. Der Anreiz, sich trotzdem mit derartigen Verbindungen zu beschäftigen, liegt darin, daß sie gerade mit außerhalb des aktiven Zentrums des Enzymproteins liegenden Gruppen reagieren (alkylieren oder Komplexe bilden). Da diese Gruppen - im Gegensatz zu denen des aktiven Zentrums - unterschiedlich bei gleichen Enzymen verschiedener Spezies sein können (z.B. unterschiedliche Aminosäure-Sequenzen bei Cytochrom C und Hämoglobin bei verschiedenen Spezies; Isoenzyme), bietet sich hier ein Weg an, Antimetabolite zu erhalten, die eine Spezifität der Wirkung gegen bestimmte Spezies, vielleicht sogar gegen bestimmte Gewebe einer Spezies zeigen.

Es gibt z.Z. nur wenige Beispiele für eine derartige differenzierte Wirkung von Antimetaboliten. Von praktischer Bedeutung ist die Wirkung einiger Folsäure-Analoga auf die Folsäure-Reduktase aus verschiedenen Spezies (Tab. 2) (HITCHINGS and BURCHALL 1965; BURCHALL and HITCHINGS 1965). Danach lassen sich bei einigen Verbindungen bis zu 60000fache Unterschiede in der Wirksamkeit feststellen. Hervorzuheben ist, daß der "klassische" Antimetabolit Amethopterin, der die Folsäure am genauesten simuliert, die am

Tabelle 2

Unterschiedliche Wirkung von Folsäure-Analoga auf Folsäure-Reductase aus verschiedenen Species (nach BURCHALL and HITCHINGS 1965).

	Mensch	Meerschweinchen	S.aureus
	(Konzentration x 10^8 M für 50%ige Hemmung)		
2,4-(Diamino-5-(3,4,5-trimethoxybenzyl)pyrimidin (Trimethoprim)	30 000	-	0.5
1-(p-Butylphenyl)-1,2-dihydro-2,2-dimethyl-4,6-diamino-s-triazin	55	4	30 000
2,4-Diamino-N-methylpteroyl-glutamat (Amethopterin)	9	1	0.1

wenigstens differenzierte Wirkung zeigt. Ein weiteres Beispiel - ohne praktische Bedeutung, da das gehemmte Enzym nicht lebenswichtig für die Zelle ist -, in dem die Bedeutung eines großen Substituenten besonders gut zum Ausdruck kommt, sind die Hemmstoffe der Thymidin-Phosphorylase 6-Aminothymin (LANGEN u.a. 1967) und 6-(2,3-Dichloroanilin)-uracil (BAKER and RZESZOTARSK; 1968) (Abb. 3). Während der "klassische" Antimetabolit 6-Aminothymin sowohl das Enzym aus Säugergewebe als auch das aus E.coli hemmt, wirkt die Verbindung mit dem großen Substituenten nur auf das Coli-Enzym ein (PREUSSEL u.a. 1969).

Ob das gedanklich so ansprechende Konzept der "active site directed irreversible

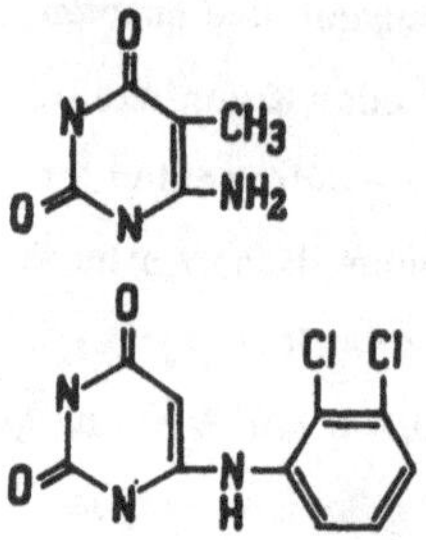

Abb. 3.

enzyme inhibitors" und der "non-classical antimetabolites" sich auch in der Praxis bewährt, muß erst noch in der Zukunft entschieden werden.

Im vorangehenden wurden einige aktuelle biochemische Probleme der Anwendung von Antimetaboliten des Nucleinsäure-Stoffwechsels dargestellt und bereits heute erkennbare Wege angedeutet, auf denen nach neuen, besseren Antimetaboliten zu suchen ist. Der unüberschätzbare Vorzug der Antimetabolite ist die permanente Entwicklungsfähigkeit, die ihnen auf Grund ihres Wirkungsmechanismus inhärent ist. Das Prinzip der Hemmwirkung von Naturstoff-ähnlichen Verbindungen auf Reaktionen, an denen der simulierte Naturstoff beteiligt ist, ist eine der wenigen rationellen Möglichkeiten, die Gewinnung neuer biologischer Verbindungen anders als nach dem "trial and error" System anzustreben und zu spezifischen (tailor made), selektiv in bestimmte Reaktionen eingreifenden Hemmstoffen zu gelangen. Und, wie HITCHINGS, einer der großen Pioniere der Antimetabolitforschung, daraus folgert (HITCHINGS 1965): "... if chemotherapy is not presently "rational" it is at least much less irrational than it once was."

LITERATUR

BAKER, B.R.: Design of Active-Site-Directed Irreversible Enzyme Inhibitors. John Wiley and Sons Inc. N.Y. 1967.

BAKER, B.R. and W. RZESZOTARSKI: J.Med.Chem. 11, 639 (1968).

BOWRIE, R.J. and P.L. BERGQUIST: Biochemistry 7, 1761 (1968).

BRONX, L.W. and A. HAMPTON: Biochemistry 7, 2589 (1968).

BURCHALL, J.J. and G.H. HITCHINGS: Mol.Pharmac. 1, 126 (1965).

CHAMPE, S.P. and S. BENZER: Proc.Natl.Acad.Sci. 48, 532 (1962).

CLEAVER, J.E.: Biophysical J. 8, 775 (1968).

COHEN, S.S.: Progress Nucleic Acid Res. 5, 2 (1966).

DOMAGK, G.: Deutsche Med. Wochenschrift 61, 250 (1935).

FARBER, S., L.K. DIAMOND, R.D. MERKER, R.F. SYLVESTER and J.A. WOLFF: New England J.Med. 238, 787 (1948).

FRENCH, T.C., I.C. DAWID, R.A. DAY and J.M. BUCHANAN: J.Biol.Chem. 238, 21, 71, 2178, 2186 (1963).

GELMO, P.: J.prakt.Chemie 77, 371 (1908).

GRÜNBERGER, D., A. HOLY and F. SORM: Biochim.Biophys.Acta 161, 147 (1968).

HEIDELBERGER, C.: Progress Nucleic Acid Res. 4, 1 (1965).

HITCHINGS, G.H. and J.J. BURCHALL: Adv.Enzymol. 27, 417 (1965).

KASAMAKI, A., T. BEN-PORAT and A.S. KAPLAN: Nature 217, 756 (1968).

LANGEN, P.: Antimetabolite des Nucleinsäure-Stoffwechsels; Biochemische Grundlagen der Wirkung. Akademie-Verlag, Berlin 1968.

LANGEN, P. and G. KOWOLLIK: European J.Biochem. 6, 344 (1968).

LANGEN, P., G. ETZOLD, D. BÄRWOLFF and B. PREUSSEL: Biochem.Pharmac. 16, 1833 (1967).

MINER, R.W.Ed., Symposium über 6-Mercaptopurin: Ann.N.Y.Acad.Sci. 60, 183 (1954).

PREUSSEL, B., G. ETZOLD, D. BÄRWOLFF and P. LANGEN: Biochem. Pharmac. 1969, in press.

SCHAEEFER, H.J. and E. ODIN: J.Pharmaceut.Sci. 54, 1223 (1965).

SCHAEFFER, H.J. and M.A. SCHWARTS: J.Medicinal Chem. 10, 686 (1967).

TREFOUËL, J., J. TREFOUEL, F. NITTI et D. BOVET: Compt.Rend.Soc.Biol. 120, 756 (1935).

WEYGAND, F., A. WACKER u. H. DELLWEG: Z.Naturforsch. 7b, 19 (1952).

WOODS, D.D.: Brit.J.Path. 21, 74 (1940).

DISKUSSION

CHANDRA (Frankfurt/M. DBR): I should like to comment on a peculiar action of 6-azauridine. Human beings given a dose up to 15 g/day show no toxicity, whereas dogs getting a single mg sleep for ever. We know biochemically, that 6-azauridine specifically inhibits orotidylic decarboxylase. This is the reason that human beings excrete all 6-azauridine as orotidylic acid. The toxicity in dog may be due to its having only one way to synthesize uridine, i.e. through orotidylic acid. Now, I should like to ask Dr. LANGEN a question. You said that azaguanine codes as guanine; you also said that it is toxic because it inhibits protein synthesis. To me it looks contradictory, could you please comment.

LANGEN (Berlin, DDR): Es codiert wie Guanin, aber langsamer. Deswegen verläuft auch die Eiweiß-Synthese verzögert. An Codons, die besonders reich an Guanin sind und die dementsprechend viel Azaguanin einbauen, stoppt die Eiweiß-Synthese. Als Folge davon sind die Ribosomen durch unfertige Peptidketten blockiert. Das ist die Erklärung, die GRÜNBERGER für den Wirkungsmechanismus gibt.

CHANDRA: SKODA has shown that the coding activity of 6-azauridine is dependent on its place in the code, i.e. which position it occupied in the triplett. Do you known whether any such specificity exists for azaguanine?

LANGEN: Die Basenspezifität ist sicher da, so wie es GRÜNBERGER hier vor 2 Jahren vorgetragen hat. Soviel ich weiß, kommt es in jedem Falle zu einer Hemmung, wenn Guanin gegen Azaguanin im Valincodon ausgetauscht wird. Dabei ist die Hemmung stärker, wenn die beiden ersten Plätze im Codon ausgetauscht sind.

MANN (Berlin, DDR): Der Einfluß von Azaguanin auf die Enzymbildung scheint sich von dem Fluoruracil und Thiouracil zu unterscheiden. Die in Gegenwart von Azaguanin in B. cereus induzierte Penicillinase unterscheidet sich z.B. in ihrer Hitzestabilität nicht von dem normalen Enzym. Hingegen findet man nach Induktion von Phosphatase in Gegenwart von Fluor- oder Thiouracil veränderte Enzymeigenschaften. Demnach scheinen die Eigenschaften des Codes unterschiedlich durch diese Basen beeinflußt zu werden.

LANGEN: Das ist richtig. Es sieht danach aus, als ob eine Fehldosierung durch Thiouracil und 5-Fluorucacil wahrscheinlicher ist als durch Azaguanin.

PARTHIER (Halle/S., DDR): Sind die durch Aza-Basen veränderten Phosphatasen nur als Aktivitätsänderung gemessen worden oder auch proteinchemisch charakterisiert worden?

MANN: Die isolierten Phosphatasen sind durch ihre Hitzestabilität und ihre Immunopräcipitation charakterisiert worden.

HOFMANN (Leipzig, DDR): Wie erklären Sie, daß die Wirkung der irreversiblen Inhibitoren, die auf das aktive Zentrum gerichtet sind, unabhängig von der Hemmstoffkonzentration ist, während bei anderen Inhibitoren eine Konzentrationsabhängigkeit besteht?

LANGEN: Im ersten Fall erfolgt die Inaktivierung nach der Michaelis-Menten-Kinetik, während im zweiten Fall eine Inaktivierung des Enzyms durch Alkylierung eintritt.

LYR (Eberswalde, DDR): Besonders interessant erscheint mit die zuletzt erwähnte Entwicklung der "nicht-klassischen" Antimetabolite zu sein. Kann man hier Beziehungen zu natürlich vorkommenden Komponenten vermuten, wie z.B. zu bestimmenden Antibiotika wie Streptomycin, das einen Scyllit-Ring enthält oder Kasugamycin, wo ebenfalls ein "Inosit-Ring" vorhanden zu sein scheint?

LANGEN: Es gibt für die von Ihnen angedeuteten Strukturanalogien hemmender Substanzen und natürlichen Komponenten im Nukleinsäurestoffwechsel und auch in anderen Bereichen nur wenige Beispiele.

GRUNICKE (Freiburg/Br., BRD): Beruht die Resistenz gegen F-Uracil auf der Fähigkeit der Zelle, halogenierte Basen aus der RNS "herauszuschneiden" oder ändert sich die Affinität des F-Uracils zur Thymidilat-Synthetase?

LANGEN: Ich kenne zwei Mechanismen der Resistenz gegen Fluoruracil. Der eine beruht darauf, daß die lethale Synthese nicht einsetzt. Die zweite Möglichkeit betrifft die Affinität der Thymidylatsynthetase zum 5-Uracyldesoxyribosidphosphat.

LINDIGKEIT (Berlin, DDR): Die meisten Untersuchungen über die Basenanaloga betreffen den Einbau in ribosomale RNS und Messenger-RNS. Sind Ihnen Untersuchungen speziell über den Einbau von Basen in t-RNS bekannt?

LANGEN: Hinweise liegen vor, daß 5-F-Uracil Veränderungen in der t-RNS bewirkt. Sichere Befunde darüber gibt es jedoch nicht.

ASPEKTE DER MODIFIZIERUNG VON NUKLEINSÄUREN DURCH DEN EINBAU VON BASENANALOGEN VERBINDUNGEN

A. WACKER

Institut für Therapeutische Biochemie der Universität Frankfurt/M. (DBR)

Durch den Einbau von Bromuracil (BU) in die Bakteriennukleinsäure konnten wir erstmals eine Veränderung der genetischen Information erreichen, ohne daß hierdurch der Phänotyp wesentlich beeinträchtigt wurde (WEYGAND u.a./1952). In der Folgezeit wurden die Nukleinsäurebasen hinsichtlich ihrer Möglichkeit untersucht, sie in Strukturanaloga zu überführen und in dieser Form in die Nukleinsäure einzubauen. Das Ergebnis dieser planmäßigen Forschungen war die Darstellung von Joduracil, Chloruracil, Fluoruracil, Azauracil, Mercaptopurin, Azaadenin und Azaguanin und ihrer Ribo- bzw. Desoxyribonukleoside (LANGEN 1968). Von diesen Verbindungen werden einige inzwischen mit großem Nutzen in der Therapie verwandt, wie z.B. Joduracildesoxyribosid, 5-Azauridin, Mercaptopurin und 5-Fluoruracildesoxyribosid.

Bei der Verwendung von 5-Joduracildesoxyribosid mußte man allerdings feststellen, daß der therapeutischen Anwendung teilweise eine rasche Resistenzbildung und eine Inaktivierung durch Dehalogenierung entgegenwirkte. Wir waren deshalb bestrebt, die 5-Position des Uracilringes durch andere Substituenten zu besetzen, die nicht mehr durch die Zelle eliminiert werden können, andererseits aber die für die basenanalogen Verbindungen typische Eigenschaften aufweisen. Herr Dr. GAURI hat in unserem Institut die Basenanalogen 5-Äthyluracildesoxyribosid und 5-Propyluracildesoxyribosid synthetisiert (WACKER u.a.). Er berichtete kürzlich, daß 5-Äthyluracildesoxyribosid bei der Behandlung von Herpes simplex cornea etwa die gleiche Wirkung wie Joduracildesoxyribosid entfaltet (GAURI).

Nachdem das Prinzip der Strukturänderung der Basen nahezu ausgeschöpft ist, zeichnet sich in den letzten Jahren eine neue Entwicklung ab, bei der das Schwergewicht auf der Veränderung der Zuckerreste der natürlichen Nukleoside liegt. Man erhält dabei in der Regel Verbindungen, die ihre antagonistischen Wirkungen nicht durch Inkorporation in die DNS oder RNS entfalten, sondern in die Biosynthese der Nukleinsäurenvorkäufer hemmend eingreifen. So hat z.B. Cytosinarabinosid bereits Eingang in die Therapie gefunden. Dr. LANGEN (1968), wird auf diesem Symposium eingehend die biologischen Effekte erläutern, die durch diese Art von unnatürlichen Nukleoside ausgelöst werden.

Die intensive Forschung der letzten beiden Jahrzehnte läßt jedoch vermuten, daß das Prinzip des Basenantagonismus auf niedermolekularer Ebene einem gewissen Abschluß entgegen geht. An die Stelle dieses Prinzips tritt die Variation höhermolekularer Verbindungen, die den Stoffwechsel einer Säugetierzelle z.B. so beeinflussen können, daß die Virusvermehrung gehemmt wird. So überführte z.B. EBEL u.a. (1968) RNS aus Säugetierzellen durch Bromierung oder Methylierung in einen wirksamen Virus-Hemmstoff. Dieser Effekt läuft nach unserem heutigen Wissen über das Prinzip der Interferonwirkung.

Interferon wurde 1957 durch die Arbeiten von ISAAKS und LINDEMANN (1957) als ein Stoff beschrieben, der im Rahmen eines natürlichen Abwehrmechanismus die Virusinfektion hemmt. Während bis 1967 keine eingehenden Kenntnisse über die Entstehung des Interferons vorlagen, wurde durch die Arbeiten LAMPSON, HILLEMANN u.a. (1967) ersichtlich, daß die Biosynthese des Interferons nicht nur durch die Viren selbst stimuliert wird, sondern auch doppelsträngige Nukleinsäuren die Interferonsynthese induzieren. Der beste Induktor, den wir gegenwärtig synthetisch herstellen können, ist das doppelsträngige Homopolynukleotid Poly I:C. Die Arbeiten von EBEL haben nun gezeigt, daß auch natürliche Nukleinsäuren, deren genaue Struktur im einzelnen noch nicht bekannt ist, nach chemischer Modifizierung und damit Erzeugung von Basenanalogen innerhalb des Makromoleküls ebenfalls Induktionswirkung besitzen. Der Zuckeranteil innerhalb des Makromoleküls ist für die Interferon-induzierende Wirkung von Bedeutung, da doppelsträngige DNS als Induktor unwirksam ist.

Wir haben uns in den letzten Jahren mit dem Zusammenhang zwischen Struktur der Induktor-Nukleinsäuren und ihrer Interferon-induzierenden Aktivität beschäftigt und dabei gefunden (nicht publiziert), daß

1. Poly I:C der beste Induktor ist, wobei die Cytosinreste in einem Strang, Inosin im anderen vorhanden sein muß (doppelsträngige Homopoly I:C). Verwendet man Heteropoly IC, das innerhalb eines Stranges I und C enthält, so erreicht man damit keine Interferon-Induktion.

2. Poly G:C erreicht im günstigsten Falle 10 - 20 % der Interferon-Aktivität von Poly I:C.

3. Die Mindestkettenlänge für ein Interferon-induzierendes Poly I:C beträgt ca. 11 Nukleotide. Sehr gute Induktionswirkung beobachtet man mit einem Doppelstrang, der ca. 25 - 30 Nukleotide (auf dem Einzelstrang) enthält.

4. Natürliche Nukleinsäuren, die wir aus Kaninchenniere isoliert haben, sowie Hefe-RNS besitzen unter günstigsten Bedingungen nur ca. 25 % der Aktivität im Vergleich zu Poly I:C. Durch thermische Denaturierung (Erwärmen und rasches Abkühlen)

verlieren diese Nukleinsäuren ihre Interferon-induzierende Aktivität.

Wir sind der Meinung, daß in den nächsten Monaten und Jahren unser Wissen zur Entstehung und Wirkungsweise des Interferons und seiner Induktoren stetig vergrößert wird. Diese Entwicklung wird für alle Teile der Molekularbiologie und Medizin günstige Auswirkungen haben.

Anfangs der 50er Jahre haben TURIN und REGELSON (1958) (rstmals polyanionische Makromoleküle wie Heparin, Dextransulfat und Polyäthylensulfat als Antagonisten zu Nukleinsäuren untersucht. Wir konnten bereits 1962 nachweisen, daß bakterielle DNS durch solche polyanionischen Makromoleküle in bestimmten Funktionen ersetzbar ist (WACKER/ 1962). Ergebnisse der letzten Jahre von MERIGAN, der die Arbeiten von Regelson weitergeführt hat, haben gezeigt, daß derartige Kunststoffe tatsächlich die Virusvermehrung hemmen können. MERIGAN (MERIGAN u. FINKELSTEIN/1968) ist der Ansicht, daß diese polianionischen Makromoleküle ebenfalls Interferon induzieren, da er nach Applikation von Polyacrylsäure im Blutserum Interferon nachweisen kann. Wir glauben jedoch auf Grund eigener Untersuchungen, daß die durch Polyacrylsäure ausgelöste Virushemmung nicht über den Interferon-Mechanismus verläuft. Auch von anderen polyanionischen Verbindungen, wie sulfurierte Polysaccharide, ist bekannt, daß sie die Virusvermehrung ohne Interferon-Induktion hemmen (HADHAZY 1966).

Zusammenfassend kann man heute sagen, daß das Prinzip des biologischen Antagonismus auf der Basis der niedermolekularen Nukleinsäure-Vorläufer wohl nicht mehr wesentlich ausbaufähig ist, da alle theoretisch denkbaren Möglichkeiten in den chemischen und biologischen Laboratorien der Welt erforscht worden sind. Es zeichnet sich jedoch eine neue Möglichkeit ab, wenn man den Antagonismus zwischen biologischen Makromolekülen zu bestimmten synthetischen Makromolekülen oder modifizierten natürlichen Makromolekülen betrachtet, wobei der Ladungszustand des Makromoleküls wesentlich ist. Mit den Polyanionen ist ein Anfang gemacht, das Ende dieser Entwicklung ist gegenwärtig noch nicht abzusehen.

LITERATUR

F. WEYGAND, A. WACKER und H. DELLWEG: Z. Naturforschg. 7b, 19 (1952).

P. LANGEN: Antimetabolite des Nukleinsäure-Stoffwechsels, Akademie-Verlag, Berlin 1968.

A. WACKER, W. RÜGER und K.K. GAURI: In Vorbereitung.

K.K. GAURI: Persönliche Mitteilung.

J.P. EBEL, J.-H. WEIL, G. BECK und C. BOLLACK: Biochem. Biophys. Res. Comm. 30, 148 (1968).

A. ISAACS und J. LINDEMANN: Proc. Roy. Soc. B 147, 258 (1957).

G.P. LAMPSON, A.A. Tytell, A.K. FIELD, M.M. NEMES und M.R. HILLEMAN: Proc. Natl. Acad. Sci. 58, 782 (1967).

W. REGELSON und M. TUNIS: Abstracts 7. Inter. Cancer Congr. London, July 1958.

A. WACKER, D. PFAHL und L. LASCHET: Naturwissenschaften 49, 190 (1962).

T.C. MERIGAN und M.S. FINKELSTEIN: Virology 35, 363 (1968).

G. HADHAZY, E. HORVATH und L. GERGELY: Acta microbiol. Acad. Sci hung. 13, 193 (1966).

DISCUSSION

PARTHIER (Halle, DDR): You mentioned double-stranded RNA als the active principle of the interferon induction. Is this true only after infection with RNA viruses or with DNA viruses, too?

WACKER (Frankf./M. DBR): Both DNA- and RNA viruses induce interferon. Therefore, double-stranded DNA semms to possess induction activity, although the normal DNA is not active before having been modified by hydroxylation or methylation.

FLECK (Jena, DDR): How long lasts the preventive effect after poly IC application?

WACKER: We reached the maximum of the interferon titer after 24 hours. It decreased to normal 8 days after apllication. A prophylaxis or a long-lasting protection effect did not exist.

GRUNICKE (Freiburg/Br. DBR): It is known that low-molecular (4-6 S) chromosomal RNA plays a role for the gen activation. My questions are:

1. Is there a relation between activity and molecular weight of the RNA for the interferon formation?

2. The cromosomal RNA is rich of dihydrouracil. Is anything known wether the dihydrouracil content is important for the effect of interferon formation?

WACKER: 1. Concerning experiments with poly I and poly C, the induction of interferon begins at about 8 nucleotides and reaches a maximum at 30 - 40 nuckleotides.

2. Experiments with natural RNA from mouse kidneys are in progress. After separation into rRNA, mRNA and tRNA, the activities of each of them has to be checked for the ability to induce interferon.

ECKARDT (Jena, DDR): Can interferon itself be regarded as an antiviral substance?

WACKER: Human interferon or from rats and mice are effective. The situation is complicated by the possibility that interferon might induce the synthesis of an active protein while itself becoming inactive.

LISS (West-Berlin): Is it a discrepancy that poly (IC) shows prophylactic activity when having applied latest one day after the infection, and that the polynucleotide was effective in a clinical test with Herpes simplex?

WACKER: Herpes diseases of the eye are easily and early to diagnost. The treated tissues are from this type. When other cells of the human body are to be compared, a lot of uncertaincy will occur. It is known that the interferon and the virus levels in the body change contradictionally with a wave amplitude of about 8 days.

LINDIGKEIT (Berlin, DDR): Have you checked the kidney RNA's after separation into different fractions (tRNA, rRNA, mRNA) for the ability to induce interferon?

WACKER: Such investigations are proceeding now.

RICHTER (Berlin, DDR): Have you done investigations on the interferon formation after induction with polynucleotides in different cells? The pattern of nucleases are dissimilar in various cell types, and nucleases may affect different polynucleotides differently according to their double-helix charakter.

WACKER: We investigated about 20 mammalion species and found different activities of interferon. We have not yet focussed our experiments to nucleases.

ECKARDT: Some authors found an increase of the interferon level during stress conditions. Could such conditions support the therapy?

WACKER: Temperature and hormonal conditions are known to be important for the interferon induction and also for the internal interferon level in the body. Also other inductors than nucleic acids have been described.

ECKARDT: Which virus models do you use for your investigation?

WACKER: The interferon is produced by the peritoneal cell, transferred to L-cells and tested against stomatitis virus.

ÄNDERUNG DER UV-EMPFINDLICHKEIT VON BACILLUS CEREUS DURCH INKORPORATION VON 8-AZAADENIN

H.-E. JACOB und L. KITTLER

Institut für Mikrobiologie und experimentelle Therapie Jena der Deutschen Akademie der Wissenschaften zu Berlin, Abteilung Biophysikchemie, Jena (DDR)

Vergleichende photochemische in vitro Untersuchungen von Azabasen der Nukleinsäurebausteine zeigten eine von den Grundkörpern abweichende Photostabilität (bei 254 nm). Bei diesen von unserer Arbeitsgruppe durchgeführten spektrophotometrischen und polarographischen Messungen war insbesondere die erhöhte UV-Empfindlichkeit der Azapurine bemerkenswert (KITTLER, BERG 1967).

Arbeiten von GÜNTHER und PRUSOFF (1962) ergaben, daß durch Einbau von 6-Azathymin die UV-Empfindlichkeit von Streptococcus faecalis abnimmt. Wenn nun Substanzen von der Zelle eingebaut werden, die eine höhere UV-Empfindlichkeit haben als die ursprünglich vorhandene, so müßte daraus eine größere Sensibilität gegenüber UV-Strahlung resultieren.

Von GRÜNBERGER und SORM (1963) sowie von ZIMMERMAN, u.a. (1967) liegen Incorporationsversuche mit 8-Azaguanin vor. Beide Arbeitsgruppen verfolgten den Einbau dieser Verbindung in Bacillus cereus und die daraus resultierenden Veränderungen.

Wir haben, auch aus Gründen der Vergleichbarkeit, für unsere Versuche den von GRÜNBERGER dankenswerterweise erhaltenen Stamm verwendet.

MATERIAL UND METHODEN

Für die Kultivation wurde das Medium nach GRÜNBERGER und SORM (1963) verwendet. Die Vorkultur wurde von einer 18 Stunden alten Bacillus cereus Fleischwasser-Pepton-Agar-Kultur beimpft. Nach dreistündigem Schütteln bei 37°C diente ein Teil davon als Inokulum der Folgekultur. 60 Minuten später wurde diese Kultur geteilt. Die eine Hälfte erhielt 8-Azaadenin (Serva-Heidelberg), die Endkonzentration betrug etwa 3.10^{-4} M. Die Kontrolle wurde mit entsprechender Menge Phosphatpufferlösung versehen. Nach weiteren 90 Minuten Kultivation erfolgte Zentrifugation. Wie polarographische Messungen in der Überstandslösung ergaben, liegt 8-Azaadenin im Überschuß vor.

Auf Grund der spektralen Eigenschaften des 8-Azaadenins, (Abbildung 1) ist ein

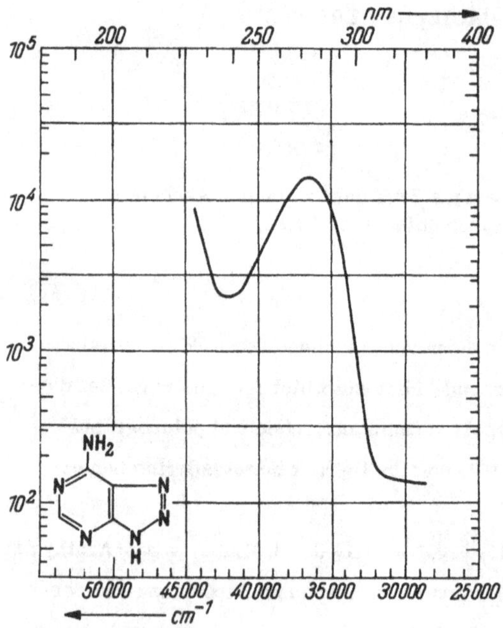

Abb. 1. Absorptionsspektrum des 8-Azaadenins

UV-Schutzeffekt zu erwarten. Deshalb mußte eine sorgfältige Entfernung des Azaderivates aus der Lösung erfolgen; das Sediment wurde zweimal in 0,9 %iger NaCl-Lösung gewaschen. Die danach in 6 ml aufgenommenen Bakterien (etwa 10^9 Bakterien/ml) wurden mit UV belichtet. Diese Belichtung erfolgte in offenen, bewegten Petrischalen (Durchmesser 10 cm, Einfüllhöhe 2 mm). Die nach entsprechenden Zeiten entnommenen Proben wurden auf verschiedene Weise auf die Schädigung der Bakterien getestet. Einmal erfolgte das durch Aufspateln der Proben auf Agar, nach 20 Stunden Bebrütung bei 37° C wurde die Koloniezahl ermittelt. In anderen Versuchen wurden die entnommenen Proben in Nährlösung pipettiert und die Entwicklung der bei 37° C geschüttelten Kulturen durch Trübungsmessungen verfolgt. Zur photometrischen Bestimmung der Vermehrung in diesen Proben wie auch in den Kulturen diente das Elpho 2 des VEB Carl Zeiss Jena. Als UV-Lichtquelle fand eine Sterisollampe (Original Hanau) Verwendung.

Für Messungen des Schutzeffektes befand sich das 8-Azaadenin in der Bakteriensuspension oder in einer Quarzschale zwischen Suspension und Lampe.

ERGEBNISSE

1. Vermehrung der Mikroorganismen unter 8-Azaadenineinfluß

Durch Trübungsmessungen wurde festgestellt, daß im verwendeten Medium die Anwesenheit von 8-Azaadenin keinen Einfluß auf die Vermehrungsgeschwindigkeit der Bakterien hat; nach Trennung der Kultur und Kultivierung mit bzw. ohne 8-Azaadenin ergeben sich keine Unterschiede im Trübungsverlauf. Aus der Gleichheit des Anstiegs der Vermehrungskurven ist unter den angegebenen Vermehrungsbedingungen eine toxische oder cytostatische Wirkung auszuschließen.

2. Wirkung der UV-Belichtung

a) Sensibilisierung der Bakterien durch Kultivierung mit 8-Azaadenin

Inkorporation von 8-Azaadenin in Mikroorganismen führt zu einer wesentlich erhöhten UV-Empfindlichkeit. In Vermehrungsversuchen macht sich dies in einer Verzögerung des Wachstums gegenüber der bestrahlten Kontrollprobe bemerkbar. Das Ergebnis einer solchen Versuchsserie ist in Abbildung 2 dargestellt. Grundsätzlich gleiche Resultate erhielten

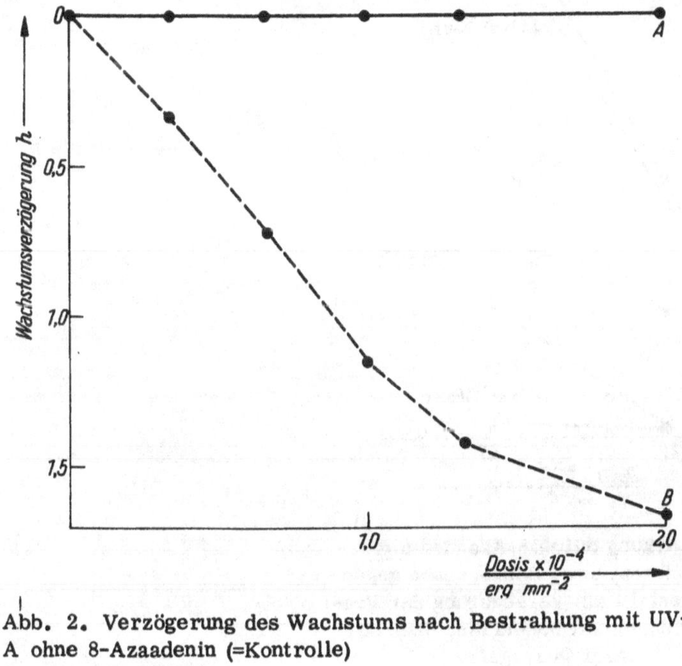

Abb. 2. Verzögerung des Wachstums nach Bestrahlung mit UV-Licht
A ohne 8-Azaadenin (=Kontrolle)
B mit 8-Azaadenin

(Mittel aus 4 Versuchen)

wir durch Koloniezählungen. Daß diese höhere UV-Empfindlichkeit durch das eingebaute 8-Azaadenin verursacht wird, zeigen Versuche, bei denen sich das Purinderivat außerhalb der Zelle befand. Unter diesen Bedingungen konnte der auf Grund der spektralen Eigenschaften erwartete Schutzeffekt beobachtet werden.

b) Schutzeffekt durch 8-Azaadenin

Bei diesen Versuchen wirkt auf Grund des hohen molaren Extinktionskoeffizienten 8-Azaadenin als Lichtfilter. Dabei reagiert das UV-Licht bevorzugt mit dem Purinanalogen, was einen Schutzeffekt auf die Bakterien verursacht. Die Reaktionsmöglichkeiten können durch Konzentrationsänderungen beeinflußt werden, wobei eine Konzentrationserhöhung des 8-Azaadenin die Schutzwirkung vergrößert. Die Ergebnisse derartiger Versuche sind in Abbildung 3 dargestellt: Während eine Konzentration von 10^{-3} M nahezu völlige Schutzwirkung aufweist, besteht bei 10^{-5} M kein protektiver Effekt mehr.

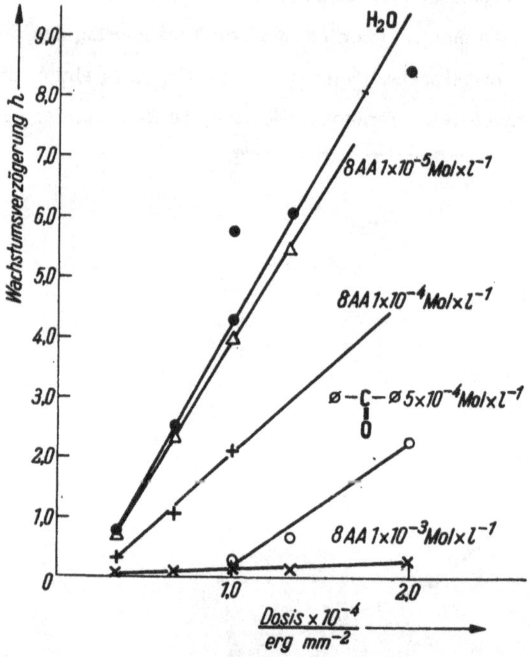

Abb. 3. UV-Schutzwirkung durch 8-Azaadenin (verschiedene Konzentrationen) bzw. Benzophenon gegenüber B. cereus; dargestellt als Verzögerung der Vermehrung. Die Filterflüssigkeit befand sich über der Bakteriensuspension in einem Quarzgefäß

Daß diese Schutzwirkung primär von den spektralen Eigenschaften abhängig ist, zeigen auch Ergebnisse mit Benzophenon. Diese Verbindung hat ein ähnliches Absorptionsspektrum wie 8-Azaadenin.

DISKUSSION

Die Experimente haben gezeigt, daß 8-Azaadenin in Abhängigkeit von der Anwendung die Überlebensrate von Bacillus cereus nach UV-Behandlung unterschiedlich beeinflußt. Befindet sich 8-Azaadenin außerhalb der Zelle - in der Zellsuspension oder von ihr getrennt als Filterflüssigkeit zwischen Bakteriensuspension und Lichtquelle - so hat das in Abhängigkeit von der Konzentration eine Verringerung bzw. Aufhebung der UV-Wirkung zur Folge. Werden dagegen die Zellen mit 8-Azaadenin kultiviert und vor der UV-Behandlung die Substanz ausgewaschen, so hat dies eine höhere UV-Inaktivierungsrate zur Folge als in der bestrahlten Kontrolle. Da das 8-Azaadenin um mindestens eine Größenordnung UV-sensibler ist als Adenin (KITTLER, BERG 1967), muß aus der erhöhten UV-Empfindlichkeit von Bacillus cereus, der mit 8-Azaadenin kultiviert wurde, auf eine Inkorporation dieses Azapurines in die Mikroorganismen geschlossen werden.

Bisher sind nur Nukleinsäureanaloge-Bausteine untersucht worden (z.B. 6-Azathymin), die einen protektiven Effekt gegen UV-Licht brachten (GÜNTHER, PRUSOFF 1967). Wir fanden mit 8-Azaadenin eine Substanz, die zur UV-Sensibilisierung beiträgt (KITTLER, JACOB 1968). Auf Grund unserer physikochemischen Untersuchungen ist für 8-Azaguanin, 8-Azaxanthin und 8-Aza-Hypoxanthin nach Einbau eine ähnliche Wirkung zu erwarten wie bei 8-Azaadenin.

Außerdem ist mit der angewandten Methodik eine Aussage über "Einbau" bzw. "Nichteinbau" der erwähnten Nukleinsäureanalogen in Mikroorganismen möglich.

AUSBLICK

Um die in vivo-Wirkung des 8-Azaadenins noch besser zu verstehen, muß eine Analyse des photochemischen in vitro-Abbaues des 8-Azaadenins durchgeführt werden: Während der Bestrahlung kommt es zur Abspaltung der Aminogruppe in 6-Stellung und zur Zerstörung des aromatischen Ringsystems.

Durch Verwendung adeninbedürftiger Mutanten erhoffen wir uns Hinweise auf den Ort des 8-Azaadenineinbaues.

Möglicherweise erhält man über diese Substanzgruppe auch Hinweise für Reparaturmechanismen.

LITERATUR

GÜNTHER, H.L., W.H. PRUSOFF: Biochim.biophys.Acta 55, 778-780 (1962).

GÜNTHER, H.L., W.H. PRUSOFF: Biochim.biophys.Acta 142, 304-313 (1967).

GRÜNBERGER, D., F. SORM: Coll.Czech.Chem.Comm. 28, 1044-1051 (1963).

KITTLER, L., H. BERG: Photochem.Photobiol. 6, 199-204 (1967).

KITTLER, L., H.E. JACOB: Monatsberichte DAW 10, 218-219 (1968).

ZIMMERMANN, E.F., B.W. HOLLER, G.D. PEARSON: Biochim.biophys.Acta 134, 401-402 (1967).

DISKUSSION

LINDIGKEIT (Berlin, DDR): Es ist sehr erstaunlich, daß das 8-Azaadenin das Wachstum der Bakterien nicht beeinträchtigt, aber doch eine Sensibilisierung der Bakterien gegen UV-Strahlen bewirkt. Wieviele Generationen haben Sie die Bakterien in Gegenwart des Analogen kultuviert?

JACOB (Jena, DDR): Die Bakterien standen während zwei Generationszeiten unter dem Einfluß des Adeninanalogen.

LANGEN (Berlin, DDR): Was verstehen Sie unter "Einbau". Da Azaadenin in Ihren Versuchen keine zytostatische Aktivität zeigt, möchte ich annehmen, daß es nicht in die Nukleinsäuren eingebaut, sondern nur in die Zellen aufgenommen wird. Vielleicht entstehen aus dem Azaadenin bei UV-Bestrahlung schädliche Stoffe. Ähnliches ist vom Joduracil bekannt, obwohl hier der Hauptmechanismus in einer Schädigung der Reparaturprozesse nach Einbau in die DNS liegt. Haben Sie geprüft, ob schädliche Stoffe nachzuweisen sind, wenn Azaadeninlösung erst mit UV bestrahlt wird und dann erst die Bakterien zugesetzt werden?

JACOB: Über den Ort des Einbaues und den Mechanismus der Wirkung können wir augenblicklich noch nichts Näheres aussagen. Versuche zur Klärung dieser Fragen sind geplant. Als Bestrahlungsprodukt konnte bisher Ammoniak eindeutig nachgewiesen werden.
Unsere bisherigen Experimente beim Zufügen von Bakterien in UV-bestrahlte 8-Azaadenin-Lösung verliefen negativ.

BERG (Jena, DDR): Gegen die Deutung, daß 8-Azaadenin unverändert in der Zelle vorliegt und nur die Photolyseprodukte cytostatisch wirksam sind, spricht der "Schutzeffekt" (Filterwirkung). Danach wurde bei mehreren Konzentrationen kein zytostatischer Effekt gefunden, obwohl die Einwirkungszeit von 5 Minuten ausreichen sollte, daß Azaadenin auch in die Zelle penetriert.
Zur endgültigen Klärung des Einbaues in die DNS wären jedoch direkte Beweise zu erbringen.

VENKER (Berlin, DDR): Wird durch das Azaadenin die Wachstumsgeschwindigkeit beeinträchtigt oder wird lediglich eine lag-Phase im Anwachsen der Kulturen beobachtet?
Im letzteren Fall würden man eine "Entweder - Oder" Situation vermuten, das heißt, ein Teil der Bakterien wird bei der UV-Bestrahlung abgetötet, der Rest aber wächst normal weiter. Bei einer Wirkung durch sekundäre Strahlenprodukte müßte man außerdem ein langsames Ausdiffundieren der Strahlenprodukte aus den Zellen beobachten. Zellen, die diese Strahlenprodukte verlieren, bevor eine Schädigung eintritt, würden dann wie normale Zellen weiterwachsen.

JACOB: Die Wachstumsgeschwindigkeit wird bei unseren Versuchen nicht beeinflußt.
Ein Teil der Bakterien ist durch die Belichtung abgetötet, der andere Teil vermehrt sich normal.
Über eine Wirkung von photochemisch entstandenen Folgeprodukten kann zur Zeit noch nichts ausgesagt werden.

LISS (West-Berlin): Was würde passieren, wenn man Bakterien mit Azaadenin behandelt, dann das extrazelluläre Azaadenin entfernt und vor der UV-Behandlung die Zellen noch ein- bis zweimal teilen läßt?

JACOB: Solche Versuche haben wir noch nicht durchgeführt. Es ist eine Verminderung des Effektes zu erwarten.

LÖWE (Berlin, DDR): Die Schutzwirkung von 8-Azaadenin auf den Einfluß einer UV-Bestrahlung beruht nach ihren Ausführungen auf der UV-Absorption des 8-Azaadenins.
Wie weit können Sie diesen Spektralbereich einengen?
Zeigen sich auch noch in anderen UV-Bereichen schädigende Einflüsse?

JACOB: Die Größe des Schutzeffektes gegen UV-Licht ist vom Absorptionsspektrum der Substanz abhängig. Bei verschiedenen Wellenlängen ergibt sich folglich ein Wirkungsspektrum, das dem Absorptionsspektrum der Schutzsubstanz entspricht.

INTERACTION OF 1-METHYL-3-NITRO-1-NITROSO-GUANIDINE WITH MACROMOLECULES AND THE BIOLOGICAL CONSEQUENCES

P. CHANDRA

Institut für Therapeutische Biochemie der Universität Frankfurt/M. (DBR)

1-Methyl-3-nitro-1-nitroso-guanidine NNMG is known to have mutagenic (MANDELL, GREENBERG 1960; MANDELL et al. 1961; MÜLLER, GICHNER 1964; SCHWAIER 1965; LINGENS, OLTMANS 1966; SINGER, FRAENKEL-CONRAT 1967; CEDRA- OLMEDO, HANAWALT 1968) cancerogenic (DRUCKREY et al. 1966; SUGIMURA, 1966) and cytostatic (GOLDIN et al. 1959; GREEN, GREENBERG 1960; SKINNER et al. 1960) properties. Chemical experiments have shown that NNMG at an alkaline pH forms diazomethane (McKAY 1948), whereas at an acidic pH it leads to the formation of nitrous acid (ZIMMERMANN et al. 1965; LINGENS, RAU unpublished). However, it is opened to question wheter either reaction would explain the optimum pH mutagenesis, which is 5.5-6.0 (MANDELL, GREENBERG 1960; ADELBERG et al. 1965).

CELLULAR EVENTS INFLUENCED BY NNMG

NNMG lethality at pH 6.0 was tested by suspending washed E.coli B cells in a medium containing 20 g/ml ^{3}H-methyl-NNMG. As follows from table 1 the bacterial growth is completely inhibited in the first 16 hours. At the same time the rate of NNMG incorporation increases. After 32 h the cell density increases with a simultaneous decrease of NNMG incorporation. This indicates that a certain population of bacterial cells become resistant to NNMG after 32 h.

One of the causes of bacterial resistance is the decreased uptake of an inhibitor by the cell. We therefore, have done some comparative studies on NNMG-sensitive and NNMG-resistant cells. Two types of resistant cells were used in our system; one grown for 32 h with 20 μg/ml NNMG, the other for 2x32 h with NNMG. These cells were suspended in a complete medium containing ^{3}H-methyl-NNMG (20 μg/ml) and incubated for 4h at 37 C. Survival rate, mutation rate, NNMG-uptake by whole cells, and methylation of nucleic acids were examined. As follows from results (table 2) the rate of mutation, methylation of DNA and RNA, and NNMG-uptake by whole cells is inhibited in the resistant bacteria.

Table 1

Growth rate and NNMG-uptake by E. coli B Cells

INCUBATION TIME (hours)	CELL DENSITY E_{420}	INCORPORATION of NNMG cpm/O.D.
1	0.86	389
2	0.87	554
8	0.86	584
16	0.83	646
32	1.35	317

Bacteria were grown in yeast-glucose medium, pH 6.0, containing 20µg/ml ^{3}H-methyl-NNMG.

The inhibition of various processes is dependent on the preincubation period with NNMG. Resistant (II) cells preincubated for 64 h show a greater inhibition of mutation rate, NNMG-uptake and methylation of nucleic acids than those preincubated for 32 h only.

Table 2

Action of 3-nitro-1-nitroso-1-methyl-guanidine (NNMG) on various cellular processes in E. coli B

System	Survival (%)	Mutation rate (%)	NNMG-uptake (%)	Nucleic acid Methylation (%)	
				RNA	DNA
Sensitive	2.0	11.7	100	100	100
Resistant (I)$^+$	26.2	5.2	83	74	81
Resistant (II)$^+$	53.7	3.7	50	58	57

Conditions: $^+$ Resistant (I) cells were obtained by a pretreatment of the sensitive strain with NNMG for 32 hours; further treatment of Resistant (I) cells with NNMG for another 32 hours gave resistant cells (II). Incorporation and methylation experiments were done with ^{3}H-methyl-NNMG. 100 % in controls were fixed arbitrarily.

These experiments allow us to conclude that NNMG lethality and its mutagenic action are dependent on its incorporation into bacterial cells, and the methylation of nucleic acids.

EFFECT OF NNMG ON THE SYNTHESIS OF NUCLEIC ACIDS IN BACTERIA

DNA serves as template for the DNA-dependent synthesis of DNA and RNA. Thus any chemical modification of DNA may effect the synthesis of nucleic acids. To study this E.coli B cells were grown in a glucose-yeast medium (pH 6.0) containing ^{3}H-uracil. These cultures were incubated with NNMG (30 μg/ml) and the cells harvested after 2 h and 5 h. The cells were broken with glass beads and 30,000xg supernatant centrifugend in a caesium chloride gradient. The incorporation of ^{3}H-uracil into DNA and RNA were measured. Under these conditions uracil can be incorporated into DNA (FRIEDKIN, ROBERTS 1954 (a), (b)). We found that a 2h incubation with NNMG causes 50 % inhibition of RNA about 85 % inhibition of DNA synthesis. Cells treated for 5h show only 15 % inhibition of RNA synthesis. These results are in good agreement with the observations of CERDA-OLMEDO and HANAWALT (CERDA-OLMEDO, HANAWALT 1967), who found that in NNMG-treated bacteria the lag period is about 5h, after which DNA synthesis resumes. Experiments with mustard gas have shown that DNA synthesis is more sensitive than that of RNA.

EFFECT OF NNMG ON BACTERIAL PROTEIN SYNTHESIS

That NNMG inhibits protein synthesis in vivo was reported by CERDA-OLMEDO and HANAWALT (CERDA-OLMEDO, HANAWALT 1967). These authors also made an interesting observation that NNMG-treatment inactivates ß-galactosidase formation both at induced and basal levels. We have done experiments to show the exact mechanism of NNMG-inhibition of protein synthesis.

E. coli B cells were grown in glucose-yeast medium (pH 6.0) containing 30 μg/ml NNMG. The protein-synthesizing fractions were isolated and their activities measured according to the method of NIRENBERG and MATTHAEI (NIRENBERG, MATTHAEI 1961). Transfer RNA (t RNA) in both the cases (Fractions from control and treated bacteria) was a pure preparation from E. coli B cells grown without NNMG. Table 3 shows that the inactivation of protein synthesis is primarily due to ribosomes.

Similar results were obtained on treatment of E. coli B ribosomes with NNMG in-vitro. In-vitro incubation of ribosomes with $5x10^{-4}$M NNMG (pH 6.0) for 90 min. showed more than 85 % inhibition of phenylalanine incorporation induced by poly U. To elucidate the mechanism of this inhibition the binding of ^{3}H-polyU to ribosomes was studied. These experiments were carried out by treating the ribosomes with NNMG in-vitro as stated above.

Table 3

In vivo action of NNMG on the activity of ribosomes in protein synthesis

Fractions from non-treated bacteria		Fractions from treated bacteria		Lysine incorporation %
Ribosomes	pH 5-Enzyme	Ribosomes	pH 5-Enzyme	
+	+	-	-	100
-	-	+	+	41
-	+	+	-	40
+	-	-	+	98

Conditions: The bacteria (E. coli B) were grown in a yeast-glucose-medium containing 30 g/ml NNMG. Bacteria were centrifuged and washed free of NNMG. Lysine incorporation was measured using poly A (120 μg/ml) as messenger.

The excess of NNMG was dialyzed out and ribosomes were incubated with ^{3}H-poly U at 2 C for 20 minutes. These were then layered on a 5-20 % sucrose gradient and centrifuged at 27,500 rpm for 3h. The density-gradient pattern (fig. 1) shows two characteristic changes, a) a slight shift of the peak towards light particles, and b) inhibition of the poly U binding to NNMG-treated ribosomes.

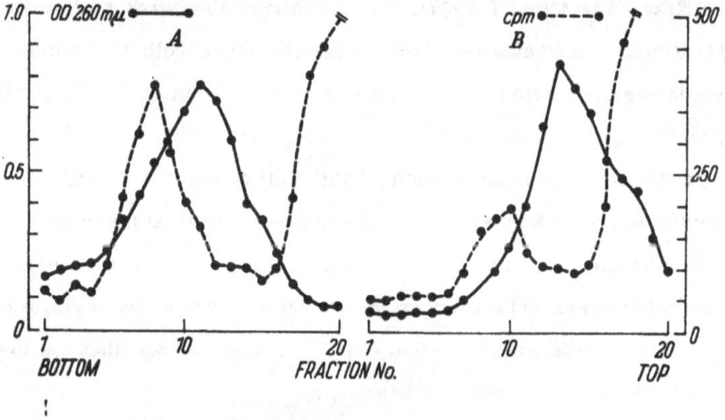

Fig. 1. Inhibition of poly U binding to ribosomes.

The binding of ^{3}H-poly U (Miles Chemical Co., 22.08 mC/mM, Lot.No. 14-4310) has been studied as reported in the text.

A = Control ribosomes

B = Ribosomes pretreated with $5 x 10^{-4}$M NNMG

These results show that the inhibition of protein synthesis by NNMG is due to inactivation of ribosomes as template for m RNA. Similar observations have been made by JOHNSON and RUDDON (JOHNSON, RUDDON 1967) using nitrogen mustard, and MILLER et al. (MILLER et al. 1965) using formaldehyde. Both the papers reported an impared ability of ribosomes to bind m RNA. Interesting in this connection are our experiments with total RNA isolated by the hot-pehnol method from bacteria grown with ^{3}H-methyl-NNMG. This RNA on sucrose-density gradient centrifugation shows that ribosomal RNA is most heavily methylated and degraded (SÜSSMUTH et al. in print). That the methylation of ribosomal RNA could be responsible for an impared binding of m RNA has been discussed by LAWLEY (LAWLEY 1968). The methylation of ribosomal RNA would be expected to block to some extent potential hydrogen binding sites at N1 atoms of adenine and cytosine.

INTERACTION OF NNMG WITH SYNTHETIC POLYNUCLEOTIDES AND T RNA

Synthetic polynucleotides treated at pH 5.5 (M/15 phosphate buffer) lose their messenger activity in cell-free protein synthesis (fig. 2). A maximum inhibition is observed for poly C followed by poly A and poly U.

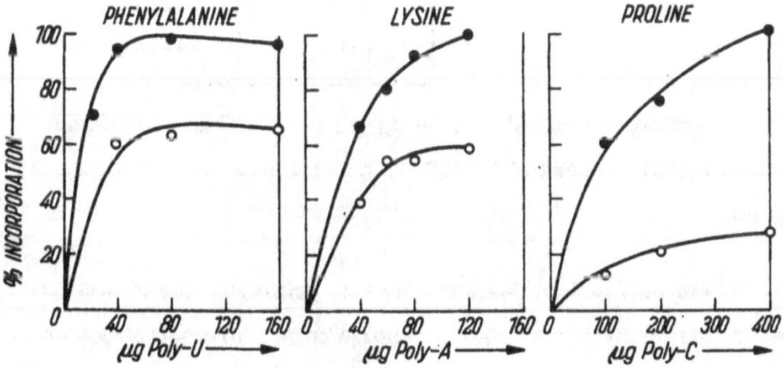

Fig. 2. Action of NNMG on the messenger activity of synthetic polynucleotides.

●——● Polynucleotides before treatment

○——○ Polynucleotides after NNMG-treatment

The inactivation of polynucleotides may be due to their methylation. However, one could also expect desamination to occur at this pH. We, therefore, studied the coding properties of treated polynucleotides for various amino acids (table 4). Surprisingly, treated poly U shows a slight stimulation of leucine incorporation. The reason for this stimulation is not understandable. Treated poly A shows a slight stimulation of glutamic acid incorporation. However, no desamination of poly C has been observed under our experimental conditions. NNMG-treatment of t RNA inhibits its transfer activity for phenylalanine, lysine and proline. A maximum inhibition has been observed for proline followed by phenylalanine and lysine.

Table 4

Coding properties of polynucleotides treated with 3-nitro-1-nitroso-1-methylguanidine (NNMG)

Polynucleotide Amino acid Incorporation (cts/min/mg ribosomal protein)

	Phenylalanine UU-Py	Leucine CUX UU-Pu	Lysine AA-Pu	Glutamic acid GA-Pu
without Poly U	99	185		
untreated Poly U	4067	352		
treated Poly U	3400	464		
without Poly A			376	1157
untreated Poly A			3014	981
treated Poly A			1011	1644

Conditions: Polynucleotides were treated with 30 μg/ml of NNMG at pH 5·6 and dialyzed for 3 hours to remove excess of NNMG. Concentrations-Poly U 80 μg/ml and Poly A 120 μg/ml.

That NNMG-inactivation of polynucleotides and t RNA is primarily due to methylation of bases has been shown by the in-vitro methylation experiments. Polynucleotides and t RNA were incubated in M/15 citrate buffer (pH 6.0) containing ^{3}H-methyl.-NNMG for 18 h at 37C. These were then fractionated on sephadex G-100, or G-25 columns with tris buffer pH 7.2. Under these conditions the non-reacted NNMG could be quantitatively separated (fig. 3).

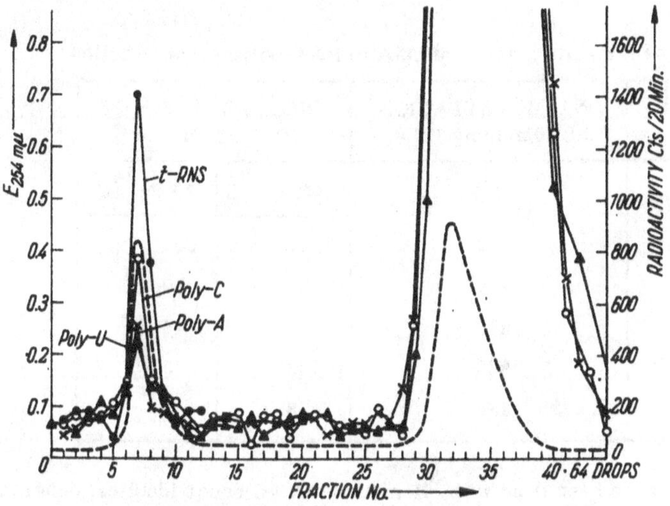

Fig. 3. In-vitro methylation of polynucleotides and tRNA.

The treated polynucleotides were separated on Sephadex G-100, and tRNA on Sephadex G-25 columns. The quantitative separation of free NNMG was determined by running labeled NNMG alone through the columns.

——— Extinction. Methylation curves:
●——● t RNA
○——○ poly C
×——× poly A
△——△ poly U

These experiments revealed that a maximum methylation takes place in t RNA followed by poly C, poly A and poly U. This is in good agreement with the order of their inactivation in cell-free protein synthesis.

INTERACTION OF NNMG WITH DNA

In-vitro action of NNMG on DNA was first reported by TERAWAKI and GREENBERG (TERAWAKI, GREENBERG 1965). These authors reported that NNMG destroys transforming DNA in vitro. Experiments done in our laboratory (LINGENS et al. 1967) and by McCALLA (McCALLA 1968) show that methylation is responsible for such an inactivation.

The interaction of NNMG with DNA inhibits its template activity in DNA-dependent RNA synthesis by RNA polymerase (table 5). The kinetic studies allow us to conclude that methylation of DNA is responsible for its inactivation as template in the RNA-polymerase reaction.

Table 5

NNMG-inhibition of the template activity of DNA in RNA-polymerase reaction

INCUBATION TIME (h) WITH NNMG	DNA-METHYLATION+ Cts/10Min/mg DNA	INCORPORATION OF NUCLEOTIDES in %	
		CTP- ^{3}H	ATP- ^{14}C
0	0	100	100
3	405	56	59
6	679	38	44
12	963	26	33
18	1334	8	3

+ These experiments have been done with ^{3}H-methyl-NNMG under identical conditions.

ACKNOWLEDGEMENT

These studies have been carried out in collaboration with Drs. R. SÜSSMUTH, F. LINGENS and A. WACKER. It is a pleasure to acknowledge the skillful technical assistance of Mrs. H. MÜLLER.

REFERENCES

E.A. ADELBERG, M. MANDEL and G.C.C. CHEN: Biochim.biophys.Res.Commun. 18, 788, 1965.

CERDA-OLMEDO E., P.C. HANAWALT: Mol.Gen.Genetics 5, 191, 168.

CERDA-OLMEDO, E., P.C. HANAWALT: Biochim.biophys.Acta 142, 450, 1967.

DRUCKREY, H., R. PREUSSMANN, S. IVANKOVIC, B.T.SO, C.H. SCHMIDT and J. BÜCHLER: Z.Krebsforschg. 68, 87, 1966.

FRIEDKIN, M., D. ROBERTS: (a) J.biol.Chem. 207, 245, 1954, (b) J.biol.Chem. 207, 257, 1954.

GOLDIN, A., J.M. VENDITTI, I. KLINE: Cancer Res. 19, 429, 1959.

GREEN, O.M., J. GREENBERG: Cancer Res. 20, 1166, 1960.

JOHNSON, J.M., R.W. RUDDON: Mol.Pharmacol. 3, 195, 1967.

LAWLEY, P.D., in: Prog. in nucleic acid Res. & Mol.Biol.vol 8, 121, 1968.

LINGENS, F., O. OLTMANNS: Z.Naturforsch. 21b, 660, 1966.

LINGENS, F., J. RAU: unpublished results.

LINGENS, F., R. SÜSSMUTH, A. WACKER, P. CHANDRA: Naturwiss. 54, 492, 1967.

MANDELL, J.D., J. GREENBERG: Biochem.biophys.Res.Commun. 3, 575, 1960.

MANDELL, J.D., P.L. WOODY, J. GREENBERG: J.Bact. 81, 419, 1961.

McKAY: J.Amer.Chem.Soc. 70, 1974, 1948.

McCALLA, D.R.: Biochim.biophys.Acta 155, 114, 1968.

MILLER, D.B.S., R. CUKIER, M.W. NIRENBERG: Biochemistry 4, 976, 1965.

MÜLLER, A.J., T. GICHNER: Nature (Lond) 201, 1149, 1964.

NIRENBERG, M.W., J.H. MATTHAEI: Proc.natl.Acad.Sci. 47, 1588, 1961.

SCHWAIER, R.: Z.Vererbgslehre 97, 55, 1965.

SINGER, B., H. FRAENKEL-CONRAT: Proc.natl.Acad.Sci 58, 234, 1967.

SKINNER, W.A., H.F. GRAM, O.M. GREEN, J. GREENBERG, B. BAKER: J.med. pharmac.Chem. 2, 299, 1960.

SUGIMURA, T., M. NAGAO, Y. OKADA: Nature (Lond) 210, 962, 1966.

SÜSSMUTH, R., P. CHANDRA, A. WACKER, F. LINGENS: Z.Naturforschg., in print.

TERAWAKI, A., J. GREENBERG: Biochim.biophys.Acta 95, 170, 1965.

ZIMMERMANN, F.K., R. SCHWAIER, U. von LAEHR: Z.Vererbgslehre 97, 68, 1965.

DISKUSSION

LYR (Eberswalde, DDR): Können Sie etwas über die Spezifität Ihres Reagenzes im Zellsystem sagen? Wirkt es nur methylierend auf die Nukleinsäuren?

CHANDRA (Frankf./M., BRD): Es wirkt nicht nur methylierend und desaminierend, sondern auch nitroguanidilierend. Auf Nukleotide wirkt es jedoch nur methylierend.

LYR: Beruht die "Resistenz" auf einer verminderten Aufnahme bzw. einer verminderten Permeabilität?

CHANDRA: Das ist nicht geklärt.

LYR: Greift die Verbindung auch die Membransysteme an?

CHANDRA: Das kann ich nicht sagen.

SAMPSON (Bracknell, U.K.): While working on mutants of Marchantia polymorpha, we found that in a high proportion of lines derived from nitroguanidine treated stock there was failure to produce viable progeny from a cross with a wild female. Mitosis as judged by growth rates, morphology, anatomy and the production of motile gametes was normal. Meiosis would however appear to be affected. In a haploid such as marchantia, gamets production is of course by mitosis. Could NMG have some DNA action specific to meiosis?

CHANDRA: Das ist möglich.

LISS (West-Berlin): Im letzten Bild wurde die Bindung von radioaktim NNMG an DNS gezeigt. Wie ist die Relation zwischen der Zahl gebundener NNMG-Moleküle und der Zahl der DNS-Nukleotide (errechenbar aus der spezifischen Aktivität des NNMG)?

CHANDRA: Wir haben diese Rechnung nicht durchgeführt.

PARTHIER (Halle, DDR): Since you showed a strong methylation of t-RNA from NNMG-treated cells, it semms possible to assume also an effect on the aminoacyl-t-RNA synthetase reaction. If this first step in the protein synthesis chain is blocked you will, of course, expect an inhibition of the overall reaction. Have you done experiments to differenciate between the two possibilities of blocking the first step or a step after the m-RNA binding.

CHANDRA: We see no possibilities to investigate this problem in the cell. But in vitro the acceptor and the transfer activity is inhibited to the same extent.

ZIMMER (Jena, DDR): In Ihrer Darstellung der Wirkung von NNMG auf das DNS-abhängige RNS-Polymerase-System wurde gezeigt, daß der Einbau von markierten Triphosphaten mit zunehmender Alkylierung der DNS-Matritze abnimmt. Haben Sie Hinweise dafür, welche Basen bzw. Basensequenzabschnitte gegebenenfalls bevorzugt reagieren? Sicherlich kann Guanin als reagierendes Zentrum angenommen werden.

CHANDRA: Die Wirkung von NNMG liegt wahrscheinlich nicht auf der Ebene der Nukleotide, sondern auf der der Polymerase.

ZIMMER: Wenn man wüßte, welche Basenzentren nach Alkylierung die RNS-Polymerase-Reaktion bevorzugt blockieren, könnte man damit vielleicht Hinweise über die Startzone der Polymerase im Sinne der Hypothese von Szybalski über die Initiation der Transcription erhalten.

LYR: Entstehen bei der Methylierung Teilprodukte, die ihrerseits biologisch aktiv sind?

CHANDRA: Solche Produkte entstehen sicher. Sie wurden aber bisher nicht isoliert. Eines der Produkte in vivo ist wahrscheinlich Diazomethan.

BEZIEHUNGEN ZWISCHEN DER KOMPLEXBINDUNG MIT DNS UND EINIGEN BIOLOGISCHEN WIRKUNGEN VON ACRIDINFARBSTOFFEN

G. LÖBER, W. FLECK, H.-E. JACOB und K. ROST

Institut für Mikrobiologie und experimentelle Therapie Jena der Deutschen Akademie der Wissenschaften zu Berlin, Abteilungen Biophysikochemie, Antibiotika-Mikrobiologie und Biochemie, Jena (DDR)

Acridinfarbstoffe bilden mit Nucleinsäuren in vitro stöchiometrische Komplexe, die für verschiedene biologische Wirkungen in vivo verantwortlich sein sollen (Übersichten: BLAKE 1968; JORDAN 1968; WARING 1968; LÖBER 1969).

Daß die Auswahl und Synthese von Derivaten dieser Farbstoffe bisher nur selten anhand biologischer Wirkungskriterien erfolgte, erschwert bislang eine Diskussion von Struktur-Wirkungsbeziehungen. Als Ausnahme hierfür können die Versuche von ALBERT (1966) über bakteriostatische Acridinwirkungen gelten.

Im Rahmen unserer Untersuchungen ist daher versucht worden, für 20 Acridinderivate das strukturabhängige Komplexbindungsvermögen mit DNS in vitro zu bestimmen und unterschiedliche Bindungsstärken biologischen Wirkungsänderungen zuzuordnen. Als Kriterien für quantitative Änderungen der biologischen Aktivität sind der Einfluß auf die Vermehrung von Bakterien und bakterielle Viren, die Mutagenität gegenüber Hefen sowie die photodynamische Wirkung auf Proteus vulgaris herangezogen worden.

Substanzen

a) DNS

Zur Bestimmung der Gleichgewichtskonstanten der Komplexbindung wurde Kalbsthymus-DNS verwendet, deren Gewinnung und Reinigung von SARFERT und VENNER (1962) beschrieben worden ist. Die DNS wurde im Festzustand aufbewahrt und vor Gebrauch in 0,15 mol. NaCl zu 0,1 % gelöst. Die Angabe der DNS-Konzentrationen erfolgt in Molen Phosphat.

b) Acridine

Über Synthese bzw. Herkunft der Farbstoffe ist bereits berichtet worden (LÖBER 1968, 1969; ACHTERT 1967), so daß wir uns hier auf eine Aufzählung der getesteten Verbindungen mit Angabe der gewählten Abkürzungen beschränken.

Acridin (Ac^+), 10-Methylacridiniumjodid (N-Methyl-Ac^+), 3,6-Diaminoacridiniumhydrogensulfat (Proflavin = P^+), 3,6-Diamino-10-alkylacridiniumchlorid (N-Alkyl-P^+; N-Methyl-P^+ = Trypaflavin), 3,6-Bis-dimethylaminoacridin (Acridinorange = AO^+), 3,6-Bis-dimethylamino-10-alkylacridiniumchlorid (N-Alkyl-AO^+), 3,6-Bis-monoacetaminoacridin ($Ac^+[NHCOCH_3]_2$), 3,6-Bis-monoäthylaminoacridin ($Ac^+ [NHC_2H_5]_2$), 3,6-Bis-monopropylaminoacridin ($Ac^+ [NHC_3H_7]_2$), 3,6-Bis-monophenylaminoacridin ($Ac^+ [NHC_6H_5]_2$), 3,6-Bis-diäthylaminoacridiniumperchlorat ($Ac^+[N(C_2H_5)_2]_2$, 3,6-Diamino-2,7-dimethylacridin (Acridingelb = AG^+), 3,6-Diamino-2,7,10-trimethylacridiniumchlorid (N-Methyl-AG^+), 3,6-Diamino-9-phenylacridin (Benzoflavin), 3-Aminoacridiniumchlorid, 9-Aminoacridin.

1. In-vitro-Komplexbindung mit DNS

Die Ermittlung der Gleichgewichtskonstanten K der Komplexbindung mit DNS erfolgte nach einem Fluoreszenzverfahren. Dafür ist notwendig, daß freier und komplexgebundener Farbstoff unterschiedliche Fluoreszenzquantenausbeuten besitzen. In der Regel wird die Fluoreszenzintensität eines Acridinfarbstoffes nach Zugabe von DNS gelöscht. Ausnahmen hiervon bilden Aminoacridine mit disubstituierten Aminogruppen, wie Acridinorange oder das analoge diäthylierte Produkt 3,6-Bis-diäthylaminoacridin. Eine Beschreibung der Bestimmung von K-Werten ist in LÖBER (1967, 1968) zu finden.

Nach PEACOCKE und SKERRETT (1956) binden sich Acridinfarbstoffe auf zweierlei Weise. Komplex I stellt die stärkere Bindungsart dar und ist mit der als Intercalation bezeichneten Einlagerung der Farbstoffmoleküle zwischen die DNS-Basenpaare identisch (LERMAN 1961; PRITCHARD u.a. 1966).

Komplex II hingegen beinhaltet die schwächere Bindung von Farbstoffmonomeren oder Farbstoffaggregaten an die äußeren Bezirke der DNS-Doppelhelix. Maßgeblich verantwortlich für die biologischen Wirkungen der Acridine ist die zuerst genannte Bindungsart, welche sich vorwiegend bei kleinen Farbstoff/DNS-Phosphatverhältnissen einstellt und am besten durch die auf die Farbstoffkonzentration null extrapolierten Gleichgewichtskonstanten K_o erfaßt wird. Diese sind in der Tabelle angegeben. K_o wächst mit der Bindungstendenz der Farbstoffe zur DNS.

Tabelle

Gegenüberstellung von In-Vitro-Komplexbindungskonstanten K_o mit DNS und der antiviralen, mutagenen und photodynamischen Wirkung von Acridinfarbstoffen; es bedeuten: ∅ = Durchmesser der Virusplaque-freien Zone im BIP-Test (Acridingelbderivate ergeben qualitativ veränderte Effekte und wurden von einer Diskussion ausgenommen); M = Mutantenhäufigkeit, A = Abtötungsrate; ++++ stark photodynamisch aktiv, +++ mittelmäßig photodynamisch aktiv, ++ schwach photodynamisch aktiv, + kaum photodynamisch aktiv; — nicht bestimmt.

Nr.	Substanz	K_o [10^5 l/Mol]	Virusplaque-freie Zone ∅ mm	Mutation u. Abtötung (Sacch. cerev.) M(%)	A(%)	Photodyn. Inaktivierung (Prot. vulg.) Gesamtwirkung D_{2h} [10^{-7}Mol/l]	photodyn. Wirkung
1	P^+	0,57	17,5	4	20	24,0	++++
2	N-Methyl-P^+	1,9	21,0	60	99	4,5	++++
3	N-Äthyl-P^+	1,7	20,5	98	0	9,0	++
4	N-Propyl-P^+	1,5	21,0	98	0	3,5	+
5	N-Butyl-P^+	1,9	20,0	95	0	-	-
6	N-Amyl-P^+	1,9	20,5	87	5	3,0	+++
7	AO^+	0,62	13,5	46	98	18,0	++++
21	N-Methyl-AO^+	1,9	-	19	20	2,0	+++
23	N-Äthyl-AO^+	1,9	-	-	-	1,0	+++
8	N-Propyl-AO^+	1,9	17,5	14	0	1,0	++
9	N-Benzyl-AO^+	0,5	17,0	2	0	3,0	++
17	Ac^+	0,14	10,0 (inaktiv)	-	-	-	-
22	N-Methyl-Ac^+	0,04	-	2	0	-	-
10	Ac^+ NHC_2H_5 2	0,92	12,5	-	-	-	-
11	Ac^+ NHC_3H_7 2	0,78	12,5	-	-	-	-
12	Ac^+ NHC_6H_5 2	0,22	10,0 (inaktiv)	-	-	60,0	+++
13	Ac^+ $N(C_2H_5)_2$ 2	0,24	10,0 (inaktiv)	8	0	20,0	++++
14	Ac^+ $NHCOCH_3$ 2	0,19	10,0 (inaktiv)	4	10	-	-
15	3-Aminoacridin$^+$	0,31	11,5	11	10	-	-
16	9-Aminoacridin$^+$	-	12,0	10	0	-	-
18	AG^+	8,5	12,0	-	-	-	-
19	N-Methyl-AG^+	-	16,0	-	-	-	-
20	9-Phenyl-AG^+	1,35	10,0 (inaktiv)	-	-	-	-

2. Einfluß auf die Vermehrung von Bakterien und bakteriellen Viren

Die bakteriostatische Wirkung der Derivate ist mit Hilfe der Agardiffusionstechnik an Bacillus subtilis (ATCC 6633) und der stabilen L-Form von Proteus mirabilis (LD_{52}) bestimmt worden. Die maximale Konzentration der Farbstoffe in alkoholischer Lösung betrug $2,5 \cdot 10^{-3}$ Mol/l.

Die antibakterielle Aktivität nimmt unter den gewählten Bedingungen in folgender Reihenfolge ab (LD_{52}): N-Methyl-P^+, N-Amyl-P^+, N-Propyl-P^+, N-Butyl-P^+, N-Äthyl-P^+, P^+, N-Benzyl-AO^+, N-Propyl-AO^+, AO^+, 3-Aminoacridin$^+$, 9-Aminoacridin$^+$, N-Methyl-AG^+, AG^+, Ac^+ $[NHC_3H_7]_2$, Ac^+ $[NHC_2H_5]_2$, Ac^+ $[NHCOCH_3]_2$, $Ac^+[N(C_2H_5)_2]_2$, Benzoflavin.

In ähnlicher Folge verringert sich auch die Farbstoffwirkung auf das Wachstum von ATCC 6633.

Der Acridineinfluß auf die Vermehrung von temperenten Viren ist an λ -infizierten Zellen von E. coli C600 mit Hilfe des von FLECK (1968) entwickelten BIP-Testverfahrens untersucht worden. Als Maß für die antivirale Wirkung der Derivate diente der Durchmesser des Virusplaque-freien Bakterienrasens im Diffusionsbereich der Verbindungen (Tabelle).

Von den untersuchten Substanzen unterdrücken am stärksten die Ring-N-alkylierten Proflavin-Derivate (N-Methyl-P^+ bis N-Amyl-P^+) die Virusplaque-Bildung. Quantitative Wirkungsunterschiede sind innerhalb dieser Gruppe mit Hilfe der gewählten Methodik nicht feststellbar, jedoch sind alle Ring-N-alkylierten Proflavine stärker virostatisch wirksam als ihr Grundkörper Proflavin.

Die virostatische Wirkung analoger Acridinorange-Farbstoffe ist geringer als die Ring-N-alkylierter Proflavinderivate, es wird jedoch eine ähnliche Tendenz beobachtet, wonach der Grundkörper Acridinorange eine geringere Aktivität als seine Ring-N-alkylierten Analoga entfaltet.

Die Wirkung aminosubstituierter Verbindungen erniedrigt sich in der Reihenfolge:

$$AO^+ > Ac^+ \; [NHC_2H_5]_2 > Ac^+ \; [NHC_3H_7]_2.$$

Die Farbstoffe Ac^+, Ac^+ $[NHC_6H_5]_2$, $Ac^+[N(C_2H_5)_2]_2$, $Ac^+[NHCOCH_3]_2$ und Benzoflavin sind inaktiv, letztere Verbindung eventuell auf Grund ihrer geringen Löslichkeit.

Wie aus Abb. 1 hervorgeht, zeigen starke bzw. schwache virostatische Wirkungen der Farbstoffe eine gewisse Korrelation zu starkem bzw. schwachem DNS-Bindungsvermögen in vitro.

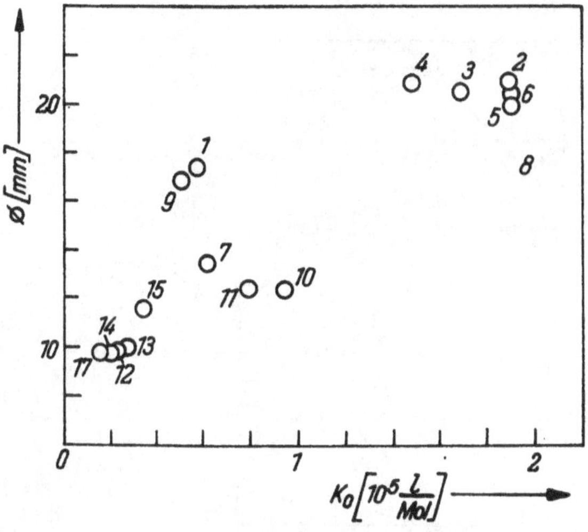

Abb. 1. Größe der Virusplaque-freien Zone im BIP-Test (System λ/E.coli C600) nach Acridineinwirkung als Funktion der DNS-Bindungskonstanten K_0; Zuordnung der Zahlen nach Tabelle 1.

3. Induktion atmungsdefekter Hefemutanten

Hefepupulationen enthalten normalerweise im Durchschnitt 0,5 - 1 % atmungsdefekte Zellen, die sich durch eine mehr oder weniger stark herabgesetzte Vermehrungsrate auszeichnen und sog. "petit"-Kolonien bilden.

Bestimmte Mutagene können gehäuftes Auftreten atmungsdefekter Zellen induzieren. Der Atmungsdefekt ist meist extrachromosomal bedingt, wobei die Mitochondrien-DNS als Ort der Mutation angesehen wird (TUPPY u. WINTERSBERGER 1966). Man nimmt an, daß ein Ausfall oder eine verminderte Leistung des Cytochromoxydase-Systems einen oxydativen Glucoseabbau verhindert. Die Anzahl der atmungsdefekten Zellen kann relativ einfach mit Hilfe des sog. TTC-Testes ermittelt werden. In den vorliegenden Versuchen bezieht sich die prozentuale Abtötungsrate auf die Gesamtzahl der Zellen zu Beginn des Versuches, die Mutantenhäufigkeit dagegen auf die Zahl lebender Zellen nach der Mutationsbehandlung.

Eine Korrelation zwischen Mutagenität und DNS-Komplexbindung ist im begrenzten Maße zu erkennen (Tabelle). Erhebliche graduelle Unterschiede beobachtet man bei den Ring-N-alkylierten Derivaten. Da diese nur wenig voneinander abweichende K_0-Werte besitzen, ist es naheliegend, nach spezifischen Abhängigkeiten von der Größe des Alkyls zu suchen. Abbildung 2 ist diesbezüglich folgendes zu entnehmen:

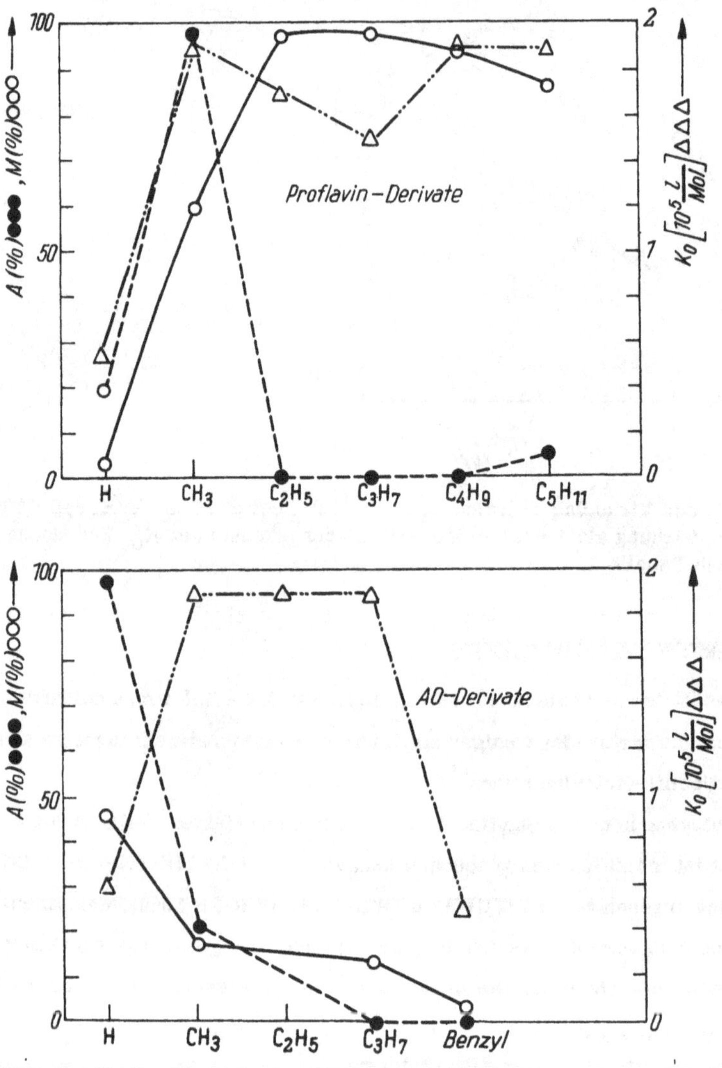

Abb. 2. **Abhängigkeit der mutagenen und toxischen Wirkung Ring-N-alkylierter Proflavin- und Acridinorangeverbindungen auf Zellen von Saccharomyces cerevisiae von der Größe des Ring-N-Alkyls; K_o-Werte mit angegeben.**

a) Für die Ring-N-alkylierten Proflavine wächst die Mutagenität beim Austausch des Ring-N-Protons gegen einen aliphatischen Rest in der Reihenfolge $H < CH_3 < C_2H_5 < C_3H_7$. Ab Propyl erfolgt eine Umkehr mit einer geringen Mutagenitätsabnahme: $C_3H_7 > C_4H_9 > C_5H_{11}$.

Die Abtötungsrate erhöht sich von H nach CH_3 sprungartig, nimmt aber ab C_2H_5 wieder stark ab und ist dann bis C_5H_{11} vernachlässigbar klein.
Die gegenläufige Tendenz von letaler und mutagener Wirkung kennzeichnet N-Äthyl-P^+ und N-Propyl-P^+ als sehr gut geeignete Mutagene zur Induktion des Atmungsdefektes.

b) Für die analogen Ring-N-alkylierten Acridinorangeverbindungen hingegen nehmen Mutantenhäufigkeit und Abtötungsrate mit gleicher Tendenz ab (H $>$ CH_3 $>$ C_3H_7 $>$ Benzyl).

4. Photodynamische Wirkung auf Proteus vulgaris SG 2

Es wurden die Farbstoffkonzentrationen ermittelt, die unter Lichteinfluß eine vergleichbare Schädigung der Bakterienzellen verursachen (BERG, JACOB 1962). Die festgestellte Verringerung der Zahl vermehrungsfähiger Keime setzt sich aus der photodynamischen und der Dunkelwirkung zusammen; die Konzentrationsangaben D_{2h} in der Tabelle beziehen sich daher auf die Gesamtwirkung der Farbstoffe. Für die untersuchten Verbindungen tritt eine deutliche Abstufung der photodynamischen Wirkung auf (vergl. Tabelle). Sie reicht von "starker" photodynamischer Aktivität (eine Dunkelwirkung ist bei den zur Inaktivierung notwendigen Konzentrationen nicht feststellbar) bis zu "kaum vorhandener" photodynamischen Aktivität (Unterschiede zwischen der belichteten Probe und der Dunkelkontrolle bestehen nicht).

5. Diskussion

Die Bindungsstellen für Acridinfarbstoffe in der Zelle liegen bevorzugt an Makromolekülen wie DNS (WARING 1966; LERMAN 1964), RNS (STAKHANOVA und SCHOLTISSEK 1967), Proteinen (GLAZER 1965, BERNHARD et al. 1966) und Mucopolysacchariden (SAUNDERS 1964). Eine strenge Korrelation zwischen dem DNS-Bindungsvermögen in vitro und der Wirkung in vivo ist daher nicht in jedem Falle zu erwarten. Für eine Reihe von Acridinfarbstoffen ist bekannt, daß ihre antimikrobielle Aktivität (ALBERT 1966), ihre Mutagenität sowie ihr DNS-Bindungsvermögen in vitro (LERMAN 1964), mit der Planarität der Molekülstruktur in Beziehung steht, so daß in den beschriebenen Untersuchungen versucht wurde, für 20 Acridinderivate eine Korrelation zwischen ihrer biologischen Wirkung auf DNS-abhängige Stoffwechselvorgänge in vivo und der Bindungsstärke mit DNS in vitro nachzuweisen.

Die Unterbrechung des viralen Entwicklungszyklus durch Acridinfarbstoffe wird auf eine Störung von Reifungs- und Lyseprozessen zurückgeführt, die durch direkte Wechselwirkung zwischen Farbstoffmolekül und DNS ausgelöst wird und als Unterdrückung Virus-codierter Funktionen aufgefaßt werden kann (SUSMAN u.a. 1965; COUSE 1968).

Die an λ-infizierten Bakterien durchgeführten Versuche zeigen, daß für verschiedene der geprüften Derivate eine Beziehung zwischen dem Bindungsvermögen mit DNS in vitro und der virostatischen Aktivität besteht. Ring-N-alkylierte Proflavin-Derivate sind auf die Virusreifung stärker wirksam als der Grundkörper Proflavin. Eine ähnliche Tendenz gilt für die Gruppe der Acridinorangeanaloga. Schwachbindende stören den viralen Entwicklungszyklus nur geringfügig oder gar nicht.

Inwieweit eine unterschiedliche Permeationsfähigkeit der Farbstoffderivate durch die Membran λ-infizierter E. coli-Zellen für die gefundene Struktur-Wirkungsbeziehungen verantwortlich sein kann, muß in weiteren Versuchen geprüft werden. SILVER (1967) konnte nämlich zeigen, daß N-Methyl-P^+ stärker als P^+ und dieses stärker als 9-Aminoacridin$^+$ in T_2-infizierte E. coli-Zellen aufgenommen wird. Zudem haben jüngste Untersuchungen von KUSHER und KHAN (1968) ergeben, daß P^+ in Abhängigkeit vom physiologischen Zustand der Zelle in unterschiedlichem Maße durch einen aktiven Stoffwechselprozeß aus der Zelle ausgeschieden werden kann.

Sowohl die biologische Aktivität (ALBERT 1966) als auch die Bindung an DNS (LÖBER 1968) steigen im allgemeinen mit der Basizität (pK_a-Wert) der Acridine. Es lassen sich jedoch auch Derivate angeben, die weniger wirksam sind als aufgrund ihres pK_a-Wertes zu erwarten wäre. Besonders auffallend ist die Abweichung für 3,6-Bis-diäthylaminoacridin$^+$ (pK_a = 10,8) und 3,6-Bis-monophenylaminoacridin$^+$ (pK_a = 8,4), die hinsichtlich ihrer Dunkelwirkungen inaktiv sind (Tabelle). Da sich beide auch schwächer an DNS binden, als ihrem pK_a-Wert entsprechen würde, dürfte darin ein weiterer Beweis zu sehen sein, daß die Bindungsfähigkeit der Farbstoffe die biologischen Effekte auslöst.

Die Mutationsversuche an Saccharomyces cerevisiae lassen nach der Tabelle und nach der in Abb. 2 durchgeführten Analyse eine Beziehung zur In-vitro-Bindung mit Ausnahme der Acridinorangederivate erkennen. Das abweichende Verhalten letzterer ist noch unklar, möglicherweise ist die In-vivo-Bindung von der In-vitro-Bindung verschieden. Das bei Ring-N-alkylierten Proflavinen festgestellte gegenläufige Verhalten von Abtötungsrate und Mutantenhäufigkeit mit der Größe des Alkyls weist auf unterschiedliche Wirkungsorte beider Vorgänge hin.

Die in photodynamischen Versuchen auf Proteus vulgaris verursachte Gesamtwirkung (D_{2h}) zeigt eine Beziehung zu K_o-Werten, bezüglich der photodynamischen Aktivität allein besteht diese jedoch kaum (s.Tabelle). So sind z.B. die photodynamischen Aktivitäten des stärker bindenden AO^+ und des schwächer bindenden 3,6-Bis-diäthylaminoacridin$^+$ vergleichbar. N-Methyl-AO^+ und N-Äthyl-AO^+ haben bei geringen Konzentrationen mittlere photodynamische Wirksamkeit, bei ihnen ist aber bereits eine Dunkelwirkung zu beobachten. N-Propyl-AO^+ erwies sich als toxischste Verbindung.

Nach In-vitro-Versuchen von DELMELLE (1967) wirken Acridine photodynamisch über eine Zerstörung des Guanins der DNS. Neben den Bindungseigenschaften, ausgedrückt über K_o-Werte, ist auch das photochemische und spektroskopische Verhalten der Farbstoffe von Bedeutung, so daß wahrscheinlich aufgrund dieser nicht berücksichtigten Faktoren eine Korrelation mit der Nucleinsäurebindung nicht erbracht werden konnte.

LITERATUR

ACHTERT, G., Diplomarbeit: Friedrich-Schiller-Universität Jena, 1967.

ALBERT, A.: "The Acridines-Their Preparation, Physical, Chemical, and Biological Properties and Uses", Edward Arnold (Publishers) Ltd., 1966.

BERG, H. u. H.-E. JACOB: Z.Naturforsch. 17b, 306 (1962).

BERNHARD, S.A., B.F. LEE u. Z. TASHJIAN: J.molecular Biol. 18, 405 (1966)

BLAKE, A. u. A.R. PEACOCKE: Biopolymers 6, 1225 (1968).

COUSE, N.L.: J.Virol 2, 198 (1968).

DELMELLE, M., in "Molekulare Mechanismen photodynam. Effekte", studia biophysica 3, 121 (1967).

FLECK, W.: Z.allg. Mikrobiol. 8, 139 (1968).

GLAZER, A.N.: Proc.nat. Acad.Sci., Washington, 54, 171 (1965).

JORDAN, D.O., in: "Molecular Associations", Academic Press, New York-London, S. 221 (1968).

KUSHNER, D.J. u. S.R. KHAN: J.Bacteriol. 96, 1103 (1968).

LERMAN, L.S.: J.molecular Biol. 3, 18 (1961).

LERMAN, L.S.: J. cellular comparat.Physiol. 64, Suppl. 1, 1 (1964).

LÖBER, G.: studia biophysica 2, 79 (1967).

LÖBER, G.: Photochem. Photobiol. 8, 23 (1968).

LÖBER, G.: Habilitationsschrift, Friedrich-Schiller-Universität Jena, 1969.

PEACOCKE, A.R. u. J.N.H. SKERRETT: Trans.Faraday Soc. 52, 216 (1956).

PRITCHARD, N.J., A. BLAKE u. A.R. PEACOCKE: Nature 212, 1360 (1966).

SARFERT, E. u. H. VENNER: Naturwissenschaften 49, 423 (1962).

SAUNDERS, A.M.: J.Histochem.Cytochem. 12, 164 (1964).

SILVER, S.: J.molecular Biol. 29, 191 (1967).

STAKHANOVA, V.M. u. C. SCHOLTISSEK: J.gen.Virol. 1, 571 (1967).

SUSMAN, M., M.M. PIECHOWSKI u. D.A. RITCHIE: Virology 26, 163 (1965).

TUPPY, H. u. E. WINTERSBERGER in: "Probl. der biolog. Reduplikation", Springer Verlag Berlin-Heidelberg-New York, S. 325 (1966).

WARING, M.J. in: "Biochemical Studies of Antimicrobiol. Drugs", 16. Symp. Soc. General Microbiology, S. 235 (1966).

WARING, M.J.: Nature 219, 1320 (1968).

DISKUSSION

LYR (Eberswalde, DDR): Nach einer Ihrer angegebenen Tabellen schien es mir, daß nur eine Korrelation zwischen Bindungstendenz mit Nucleinsäuren und Mutationsauslösung besteht, nicht aber mit der Toxizität. Ist das zutreffend?
Haben Sie Hinweise, welcher Anteil von Acridinen in der Zelle an die Nucleinsäuren gebunden sein könnte?
Wie ist die Wirkung der von Ihnen untersuchten Substanzen auf die Stabilität der Lysosomen?

LÖBER (Jena, DDR): Es ist richtig, daß mit Ausnahme der Acridinorangederivate (s. Abb. 2) für alle anderen Acridinverbindungen eine Beziehung zwischen Komplexbindung mit Nucleinsäuren und mutagener Wirkung nachgewiesen werden konnte, für die Toxizität (auch an Hefe gemessen) jedoch nicht. Nach unserer Meinung ist die Ursache hierfür in unterschiedlichen Wirkungsarten beider Vorgänge zu suchen. Es ist somit zu vermuten, daß die toxische Wirkung nicht über eine Nucleinsäurewechselwirkung ausgeübt wird.
Der Anteil der in der Zelle an Nucleinsäuren angelagerten Acridine ist unseren Versuchen nicht zu entnehmen. Man weiß jedoch aus Experimenten zur Vitalfärbung, daß die Bindungstendenz des Proflavins zu Nucleinsäuren in vivo stark genug ist, um Proteine von ihren Bindungsstellen zu verdrängen (deBRUYN, P.P.H., FARR, R.S., u.a. in: Exp. Cell. Res. 4, 174 (1953)).
Hinsichtlich einer Wechselwirkung mit Lysosomen haben wir keine Untersuchungen durchgeführt.

ZIMMER (Jena, DDR): Sind Toxizitätsteste und Mutationswirkung der verschiedenen Acridinorangederivate und Proflavinverbindungen in vergleichbaren Konzentrationsbereichen untersucht worden?

LÖBER: Ja, toxische und mutagene Wirkung aller Acridinderivate wurden unter einheitlichen Konzentrationsbedingungen ermittelt.

BERG (Jena, DDR): Eine Korrelation zwischen Bindungskonstante und photodynamischer

Wirkung des angeregten Komplexes ist mit reiner DNS in vitro zu erwarten, wenn die unterschiedliche Quantenausbeute berücksichtigt wird. Als Maß des Effektes könnte der photooxidierte Guanin-Anteil dienen.

LÖBER: Versuche dieser Art sind vorgesehen, sie sind aber schwieriger in der Durchführung. Das biologische in-vivo-System, wie wir es gewählt haben, reagiert empfindlicher auf eine Schädigung und ist somit als ein besserer Indikator anzusehen. Allerdings können sich dabei, und das ist wiederum nachteilig gegenüber in-vitro-Messungen, verschiedene Wirkungsvorgänge überlagern und eine Deutung erschweren.

THE INFLUENCE OF 1-NITRO 9-AMINOACRIDINE ON NUCLEIC ACIDS METABOLISM IN DEVELOPING INSECT OVARIOLES

Aleksandra PRZELECKA, Lejli CHACZATRIAN, M. KULISZEWSKI

Nencki Institute of Experimental Biology, Department of Biochemistry, Warszawa (Poland)

1-nitro-9/3'-dimethylamino propyloamine/acridine, which is called the C_{283} compound has been synthesised at the Department of Chemistry and Drug Technology Polytechnic School in Gdańsk. It is characterised by a high cytostatic activity (LEDOCHOWSKI 1966). It has been shown in vertebrates, both in vivo and in tussue culture, that C_{283} inhibits cellular growth and RNA synthesis as well in the normal and in tumor tissue (CHORAZY, et al. 1967).

In the present studiens the influence of C_{283} on nucleic acids metabolism in the developing egg follicle in Galleria mellonella (Lepidoptera) was investigated.

The process of oocyte differentiation in this insect sets on at the stage of prepupa and is concluded at the end of metamorphosis, what lasts all about 9 days. The vitellogenesis sets in between 6th and 7th day of pupal life (DUTKOWSKI 1969). In the experiments to be presented here, pupae were injected 3, 24, and 48 hours respectively prior to the presumed onset of vitellogenesis, each one with 10 l of 0,001 % $C-_{283}$ solution in 0,7 % NaCl. Control animals were injected with equal amounts of saline only. The effect of injections was followed in ovarioles of 6 day pupae by cytological and biochemical methods. For cytological investigation besides routine light and electron microscope study, the autoradiographic method was applied. The ovarioles were incubated in vivo for 30 min in insect physiological saline (YEAGER, HAGER, 1934) supplemented with 3 to 5 μC of either H^3-uridine (specific activity 2,18C/mM) or H^3-thymidine (specific activity 20.000mC/mM), Amersham, England. The autoradiograms were performed with stripping film technique using Kodak AR 10 plates.

In biochemical study NA content was estimated following SCHMIDT and TANNHAUSER (1945) with the two waves spectrophotometric method (TSANEV et al. 1960).

In the cytological study, only the terminal oocytes were taken into consideration, for biochemical - the homogenate of the whole ovarioles was used.

The egg follicle of Galleria mellonella is composed of the oocyte and of strongly polyploidic trophocytes, the whole complex enclosed in follicular epithelium. At the onset of vitellogenesis (6 day pupae) DNA replication, followed by incorporation of H^3 - thymidine is found only in some follicular cells and in some trophocytes. The evident completion of the process of polyploidization in those nuclei is followed by a very intense RNA synthesis (incorporation of H^3 -uridine) which is supplied to the oocyte. In the whole ovariole those processes are reflected by a slow decrease of DNA content and by a rapid increase of the RNA content (fig. 1).

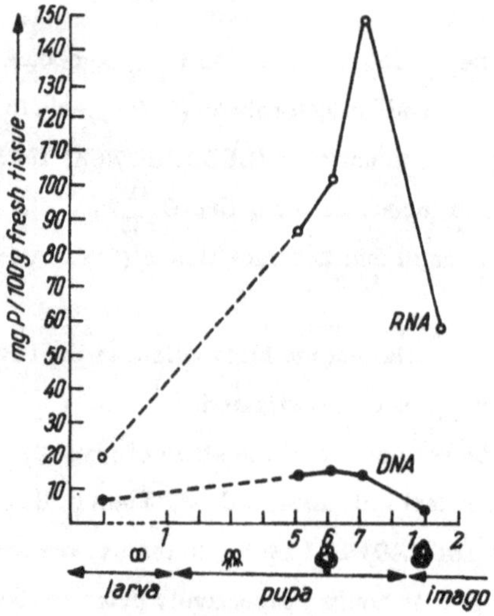

Abb. 1. NA content of the ovarioles of Galleria mellonella during development.

C-$_{283}$, when applied 24 hour before the onset of vitellogenesis, induces profound changes in the egg follicles. It inhibits growth of the oocyte and diminuishes the ratio of oocyte trophocyte chamber volume (from about 2 to 0,5, if measured on alcohol-acetic acetic 95:5,v/v, fixed preparations). Moreover the synthesis of RNA is inhibited almost completely, whereas DNA replication seems to remain at the same rate.

Biochemical estimation shows a considerable fall of the content of both nucleic acids, their level being reduced to about 50 % of that found in ovarioles of normally developing 6-day pupae.

The influence of C-283 applied for a much shorter or for a much longer period is not reflected by changes of the amount of both nucleic acids. However cytologically just after 3 hour of treatment there are detectable differences, compared to the normal follicle RNA synthesis is inhibited, but no changes in cellular shape are induced.

After the 48 hour treatment, the follicles have a normal (for 6-day puape) oocyte trophocyte volume ratio, and the RNA and DNA synthesis therein seem to occur at a normal rate. The content of both nucleic acids seems also to gain the normal level. However, instead of this, the metabolism of the whole organism seems to be impaired profoundly because more than 50 % of ten treated specimens do not undergo the pupal moult (table, fig. 2).

Table

NA content in ovarioles of Galleria mellonella 6-day pupae developing in normal conditions and after C-283 treatment

NA	Normal	3h		24h		48h	
M±SEM		C-283	NaCl	C-283	NaCl	C-283	NaCl
RNA	101,15 ± 9,3	108,0 ± 8,0	118,0 ±10,0	53,3 ±3,4	79,62 ±3,17	119,0 ± 5,0	80,0 ±11,0
DNA	14,57 ± 1,64	18,9 ± 1,6	13,05 ± 0,02	7,33 ±1,4	9,96 ±1,8	17,3 ± 1,3	9,9 ± 0,19

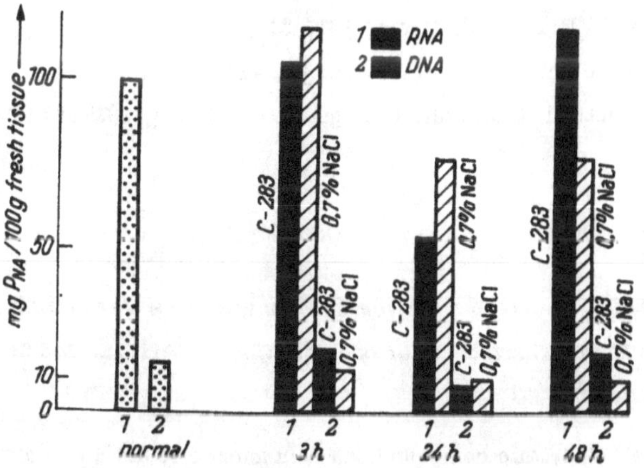

Abb. 2. Changes in NA content in the ovarioles of Galleria mellonella 6-day pupae after injection of C-283.

The influence of the solvent fluid itself is more distinctly revealed by biochemical estimation than by the cytological one. Cytologically, the follicles are of a similar shape, as the normal ones, the synthesis of RNA and DNA seems to be without significant disturbances. Quantitative data (for the whole homogenised ovarioles) show, that whereas a short (3 hour) treatment with 0,7 % NaCl does not induce significant changes in NA content, both the 24 and 48 hour treatment causes a fall of its level. However these changes are less profound than those evoked by the injection of NaCl witz C-283 jointly and do not shadow the effect caused by the C-283 compound itself. Moreover the NaCl iniections do not disturb significantly the normal course of metamorphosis.

On the ultrastructural level after 24 hour treatment with C-283 the most conspicuous changes concern the nuclear membrane in the trophocyte. In normally developging follicles it has a very porous character, what is undoubtly connected with its high rate of RNA synthesis supplied subsequently to the oocyte. After C-283, together with inhibition of RNA synthesis, the pores in membranes enveloping the trophocyte nuclei become much less abundant, which most probably reflects the diminution of nuclear-cytoplasmic exchange.

LITERATURE

CHORAZY, M., I. MENDECKI, Z. WIECKOWSKA: 5th Intern, Congress of Chemotherapy Wienna, 1967.

DUTKOWSKI, A.: Zool. Polon. in press (1969).

LEDOCHOWSKI, A.: Zesz. Nauk. Politech. Gdańskiej (1966).

SCHMIDT, G. and S.I. TANNHAUSER: J. Biol. Chem. 161, 83 (1945).

TSANEW, R.O., G.G. MARKOW: Biochim. Biophys. Acta 42, 442 (1960).

YEAGER, I.F. and A. HAGER: Method. Iowa Stat. College Journ. Sci. 8, 391-395 (1934).

DISKUSSION

LYR (Eberswalde, DDR): Welche Wirkungen hat die von Ihnen untersuchte Verbindung auf das Insekt? Ist die Substanz ein Entwicklungshemmer oder ein Chemosterilans und in welchen Mengen wurde es appliziert?

PRZELECKA (Warszawa, Polen): Yes, this compound can be assumed to act as a chemosterilans. In our experiments we injected into the animal about 10 μl. However, it is difficult to estimate the exact concentration.

LYR: Treten die gefundenen Veränderungen nur an der Kernmembran auf oder gibt es auch Veränderungen an anderen Membranen?

PRZELECKA: We habe observed these changes only at the membrane of the nucleus.

MANN (Berlin, DDR): From your work it appears that the RNA content of the ovariols after 48 h of drug treatment is higher than that of the controls with NaCl. From work with microorganisms it is known that some drugs in low dosage can cause abnormal cell forms with increased RNA content. Do you believe that some abnormal RNA may be accumulated?

PRZELECKA: It is possible to discuss such abnormal RNA content. But further experiments are to be done in this direction.

KOMPLEXBILDUNGSKONSTANTEN VON ANTHRACYCLINEN MIT DNS

K. ECKARDT und H. BERG

Institut für Mikrobiologie und experimentelle Therapie Jena der Deutschen Akademie der Wissenschaften zu Berlin, Abteilung Antibiotika-Chemie und Abteilung Biophysikochemie, Jena (DDR)

Nachdem die Komplexbindung von Daunomycin mit DNS zu aufschlußreichen Ergebnissen (KERSTEN, KERSTEN u.a. 1966; CALENDI, DiMARCO u.a. 1965) über Interkalation und Aminozuckerfunktion geführt hat, stellte sich die Frage nach generellen Additionsprinzipien für die Gruppe der Anthracycline und ihrer Aglykone, den Anthracyclinonen. Zur Beantwortung eignet sich die quantitative Bestimmung der Komplexbildungskonstanten mittels der polarographischen Methode im Vergleich zum biologischen Hemmwirkungstest. Die polarographische Methode dient der Konzentrationsbestimmung der freien Substanz, deren Anthrachinonteil zwei Elektronen aufnimmt, bei steigendem DNS-Zusatz (BERG, SOLLMICK 1966). Die biologische Aktivität wird im Agar-Diffusionstest an B. subtilis geprüft.

Material: Alizarin, Chrysazin, Chinizarin, 1,2,5,8-Tetrahydroxyanthrachinon waren käufliche Präparate. Galirubin A, Galirubin B, ε-Pyrromycinon, η-Pyrromycinon, Aklavinon, 7-Desoxyaklavinon, Bisanhydroaklavinon sind Stoffwechselprodukte aus dem Streptomyces galilaeus-Stamm JA 3043 (ECKARDT 1967). Daunomycin: Farmitalia. Daunomycinon: durch saure Hydrolyse aus Daunomycin hergestellt[+]. Nogalamycin (U-15167, Lot 6741-THP-129-18) Upjohn.

Um alle Substanzen - auch Anthrachinonderivate - vergleichen zu können, wurde die Grundlösung: Phosphatpuffer pH 7, 25 % Diso gewählt, die während der Meßzeit noch keinen denaturierenden Einfluß auf KT-DNS ausübt.

Ergebnisse

Während die Aglykone und Hydroxyanthrachinone in ihren Stufenhöhen auf DNS-Zusatz wenig vermindert werden und daher nur geringe Wechselwirkung entfalten können, werden die Antibiotikastufen wesentlich erniedrigt und gehen - nach der Extrapolation - auf Null zurück. Danach wird ihr Chromophor soweit in die Doppelhelix aufgenommen, daß er für

---

[+] (ARCAMONE u.a. 1964).

die Übergangselektronen nicht mehr erreichbar ist.

Die Tabelle macht deutlich, daß eine hohe Komplexbildungskonstante K mit antibiotischer Aktivität gekoppelt ist.

Tabelle

Komplexbildungskonstanten K und Hemmhofgröße (Differenz zwischen Durchmesser von Hemmzone und Stanzloch in mm).

Antibiotika 5.10^{-5} m	K $\overline{L\ Mol^{-1}.10^{3}}$	Hemmwirkung von $50\mu g/ml$, in mm
Galirubin A	0,5	11
Galirubin B	1,5	11,5
Daunomycin	2,7	14,5
Nogalamycin	6,3	18,5
. . . .	. . . .	. . . .
Actinomycin D	18,4	

Diskussion

Der Amino-Zuckerrest muß in Verbindung mit dem Chromophor generell bedeutsam sein, und zwar sowohl für die biologische Wirksamkeit als auch für die Interaktionsverstärkung. Wir nehmen an, daß eine überwiegend elektrostatische externe Zuckerinteraktion mit der Zucker-Phosphatkette die ausreichende Verweildauer zur Interkalation des planaren Chromophorteiles schafft.

Nach jüngsten kinetischen Ergebnissen (LI, CROTHERS 1969) sind externe und interne Wechselwirkungen als Folgereaktionen anzusehen, wobei letztere langsamer abläuft. Daraus resultiert für Aminozucker und Chromophor eine kooperative Interaktion, während jeder der Partner allein kaum Wirkungen hervorbringt.

Nach diesem Mechanismus wäre es möglich, aus einem Chromophor und Aminozucker ein Antibiotikum zu synthetisieren, wobei Stellung und Anzahl der Zucker vielleicht noch Wirkungssteigerungen ermöglichen.

LITERATUR

ARCAMONE, F., G. FRANCESCHI, P. OREZZI, G. CASSINELLI, W. BARBIERI u. H. MONDELLI: J.Am.Chem.Soc. 66 (1964) 5334.

BERG, H. u. F.A. GOLLMICK in: III. Jena.Symp. (1965), Elektrochem. Methoden u. Prinzipien in der Molekularbiol. Herausg. v. H. Berg. Akademie-Verlag, Berlin (1966) 533.

CALENDI, E., A. DiMARCO, M. REGGIANI, B. SCARPINATO u. L. VALENTINI: Biochim. Biophys.Acta 103 (1965) 25.

ECKARDT, K.: Chem.Ber. 100 (1967) 2561.

KERSTEN, W., H. KERSTEN u. W. SZYBALSKI: Biochemistry 5 (1966) 236.

LI, M., D. CROTHERS: J.Mol.Biol. 39 (1969) 461.

DISKUSSION

GRUNICKE (Freiburg, BRD): Welche Rolle spielt das Chinon bei der Bindung an die DNS?

BERG (Jena, DDR): Nach Intercalation nimmt der aromatische Kern mit dem Chinonteil des Moleküls am "stacking-energy-system" teil.

THEUS (Erfurt, DDR): In welcher Weise muß der Aminozucker an das Molekül gebunden sein, z.B. amidartig, damit es eine maximale Wirksamkeit besitzt.

BERG: Bei uns liegt keine Amidbindung vor.

ECKARDT (Jena, DDR): Bei den untersuchten Anthracyclinen handelt es sich ausnahmslos um Glykoside mit Aminozuckern, die, mit Ausnahme von Nogalamycin, nur an eine OH-Gruppe des hydroaromatischen Teils gebunden sind. Die basischen Gruppen sind freie und substinierte Aminogruppen.

VENNER (Jena, DDR): Besteht nicht bei der Verwendung von organischen Lösungsmitteln in Ihren Versuchen die Gefahr, daß damit Solvatationsverhältnisse geschaffen werden, die die Bindungseigenschaften zwischen DNS und Antibiotikum beeinflussen können?

BERG: Wir haben zum Vergleich die wasserlöslichen Antibiotika auch in reinen wäßrigen Puffersystemen untersucht und die Bindungskonstanten liegen in diesen Fällen höher, d.h. das Lösungsmittel bewirkt eine Erniedrigung der Konstanten. Die große Differenz zwischen den Konstanten der Antibiotika und denen der Aglykone bleibt erhalten.

LYR (Eberswalde, DDR): Wie ist die Reaktion der Anthracycline mit RNS?

ECKARDT: Von Daunomycin wurde eine Komplexbildung nicht nur mit DNS, sondern auch mit RNS nachgewiesen. Im Gegensatz zu Actinomycin und Chromomycin wird daher auch die RNS-abhängige Polymerasereaktion gehemmt.

EINFLUSS VON NETROPSIN UND DISTAMYCIN A AUF DIE ZELLFREIE PROTEINSYNTHESE UND DIE STRUKTUR DER NUCLEINSÄUREN

Ch. ZIMMER, I. HAUPT und H. THRUM

Abteilungen Biochemie und Antibiotika-Chemie,
Institut für Mikrobiologie und experimentelle Therapie Jena der
Deutschen Akademie der Wissenschaften zu Berlin, Jena (DDR)

Netropsin (THRUM 1959) und Distamycin A sind zwei strukturell verwandte Antibiotika, die von Streptomyces netropsis und Streptomyces distallicus gebildet werden. Sie besitzen beide antibakterielle und antivirale Eigenschaften. Insbesondere werden DNS-Viren, wie Vaccinia, Herpes simplex und Adeono-Viren stark gehemmt (SCHABEL 1953; WERNER u.a. 1964; CAZZA u. GHIONE 1964; VERINI u. GHIONE 1964). Dagegen werden Polyoma- und New Castle Disease-Viren kaum beeinflußt. Distamycin A interferiert außerdem mit dem Entwicklungszyklus von T_1- und T_2-Bakteriophagen (ARCAMONE u.a. 1967).

Netropsin (NAKAMURA u.a. 1964) und Distamycin A stellen basische Oligopeptide dar, deren Strukturen in Abb. 1 wiedergegeben sind.

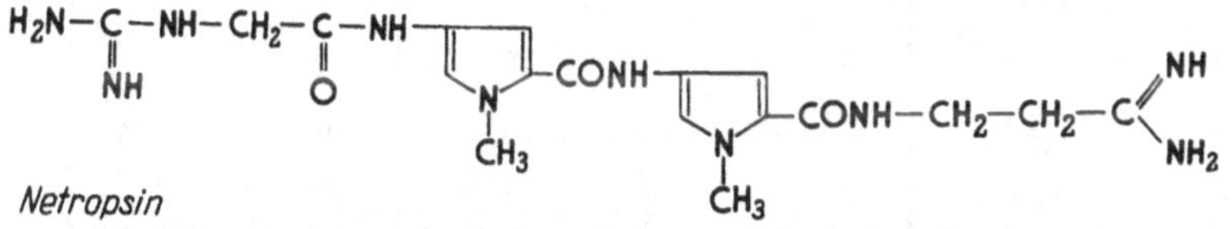

Netropsin

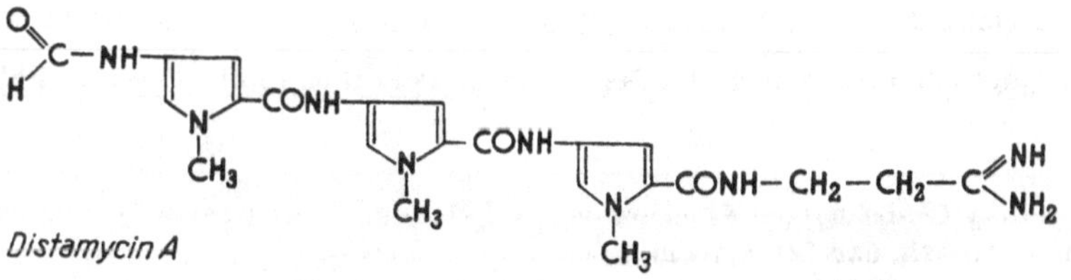

Distamycin A

Abb. 1. Chemische Struktur von Netropsin und Distamycin A

Da bisher nichts über die Wirkung dieser Antibiotika auf Nucleinsäuren bekannt ist, wurde der Einfluß von Netropsin und Distamycin A auf die zellfreie Proteinsynthese sowie die Bindungstendenz an Polyribonucleotide, RNS und DNS untersucht. Das Studium der Wechselwirkung dieser basischen Oligopeptid-Antibiotika mit Nucleinsäuren ist auch hinsichtlich der Bindungseigenschaften zwischen Proteinen und Nucleinsäuren von allgemeinem Interesse.

(1) Einwirkung von Netropsin und Distamycin A auf das in vitro Proteinbiosynthesesystem aus E. coli

Tabelle 1 zeigt den Einfluß von Netropsin und Distamycin A auf den Poly U-abhängigen ^{14}C-Phenylalanin-Einbau bei steigender Antibiotika-Konzentration. Die Hemmung ist bei 10^{-4} M noch gering, nimmt aber mit wachsender Hemmstoffkonzentration zu. Dabei hemmt Distamycin A die zellfreie Proteinsynthese etwa doppelt so stark wie Netropsin. In ähnlicher

Tabelle 1

Hemmung des Poly U-abhängigen Einbaues von ^{14}C-Phenylalanin im zellfreien System aus E. coli durch Netropsin und Distamycin A.
Das Reaktionsgemisch enthält in 0,25 ml:
25 µMol Tris-HCL (pH 7,8), 3,5 µMol Mg-Acetat, 12,5 µMol KCl, 0,25 µMol ATP, 7,5 m µMol GTP, 1,5 µMol Mercaptoäthanol, 1,5 µMol Phosphoenolpyruvat, 4 µg Pyruvatkinase, 0,8 m µMol L-/^{14}C/-Phenylalanin (66 µC/ µMol), 0,1 m µMol von 19 L-Aminosäuren, 25 µg Poly U, 750 µg Überstandsprotein, 250 µg Ribosomen.

Antibiotika-Konzentrationen	Netropsin Imp/min	Netropsin % Hemmung	Distamycin A Imp/min	Distamycin A % Hemmung
-	21252	-	21252	-
10^{-4}M	19976	6	16629	21
5 x 10^{-4}M	16858	21	3153	86
10^{-3}M	4462	79	241	99

Weise wird auch der Poly C abhängige ^{14}C-Prolin-Einbau erst bei Antibiotikakonzentrationen von 5 x 10^{-4} M deutlich gehemmt (Tab. 2). Die Hemmung ist ebenfalls ausgeprägter bei Distamycin A gegenüber Netropsin. Im Gegensatz zu Poly U und Poly C ist im Falle

Tabelle 2

Hemmung des Poly C-abhängigen Einbaues von ^{14}C-Prolin im zellfreien System aus E. coli durch Netropsin und Distamycin A.
Versuchsansatz analog Tabelle 1 (25 µg Poly C und 0,8 m µMol L-/^{14}C/-Prolin, 47 µC/ µMol).

Antibiotika-Konzentrationen	Netropsin Imp/min	Netropsin % Hemmung	Distamycin A Imp/min	Distamycin A % Hemmung
-	1819	-	1819	-
10^{-4}M	1688	7	1691	7
5 x 10^{-4}M	1074	41	530	71
10^{-3}M	316	83	127	93

des Poly A-abhängigen ^{14}C-Lysin-Einbaus schon bei Antibiotikakonzentrationen von 10^{-5} M ein deutlicher Hemmeffekt zu beobachten (Tab. 3). Zwischen Netropsin und Distamycin A sind jedoch keine wesentlichen Unterschiede vorhanden. Um einen weitergehenden Einblick in die Wirkungsweise dieses Antibiotikatyps zu erhalten, wurde versucht, die

Tabelle 3

Hemmung des Poly A-abhängigen Einbaues von ^{14}C-Lysin im zellfreien System aus E. coli durch Netropsin und Distamycin A.
Versuchsansatz analog Tabelle 1 (25 μg Poly A und 0,7 m μMol L-/^{14}C/-Lysin, 82 μC/ μMol).

Antibiotika-Konzentrationen	Netropsin Imp/min	Netropsin % Hemmung	Distamycin A Imp/min	Distamycin A % Hemmung
-	13710	-	13710	-
10^{-5}M	11481	16	9322	32
5 x 10^{-5}M	8774	36	6580	52
10^{-4}M	3838	72	3564	74
5 x 10^{-4}M	0	100	0	100

Hemmwirkung durch verschiedene Konzentrationen an Polynucleotiden, t-RNS und Ribosomen zu beeinflussen. Die Ergebnisse in Tabelle 4 lassen erkennen, daß die durch Netropsin bzw. Distamycin A hervorgerufene Hemmung des Poly U-abhängigen Phenylalanin-Einbaus durch Erhöhung der Polynucleotidkonzentration erniedrigt wird. Bei 200 γ Poly U ist die Hemmung durch Netropsin vollständig aufgehoben (Tab. 4). Durch Zugabe von t-RNS verringert sich der Hemmeffekt anfangs wenig, bleibt aber bei weiterer Steigerung der t-RNS-Konzentration konstant. In ähnlicher Weise führt eine Erhöhung der Ribosomen-Konzentration zu keiner ausgeprägten Aufhebung der Hemmung. Diese Resultate deuten an, daß die durch Netropsin bzw. Distamycin A induzierte Hemmung der zellfreien Proteinsynthese vorwiegend auf einer Blockierung des 'Messengers' infolge Wechselwirkung mit den Polynucleotiden beruht. Auch die Ergebnisse über die Bindungseffekte von Netropsin und Distamycin A mit Poly U, Poly C und Poly A sind damit in Übereinstimmung. Durch Untersuchung des thermischen Schmelzverhaltens der genannten Polyribonucleotide konnte in 0,02 M Salzlösungen eine mäßig starke Bindungstendenz mit den beiden Antibiotika nachgewiesen werden.

Tabelle 4

Beeinflussung des Poly U-abhängigen Einbaues von ^{14}C-Phenylalanin durch steigende Konzentrationen an Poly U, t-RNS und Ribosomen in Gegenwart von Netropsin (10^{-3} M) oder Distamycin A (5×10^{-4} M). Versuchsansatz analog Tabelle 1.
\+ Proben enthalten nur die im Überstand vorhandene t-RNS.
++ Zusätzliche Konzentration von t-RNS als Bierhefe-t-RNS.

Poly U µg	t-RNS µg	Ribosomen µg	% Hemmung + Netropsin	% Hemmung + Distamycin A
25	+	250	79	85
50	+	2500	60	70
100	+	250	37	47
200	+	250	0	17
25	50 ++	250	63	76
25	100 ++	250	65	74
25	200 ++	250	63	70
25	+	500	61	76
25	+	1000	56	72

(2) Thermisches Denaturierungsverhalten von t-RNS

Das thermische Schmelzprofil von t-RNS aus Bierhefe wurde in Gegenwart von Netropsin und Distamycin A in 0,02 M und 0,2 M NaCl untersucht. Abbildung 2 zeigt das Ergebnis der thermischen Denaturierung von t-RNS in 0,2 M NaCl bei Anwesenheit von Netropsin, Distamycin A und Mg^{2+}-Ionen. Bei niederer Gegenionenkonzentration konnten nur geringe Verschiebungen in der Schmelkurve von t-RNS und in 0,2 M NaCl-Lösung überhaupt keine Änderungen festgestellt werden.

(3) Bindungseffekte von Netropsin und Distamycin A an DNS

Bei Zugabe von Netropsin oder Distamycin A zu einer DNS-Lösung beobachtet man einen zunehmenden Extinktionsabfall mit steigendem Verhältnis Antibiotikum/DNS-Phosphor. Wie aus Abbilung 3 hervorgeht, wird die UV-Absorption im gesamten Bereich des Spektrums der DNS in Gegenwart beider Antibiotika herabgesetzt (Kurven 2 und 3). Die Absorption erreicht nach Denaturierung (Übergang von der DNS-Doppelhelixstruktur in statistischen Ketten) einen konstanten Wert (Kurven 2 und 3 bei 90 bzw. 97 °C).

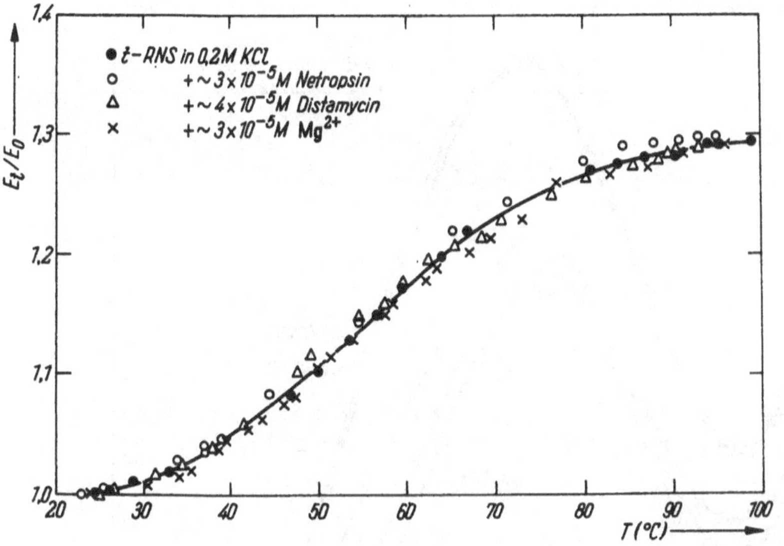

Abb. 2. Schmelzprofil von t-RNS aus Bierhefe

Untersucht man zur Charakterisierung der Einwirkung von Netropsin und Distamycin A auf die DNS-Struktur die thermischen Schmelzprofile, so ergibt sich das in Abbildung 4 für Kalbsthymus-DNS dargestellte Bild. Mit steigendem r-Verhältnis (Mol zugesetztes Antibiotikum pro Mol DNS-Phosphor) werden die Schmelzkurven zu höheren Temperaturen (r = 0,1 bis 1,0) hin verschoben. Gleichzeitig sind die Übergänge schärfer (verstärktes kooperatives Schmelzen) und der Hyperchromieeffekt nimmt von 40 auf 60 % zu. Sehr ähnliche Kurven wurden auch für Netropsin erhalten. Als heterogener DNS-Typ zeigt denaturierte Kalbsthymus-DNS (r = 0) einen monotonen Anstieg der Extinktion beim Erhitzen, was einem Anschmelzen ungeordneter und unspezifisch assoziierter Bereiche entspricht. Der Zusatz von Netropsin und Distamycin A zu denaturierter DNS führt zu einem kooperativen Übergang (r ~ 0,5). Netropsin und Distamycin A bewirken eine ausgeprägte Stabilisierung nativer DNS infolge Wechselwirkung mit den Phosphatgruppen und verursachen ein kooperatives Schmelzen nativer und denaturierter DNS. Offenbar induzieren diese Antibiotika einen starken Stapelungseffekt der Basen bei denaturierter DNS.

Abbildung 5 zeigt die Abhängigkeit der T_m-Werterhöhung vom r-Verhältnis. Bei r = 0,02 ($\sim 10^{-6}$ M Netropsin) liegt der T_m-Wert 10° höher. Der Stabilisierungseffekt ist in Gegenwart von Netropsin größer als bei Distamycin A. Aus Abbildung 6 geht hervor, daß auch in 0,2 M KCl Netropsin die DNS-Sekundärstruktur stabilisiert, was auf eine

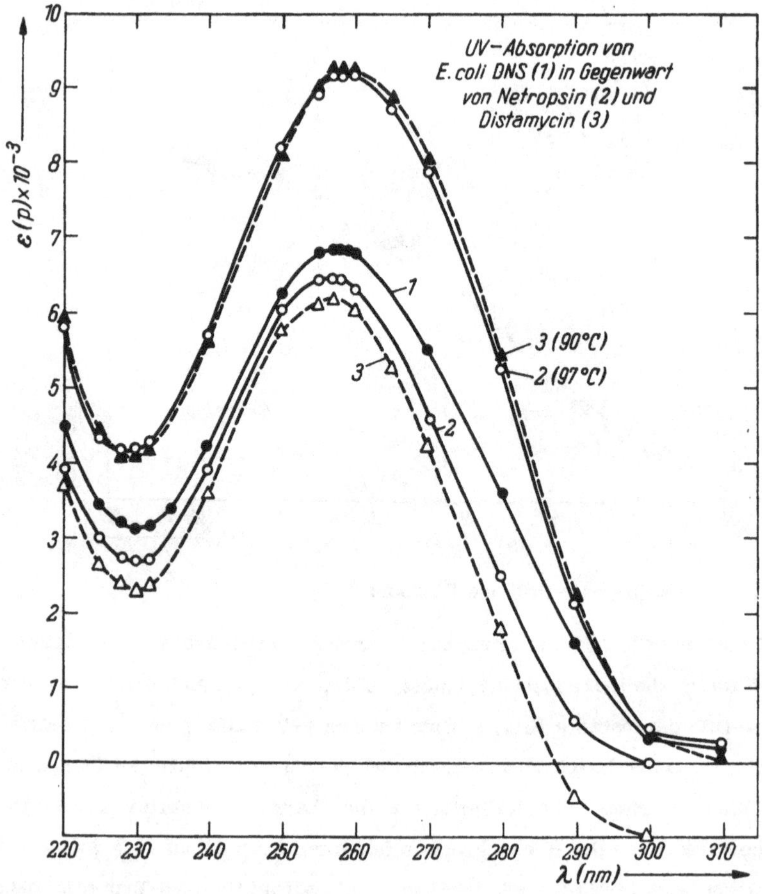

Abb. 3. UV-Absorptionsspektrum von E. coli-DNS in 0,02 M KCl: 1, DNS; 2, DNS + Netropsin; 3, DNS + Distamycin

starke Bindung an das DNS-Molekül schließen läßt. Im Gegensatz dazu zeigt t-RNS unter gleichen Bedingungen keinen Effekt (vgl. Abb. 3). Der Stabilisierungseffekt ist aber unterschiedlich bei DNS-Typen verschiedenen GC-Gehaltes. Die Abhängigkeit der T_m-Werterhöhung vom GC-Gehalt der DNS-Antibiotika-Komplexe ist in Abbildung 7 wiedergegeben. Bei konstantem r-Verhältnis ergibt sich sowohl für Netropsin wie für Distamycin A eine lineare Abhängigkeit. Der Anstieg des Schmelzpunktes ist um so ausgeprägter, je AT-reicher die betreffende DNS ist, was auf eine AT-Spezifität der Wirkung der Antibiotika hinweist. Eine selektive Wechselwirkung mit AT-reicher DNS konnten LENG und FELSENFELD (1966) für Polylysin nachweisen.

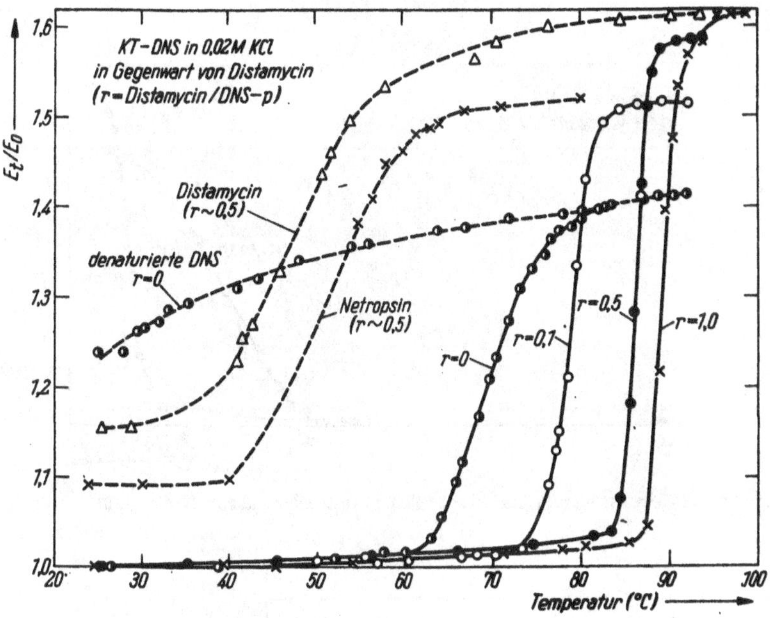

Abb. 4: Thermische Schmelzprofilge von Kalbsthymus-DNS nach Einwirkung von Netropsin und Distamycin A.

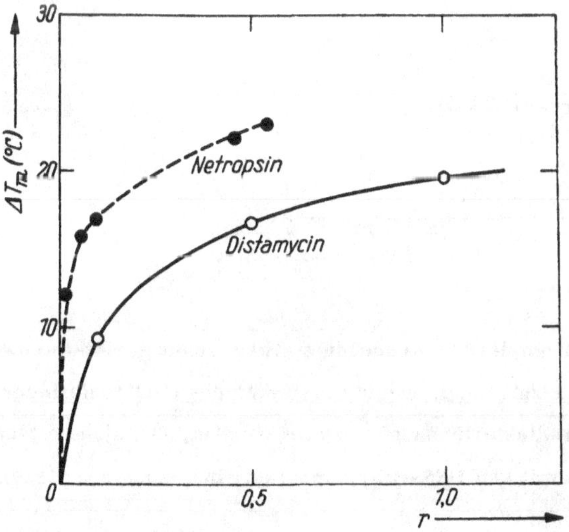

Abb. 5. Abhängigkeit zwischen Δ T_m und r (Mol-Verhältnis Antibiotikum/DNS-Phosphor) für Kalbsthymus-DNS

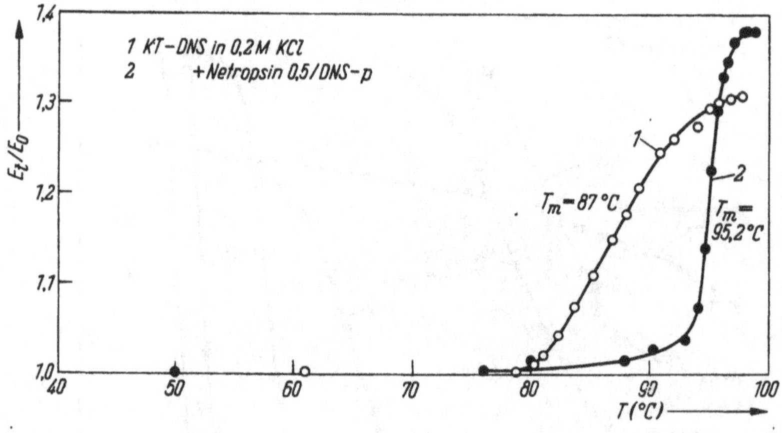

Abb. 6: Stabilisierung der Sekundärstruktur der DNS durch Netropsin.

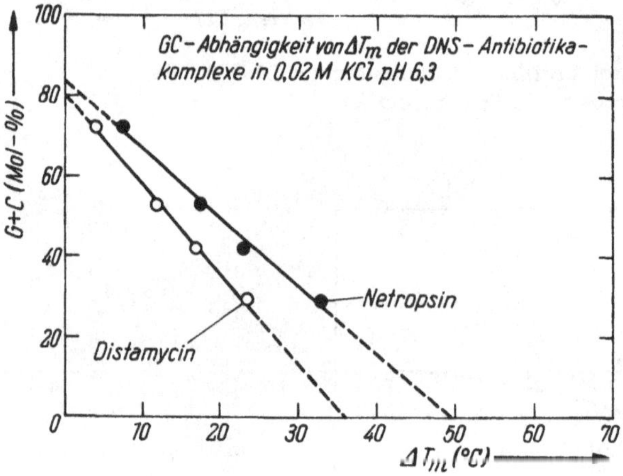

Abb. 7.

Die an den DNS-Antibiotika-Komplexen gefundenen starken Bindungseffekte sowie die deutlichen Unterschiede zur RNS können nicht allein durch einfache elektrostatische Wechselwirkung mit den Phosphorsäurediesterbindungen erklärt werden. In welchem Maße auch selektive Wechselwirkungen mit den DNS-Basen möglich sind, soll in weiteren Experimenten geklärt werden.

LITERATUR

ARCAMONE, F., P.G. OREZZI, W. BARBIERI, V. NICOLETTA e S. PENCO: Gazz. Chim. Italiana 97, 1097 (1967).

CASAZZA, A.M. and M. GHIONE: Chemotherapia 9, 80 (1964).

LENG, M. and G. FELSENFELD: Proc. Nat. Acad. Sci. Wash. 56, 1325 (1966).

NAKAMURA, S., H. YONEHARA u. H. KMEZAWA: J. Antibiotics (Tokyo) 17, 220 (1964).

SCHABEL, S.N. u.a.: Prog. Soc. Exp. Biol. 83, 1 (1953).

THRUM, H.: Naturwiss. 46, 87 (1959).

VERINI, M.A. and M. GHIONE: Chemotherapia 9, 144 (1964).

WERNER, G.H., P. GANTER and Y. DeRATULD: Chemotherapia 9, 65 (1964).

DISCUSSION

LISS (West-Berlin): 0.5 molecules antibiotic per DNA-nucleotide molecule are necessary to influence the melting behaviour of the DNA in your experiments. Are these doses bilogically relevant, i.e. is the relation between antibiotic and DNA similar also in living cells?

ZIMMER (Jena, DDR): The antibiotic is even effective at a concentration of 0.01 molecules per DNA-nucleotide. Measurements in cells are not yet available, but the minimal dose for action seems to be 10^{-5} M against viruses and bacteria.

PARTHIER (Halle/S., DDR): Your results imagine independent effects of the antibiotics in the cell-free protein synthesis - it is not a DNA-dependent system! - and in the binding to DNA, because the effective concentration of the inhibitors are too different in both cases. Which of the two phenomena is the primary site of action of the inhibitors in intact cells is not yet predictable. However, as the binding of the antibiotics to DNA seems to show more specificity, you might find a point of attack in the DNA- or RNA polymerase reactions. Have you tried this?

ZIMMER: Such investigations are planned.

PARTHIER: One must be very careful when using high antibiotic concentrations in the ribosomal protein synthesis reactions. Unspecific responses may occur. By pre-incubation with the antibiotics of the ribosomes and of the polyribonucleotides, respectively, you have the possibility to check whether the ribosomes or the polynucleotides are the primary binding sites for the inhibitors. Binding experiments with amino acyl-tRNA may be also instructive.

HAUPT (Jena, DDR): The participation in the inhibition of ribosomes itself is unlikely, as the effect of netropsine and distamycin A is not altered when the ribosome concentration is increased, but the inhibition is strongly reduced when the concentration of polynucleotides is high.

RICHTER (Berlin, DDR): Do the antibiotics also bind messenger RNA in the polysome aggregation thus inhibiting endogenous protein synthesis?

ZIMMER: We have not carried out such experiments.

CHANDRA (Frankf./M., BRD): As far as I understood, your antibiotics bind preferably to denatured DNA; it is known that DNA serves as template for two enzymic reactions namely, DNA-polymerase and RNA-polymerase. The former system use preferably denatured DNA, whereas the latter only double-stranded. This means you should observe a differential inhibition of these reactions by your antibiotics. I wonder whether you tried this?

ZIMMER: No.

CHANDRA: It is known that antibiotics like actinomycin or substances like ethidium bromide which affect transcription, bind specifically to a part of DNA, e.g. guanine. Did you study the action of your antibiotics on guanine containing heteropolymers; since G-homopolymer does not code?

ZIMMER: We have not yet tried G-polymers. With poly (AU) we found differences only when low salt concentrations were used. However, this was not done with cell-free protein synthesis systems.

CHANDRA: Since by increasing poly U concentration you could partly reverse the antibiotic inhibition of protein synthesis, one would think that poly U forms a complex with the antibiotic, which does not bind to ribosomes. By adding poly U, ribosomes and antibiotic in different order in the reaction mixture, we could clarify its action. Did you do such studies?

HAUPT: The order of addition was always: polynucleotide - antibiotic - ribosomes. The inhibition was obtained, too, when the order was polynucleotide - ribosome - antibiotic.

SAMPSON (Bracknell, U.K.): Have you attempted to challenge cells with your antibiotics at around the lethal dose and then to extract the DNA and examine it for changes in Tm? Also the concentrations of antibiotics used in your Tm measurements are very high - could you not obtain similar results with a wide range of compounds none of which are themselves biocidal?

ZIMMER: The binding of the antibiotics to the DNA is not covalent and is probably influenced by the extraction process.

ZUM WIRKUNGSMECHANISMUS ALKYLIERENDER CYTOSTATICA

E. LISS

Krankenhaus Westend (Westberlin)

Biologisch wirksame alkylierende Verbindungen zeichnen sich vor allem dadurch aus, daß sie im physiologischen Milieu funktionelle Gruppen (z.B. -SH, -OH, $-NH_2$) anderer Moleküle alkylieren können. Die Eigenschaften von Eiweißmolekülen können erheblich verändert werden, wenn Alkylierungen an aktiven Zentren eintreten; so wird die Inaktivierung einer Reihe von Enzymen verständlich.

Die zur Chemotherapie des Krebses verwendeten alkylierenden Substanzen gehören zum größten Teil zur Gruppe der Stickstoff-Lost-Derivate (Beispiele: Mitomen, Endoxan) bzw. zu den Äthyleniminverbindungen (Beispiel: Trenimon). Über den Einfluß dieser Substanzen auf Vorgänge des Zellstoffwechsels sind zahlreiche Untersuchungen durchgeführt worden (Übersicht bei PÜTTER 1966), wobei eine große Zahl biochemischer Parameter als beeinflußbar erkannt wurde. Aufgrund der chemischen Wirkungsweise liegt bei den alkylierenden Substanzen eine Spezifität hinsichtlich der Hemmung eines bestimmten Vorganges, wie sie bei den Antimetaboliten beobachtet wird, nicht vor. Es ist häufig nur eine Frage der angewendeten Dosierung, ob die Hemmung des einen oder des anderen Vorganges realisiert wird.

Im Zusammenhang mit der cytostatischen Wirksamkeit der Verbindungen stellt sich jedoch die Frage nach dem primären Angriffspunkt, d.h. dem biochemischen Parameter, dessen Beeinflussung ursächlich für die cytostatische Wirksamkeit ist. Dieser Frage kann man zunächst nachgehen, indem man nach demjenigen Vorgang des Zellstoffwechsels sucht, der bei der niedrigstmöglichen Dosierung einer alkylierenden Substanz als einziger noch beeinflußt wird. Durch Vergleich der in der Literatur beschriebenen Untersuchungen lassen sich entsprechende Schlüsse nicht ziehen, weil Methoden und vor allem die biologischen Objekte der verschiedenen Autoren zu sehr differieren.

Wir haben daher vor einiger Zeit Versuche durchgeführt, bei denen am gleichen biologischen Objekt (Ehrlich-Ascitestumorzellen) zur gleichen Zeit die Beeinflußbarkeit verschiedener Parameter durch alkylierende Cytostatica geprüft wurde, und kamen zu dem Ergebnis, daß der H^3-Thymidineinbau in die DNS (als Maß der DNS-Synthese) stets bei niedrigeren Dosen beeinflußbar war als der H^3-Cytidineinbau in die RNS, der C^{14}-Leucineinbau in das Protein, die Glycolyse und der DPN-Gehalt (LISS u. PALME 1964). Wir hielten es daher für möglich, daß die unmittelbare Hemmung der DNS-Synthese (eventuell durch Inaktivierung der beteiligten Enzyme) ursächlich für die Hemmung der Zellvermehrung sein könnte; ein Schluß, der nahe lag angesichts der Bedeutung der DNS-Verdoppelung für die Zellteilung.

Es stellten sich jedoch bald Zweifel an der Annahme ein, daß eine Hemmung der DNS-Synthese der Hemmung der Zellteilung vorausgehen muß. Zunächst ergab sich bei der Durchführung von in vivo Versuchen, die histoautoradiographisch ausgewertet wurden, daß eine Endoxandosis von 30 mg/kg, welche die DNS-Synthese von Ehrlich-Ascitestumorzellen noch nicht signifikant beeinflußte, zu einer deutlichen Verlängerung der G-2-Phase des Generationscyclus von normalerweise 4 Std. auf 12 Std. führte (PALME u. LISS 1965).

Der direkte Vergleich der für die Hemmung der DNS-Synthese notwendigen Dosen alkylierender Verbindungen mit den für die Aufhebung der Transplantierbarkeit behandelter Tumorzellen ausreichenden Dosen ergab bei Verwendung von Ehrlich-Ascitestumorzellen noch kein eindeutiges Bild: Vom Trenimon war für eine sichere Hemmung der DNS-Synthese (auf 79 % der Kontrollen) eine 10-fach höhere Dosis erforderlich als für die Aufhebung der Transplantierbarkeit (Tab. 1). Mitomen dagegen beeinflußte DNS-Synthese und Transplantierbarkeit im gleichen Konzentrationsbereich. Auch bei in vitro Versuchen mit den biologisch wirksamen Umwandlungsprodukten des Endoxans ließen sich die Konzentrationsbereiche, die eine Hemmung der DNS-Synthese bzw. eine Hemmung der Zellvermehrung verursachten, nicht voneinander abgrenzen (LISS et al. 1966).

Neuere Versuche unter Verwendung von Yoshida-Ascitestumorzellen führten zu einem eindeutigeren Resultat. Wie die Tabelle 2 zeigt, waren je nach Art der alkylierenden Substanz für die unmittelbare Hemmung der DNS-Synthese 20 - 1000-fach höhere Konzentrationen erforderlich als für die Hemmung der Zellvermehrung nach der Weitertransplantation. Man kann aus diesen Versuchen schließen, daß der Hemmung der Zellteilung durch alkylierende Substanzen eine Hemmung der DNS-Synthese nicht vorausgehen muß.

Bei den bisher erwähnten Versuchen wurde die Hemmung der Zellvermehrung stets aufgrund von Transplantationstesten beurteilt, bei denen die Zunahme der Zellmenge 7 Tage nach der Weitertransplantation gemessen wurde. Aufschlußreiche Ergebnisse wurden erzielt, als die behandelten Zellen bereits 24 oder 48 Std. nach der Reimplantation untersucht wurden. Entsprechende Versuche sind in der Tabelle 3 wiedergegeben: 24 Std. nach der Implantation incubierter Zellen hatte deren Zahl auf das 2.18-fache zugenommen, wenn ohne Trenimon incubiert worden war. Wurde in Gegenwart von 0,00 1 μg Trenimon/ml

Tabelle 1

Hemmung des Einbaus von H^3-Thymidin in die DNS und Beeinflussung der Transplantierbarkeit von Ascitestumorzellen durch MITOMEN und TRENIMON (AEROBE INCUBATION OHNE GLUCOSE, ZUSATZ VON H^3-THYMIDIN 50 MIN. NACH GABE DER CYTOSTATICA, ENDE DER INCUBATION 30 MIN. DANACH. DIE FÜR DIE TRANSPLANTATION VERWENDETEN ZELLEN (15 mg PRO TIER) WURDEN 80 MIN. INCUBIERT.)

		Spez. Aktivität der DNS in % der Kontrollen	Transplantationstest (ml Ascites in den Empfängertieren nach 7 Tagen)		
ohne Zusatz		100	2,4	2,7	
MITOMEN	20	37	0,3	0,3	
(μg/ml)	30	21	0	0	
ohne Zusatz		100	3,6	2,8	
MITOMEN	15	nicht untersucht	1,1	0,9	
(μg/ml)	20	43	0,7	0,6	
ohne Zusatz		100	3,3	3,1	2,6
	0,025	nicht untersucht	2,0	2,0	1,4
	0,05	nicht untersucht	0,3	0,3	0,2
	0,10	nicht untersucht	0,1	0	0
TRENIMON	0,25	93	nicht untersucht		
(μg/ml)	0,50	92	nicht untersucht		
	1,0	79	nicht untersucht		
	1,5	40	nicht untersucht		

Tabelle 2

	Für die Aufhebung der Transplantierbarkeit ausreichende Dosis+	Für die unmittelbare Hemmung der DNS-Synthese mindestens erforderliche Dosis+
Trenimon	0.001	1.0
Mitomen	2.0	50.0
Endoxan-Umwandlungsprodukte	1.0	150.0

+ Angabe in μg/ml Incubationsmedium unter Verwendung von Yoshida-Ascitestumorzellen

(4×10^{-9}m) incubiert, so blieb die Zellvermehrung fast vollständig aus; das Trenimon hatte somit die Zellteilung verhindert. Die Zellmasse (ebenso wie der Proteingehalt) nahm jedoch bei den behandelten Zellen ebenso stark zu wie bei den unbehandelten Kontrollen. Das bedeutet, daß der Energiestoffwechsel sowie wesentliche Syntheseleistungen der Zellen völlig intakt geblieben sein müssen. Auch der Gehalt an DNS nahm bei den behandelten Zellen noch deutlich zu, wenn auch nicht so stark wie in den unbehandelten Zellen. Diese Befunde stehen im Einklang mit Beobachtungen von BIERLING (1964), wonach als Folge der Behandlung von HeLa-Zellen mit Trenimon Riesenzellen auftraten. Auch diese Ergebnisse sprechen dafür, daß die Hemmung der DNS-Synthese nicht das primär als Folge der Einwirkung alkylierender Substanzen eintretende Ereignis ist.

Wie kommt es nun zur Hemmung der Zellvermehrung? Wenn auch die DNS-Synthese nicht unmittelbar betroffen sein muß, kann eine Beeinflussung des DNS-Moleküls doch eine wesentliche Rolle spielen. Als Folge einer direkten Alkylierung von DNS-Molekülen kann es zu Vernetzungen zwischen den beiden Strängen einer DNS (LAWLEY u. BROOKES 1963) kommen, die zu einem Verlust von Guaninmolekülen und schließlich zu einem Bruch des DNS-Moleküls führen kann. Es ist verständlich, daß diese Ereignisse eine normale Kernteilung verhindern können. Eine für eine gewisse Zeit noch andauernde DNS-Synthese ließe sich jedoch verstehen, wenn man die Bedingungen und Folgen der DNS-Alkylierung näher betrachtet.

Der Grad der DNS-Alkylierung bei Anwendung cytostatisch wirksamer Dosen muß außerordentlich niedrig sein. Eigene Versuche mit H^3-Endoxan am Yoshida-Ascitestumor ergaben, daß solche Dosen nur zur Alkylierung von 1 aus 10^6 DNS-Nucleotiden führen. Solche Versuche sind jedoch mit Vorsicht zu beurteilen, weil man nicht weiß, welcher Teil der Alkylierungen schon in der Zelle oder bei der Aufarbeitung wieder verlorengeht. Eine von dieser Unsicherheit unabhängige Abschätzung des Alkylierungsgrades läßt sich jedoch aufgrund unserer Versuche mit Trenimon machen. Beim Yoshida-Ascitestumor waren sehr niedrige Dosen noch wirksam (Tab. 3). Nimmt man den unwahrscheinlichen Fall an, daß das gesamte angebotene Trenimon von den Zellen aufgenommen wird und außerdem ausschließlich für die Alkylierung von DNS verbraucht wird, so entfiele trotzdem nur 1 Trenimonmolekül auf 10^5 DNS-Nucleotide. Da aber mit Sicherheit ein großer Teil des Trenimons auch mit anderen Zellbestandteilen, vor allem Proteinen, reagiert, kann man annehmen, daß die aufgrund der Versuche mit H^3-Endoxan ermittelte Zahl von 1 Alkylierung auf 10^6 DNS-Nucleotide der Realität entspricht (zu ähnlichen Zahlen kommt man, wenn man Befunde von UJHAZY und WINKLER (1965) nach diesem Gesichtspunkt durchrechnet).

Bei Anwendung der in Tabelle 3 erwähnten gerade noch biologisch wirksamen Trenimon-

Tabelle 3

Einfluß einer in vitro Trenimonbehandlung auf das Verhalten von Yoshida-Ascitestumorzellen nach der Reimplantation
(Angaben in % der vor der Implantation gefundenen Werte)

	Trenimon (µg/ml)	Zellzahl	Trockengewicht	DNS-Gehalt
Implantiert		100	100	100
24 Std. nach Implantation gefunden	ohne	218	234	264
	0,001	136	217	213
	0,002	140	193	191
	0,005	123	224	190
	0,010	118	214	174

Implantiert wurden 30,8 Mill. Zellen = 60µl Zellmasse = 10,1 mg Trockengewicht mit 0,43 µ Mol DNS-P.

dosis stehen für eine Tumorzelle 150 000 Trenimonmoleküle zur Verfügung. Falls 1/10 dieser Moleküle für DNS-Alkylierungen verbraucht wird, wären das 15 000 Alkylierungen an der DNS einer Zelle, das sind ca. 350 Alkylierungen pro Chromosom einer Yoshida-Ascitestumorzelle. Nach Versuchen von LAWLEY (1966) an Bakterien führen 20 % der DNS-Alkylierungen zu Crosslinks. Falls dieser Prozentsatz auch für die verwendeten Tumorzellen gültig wäre, müßte man mit ca. 70 Crosslinks pro Chromosom bei der cytostatisch wirksamen Dosis rechnen.

Nach CAIRNS (1966) sowie PAINTER et al. (1966) muß die DNS-Synthese auf einem Chromosom an mindestens 100 Stellen gleichzeitig beginnen. Da diese Zahl in der Größenordnung der oben angegebenen möglichen Crosslinks pro Chromosom liegt, ließe sich verstehen, warum die DNS-Synthese für eine begrenzte Zeit noch möglich ist.

LITERATUR

BIERLING, R.: Z. Krebsforschg. 66, 362 (1964).

CAIRNS, J.: J. Mol. Biol. 15, 372 (1966).

LAWLEY, P.D.: In: 'Molekulare Biologie des malignen Wachstums', S. 126 - 141 Berlin: Springer 1966.

LAWLEY, P.D., P. BROOKES: Biochem. J. 89, 127 (1963).

LISS, E., G. PALME: Mitteilungsdienst GBK 3, 457 (1964).

LISS, E., F. KLINKE, G. PALME: Z. Krebsforschg. 69, 73 (1966).

PAINTER, R.B., D.A. JERMANY, R.E. RASMUSSEN: J. Mol. Biol. 17, 47 (1966).

PALME, G., E. LISS: Europ. J. Cancer 1, 245 (1965).

PÜTTER, J.: In: 'Therapie maligner Tumoren, Hämoblastome und Hämoblastosen', S. 80 - 146. Stuttgart: Ferdinand Enke 1966.

UJHAZY, V., A. WINKLER: Folia Biologica 11, 434-437 (1965).

DISKUSSION

SCHULZE (Jena, DDR): Ist es wahrscheinlich oder unwahrscheinlich, daß verschiedene Alkylantien verschiedene Primär-Angriffspunkte haben?

LISS (Westberlin): Bei der Untersuchung biochemischer Parameter haben sich markante Unterschiede bei der Anwendung verschiedener Substanzen ergeben (Krebsforschung und Krebsbekämpfung 6 (1967), Seiten 145-150). Ob es jedoch Unterschiede hinsichtlich des Angriffspunktes gibt, der für die Hemmung der Zellvermehrung ursächlich ist, wird bezweifelt.

LYR (Eberswalde, DDR):

1. Könnten Sie Ihre Konzentrationsangaben noch einmal erläutern, um eine Vergleichbarkeit zu Wirkstoffen in anderen Testsystemen zu ermöglichen?
2. Wie ist die Verteilung der aktiven Substanzen innerhalb der Zelle?
3. Schließen Ihre experimentellen Befunde aus, daß eine Blockierung des Teilungsmechanismus außerhalb der DNS die Ursache sein könnte?
4. Gibt es Hinweise, daß bei der von Ihnen angenommenen crosslink-Zahl der Reparaturmechanismus unwirksam ist?

LISS:

1. Bei den Varianten mit Ioshida-Ascites-Tumorzellen, bei denen mit der Dosis von 4×10^{-9}M Trenimon gearbeitet wurde, lagen Zellkonzentrationen bis 20 mg Feuchtgewicht/ml Inkubationsmedium vor. Auf diese 20 mg Zellen entfallen 8×10^{-6} Mol Trenimon und erweisen sich als biologisch wirksam.
2. Für Trenimon läßt sich dafür überhaupt nichts sagen, weil es in so geringer Dosis wirksam ist, daß es sich dem Nachweis entzieht. Markiertes Trenimon gibt es nicht. Die Aussagekraft von Untersuchungen mit markierten Lostverbindungen erscheint gering, weil eine u.U. sehr kleine Menge Alkylans an einem bestimmten Ort biologisch entscheidender sein kann als eine große Menge am anderen Ort, der keinerlei biologische Spezifität beinhaltet.

3. Diese Möglichkeit kann nicht ausgeschlossen werden.

4. Hierüber können nur Vermutungen angestellt werden. Eventuell können die Folgen der crosslinks repariert werden. Bei einer Häufung der crosslinks über ein gewisses Maß kann evtl. der Reparaturmechanismus nicht mehr Schritt halten.

LANGEN (Berlin-Buch, DDR):

1. Ist es gerechtfertigt, den biochemischen Angriffspunkt eines Pharmakas durch die Bestimmung der empfindlichsten Reaktion zu ermitteln? Werden nicht praktisch meist höhere Dosen angewandt?

2. Gibt es chemische Gründe, warum das Guanin der DNS leichter alkylierbar ist als alle anderen Zellbestandteile?

LISS:

1. Die Bestimmung der empfindlichsten Reaktion allein genügt nicht; es muß eine Beziehung hergestellt werden zwischen der Dosis, welche diese Reaktion beeinflußt und der Dosis, welche die Zellteilung hemmt. In der Klinik werden im allgemeinen niedrigere Dosen angewendet als bei den Tierversuchen. Die bei der in-vivo-Behandlung des Ehrlich-Ascites-Carcinoms als wirksam erkannte Dosis von 0,1 μg/g KG wird an Menschen nicht appliziert.

2. Es sind sicher chemische Gründe, welche für die Bevorzugung des Guanins ursächlich sind. Sie sind mir im einzelnen jedoch nicht bekannt.

ZIMMER (Jena, DDR): Haben Sie versucht, die durch Alkylierung induzierten Primärläsionen infolge Eliminierung alkylierter Guaninwerte und nachfolgendem Kettenbruch am DNS-Molekül zu ermitteln?
Noch eine Frage: Meinen Sie, daß bifunktionelle Alkylierungsmittel zur Labilisierung der Doppelhelixstruktur führen? Das ist doch wohl in bezug auf die Sekundärstruktur gesehen nicht der Fall, denn "crosslinks" führen zu einer Verfestigung der Stabilität des DNS-Doppelhelixmoleküls.
Eine Bemerkung zur Frage von Dr. Langen: Möglicherweise kann diese ausgeprägte Reaktionsfreudigkeit des Guanins im G-C-Basenpaar der DNS-Struktur zurückgeführt werden. Darauf weisen auch die Ergebnisse der Berechnungen der Elektronenverteilung für die DNS-Basenpaarung von B. und A. Pullmann hin.

LISS:

1. Das wurde von uns bisher nicht versucht. Wenn auf 10^6 DNS-Nucleotide nur ein Bruch entfiele, entstünden immerhin noch Teile vom Molekulargewicht von über 300×10^6
Es dürfte schwierig sein, diese Teile gegen eine völlig intakte DNS physikalisch-chemisch abzugrenzen.

2. Falls "crosslinks" entstehen, werden die Bindungen der Guaninreste an der Desoxyribose labilisiert. Es kommt zum Auftreten freier Di-Guanylverbindungen, die durch das alkylierende Agens verknüpft sind. An der zurückbleibenden Apurinsäure findet wiederum eine Labilisierung der Phosphat-d-Ribose-Kette statt, die zum Auseinanderbrechen führen kann.

SAMPSON (Bracknell, England): Have you examined at what point between pro- and telophase damage to the chromosomes may be seen? Even a single point of damage could cause a fragmentation of the chromosome or failure of the chromatids to divide. If there is an inhibition of mitosis it must be possible to see exactly where it takes place in the cell division cycle.

LISS: Eigene Untersuchungen über die Veränderungen an den Chromosomen liegen nicht vor. Chrosomenbrüche unter Einfluß alkylierender Substanzen sind jedoch mehrfach beschrieben worden. Ich bin jedoch nicht sicher, ob sie schon sichtbar werden, wenn mit den von uns als biologisch wirksam erkannten Dosen gearbeitet wird.

PARTHIER (Halle, DDR): Wenn das Cytostatikum vornehmlich das Guanin alkyliert, warum soll dann nicht auch RNS-Guanin beeinflußt werden? Die so veränderte (messenger-) RNS könnte zu Fehlcodierungen führen, in deren Folge falsche Proteine entstehen, die eine Hemmung der Zellteilung und des Zellwachstums hervorrufen.

LISS: Mit radioaktiv markierten alkylierenden Substanzen läßt sich auch eine Bindung der Agentien an RNS nachweisen. Die genannten Folgen erscheinen vorstellbar. Entsprechende Versuche sind mir jedoch nicht bekannt.

UNTERSUCHUNGEN ÜBER DEN EINFLUSS ALKYLIERENDER CYTOSTATICA AUF DIE BINDUNG ZWISCHEN DNS UND KERNPROTEIN

H. GRUNICKE und K.W. BOCK

Biochemisches Institut der Universität Freiburg im Breisgau (DBR)

Alkylierende Cytostatica bewirken eine Hemmung der Synthese der Nukleinsäuren. Bei dem von uns bevorzugt benutzten 2,3,5-trisäthyleniminobenzochinon-1,4 (Trenimon^{R}) wird sowohl die DNS als auch die RNS-Synthese bereits bei Trenimon-Konzentrationen von 5×10^{-6}M um ca. 50 % gehemmt (LISS, PALME 1964). Als Ursache der Hemmung der DNS- und RNS-Synthese soll diese zu einer Schädigung der DNS-Matrize und als Folge davon zu einer Hemmung der RNS-Polymerase-Reaktion führen. Unsere Untersuchungen zeigten jedoch (GRUNICKE u.a. 1965), daß im Bereich wachstumshemmender Dosen eine Schädigung der DNS-Matrize im RNS-Polymerase-System nicht nachweisbar ist. Eine Hemmung der RNS-Polymerase selbst konnte von uns als Ursache der RNS-Synthesehemmung ausgeschlossen werden. Aus unseren Untersuchungen ergab sich die Folgerung, daß die Alkylierung der DNS allein nicht als Ursache der RNS-Synthesehemmung anzusehen ist. Ähnliche Konsequenzen wurden von anderen Autoren bezüglich der Hemmung der DNS-Synthese gezogen (TRAMS u.a. 1961; RUTMANN u.a. 1961; BREWER, ARONOV 1963; RÜTER u.a. 1966; LISS u.a. 1968).

DNS liegt innerhalb der Zellen nicht in freier Form, sondern als Nukleoprotein-Komplex vor. Zahlreiche Untersuchungen deuten daraufhin, daß die Regulation der DNS- und RNS-Synthese durch das Zusammenspiel der nuklearen Polyanionen und Polykationen mit der DNS erfolgt. Es ist somit anzunehmen, daß ein Eingriff in dieses Zusammenspiel von einer Schädigung der DNS- und RNS-Synthese begleitet ist. Unsere Untersuchungen deuten daraufhin, daß bereits bei äußerst geringen Konzentrationen von alkylierenden Cytostatica Veränderungen des Nukleoprotein-Komplexes nachweisbar sind.

Bindung von DNS an Protein nach Behandlung mit alkylierenden Cytostatica

Tabelle 1 zeigt den Einfluß von Trenimon, N-Lost und Cyclophosphamid auf die Extrahierbarkeit der DNS in die wässrige Phase des 1 M NaCl - Phenol Gemisches nach COLTER et al. (1962). Wie die Tabelle zeigt, nimmt die Menge an extrahierbarer DNS proportional zur Cytostatica-Konzentration ab. Die Minderung der Extrahierbarkeit beruht nicht auf einer

Tabelle 1

Einfluß alkylierender Cytostatica auf die Extrahierbarkeit von DNS mit Hilfe von 1M NaCl/Phenol aus Ehrlich-Ascites-Tumorzellen

	DNS in der wässrigen Phase	DNS in der Interphase	
	mg	mg	µg/mg Protein
Kontrolle [a]	4,2	1,8	8,3
+ Trenimon [a]			
$4,3 \times 10^{-7}$ M	2,9	4,4	18,5
$4,3 \times 10^{-6}$ M	1,4	8,2	36,3
Kontrolle [b]	3,8	1,0	
+ Trenimon [b]			
$6,5 \times 10^{-7}$ Mole/kg	2,5	1,4	
$1,3 \times 10^{-6}$ Mole/kg	1,4	3,1	
Kontrolle [b]	3,8	1,5	
+ N,N - bis (2-chloräthyl) amin [b]			
$1,7 \times 10^{-4}$ Mole/kg	2,9	2,2	
$3,4 \times 10^{-3}$ Mole/kg	0,9	4,7	
Kontrolle [b]	3,7	1,2	
+ Cyclophosphamid [b]			
$1,2 \times 10^{-4}$ Mole/kg	2,5	3,1	
$5,8 \times 10^{-3}$ Mole/kg	0,7	5,3	

Phenolextraktion nach COLTER et al. (1962)

[a] = Behandlung isolierter Zellen in vitro

[b] = Behandlung in vivo

Aktivierung von Nukleasen. Die Gesamtmenge an säurefällbarer DNS (Summe: DNS in der wässrigen Phase + DNS in der Interphase) ist in den behandelten Zellen nicht niedriger als in den unbehandelten Kontrollen.

ALEXANDER und STACEY (1959) haben berichtet, daß die Behandlung von Nukleoprotein mit mehrfunktionellen Alkylierungsmitteln zu einer Vernetzung von DNS-Strängen und als Folge davon zur Bildung leicht sedimentierbarer Gele aus reiner DNS führt. Zur Kontrolle, inwieweit die Bildung von DNS-Gelen für den von uns beobachteten Effekt verantwortlich ist, wurde eine Lösung aus reiner DNS mit Trenimon inkubiert und anschließend wie zur DNS-Extraktion behandelt. Tabelle 2 zeigt jedoch, daß selbst nach Inkubation in Gegenwart einer Trenimon-Konzentration, die 2 Größenordnungen über derjenigen liegt, die

Tabelle 2

Einfluß von Trenimon auf die Sedimentation deproteinisierter DNS in 1M NaCl/Phenol

Trenimonkonzentration M	DNS(mg/ml) in der wässrigen Phase	DNS(mg/ml) im Überstand nach Zentrifugation der wässrigen Phase (25 000 x g 2 h)
0	0,10	0,46
$4,3 \times 10^{-7}$	0,09	0,47
$8,6 \times 10^{-6}$	0,09	0,42
$8,6 \times 10^{-5}$	0,10	0,41
$4,3 \times 10^{-4}$	0,10	0,37

Zur Methodik siehe Text

bereits eine Minderung der Extrahierbarkeit um 70 % bewirkt, die nach Zentrifugation im wässrigen Überstand nachweisbare DNS-Menge nicht verändert ist. Erst nach längerer Zentrifugation bei höheren Drehzahlen fand sich eine geringe Abnahme der DNS-Konzentration im Überstand. Eine geringfügige Gelbildung scheint demnach stattgefunden zu haben, jedoch ist dieser Effekt viel zu klein, um die drastische Abnahme der extrahierbaren DNS erklären zu können.

Die Verminderung der DNS-Ausbeute bei der Phenol-Extraktion Cytostatica behandelter Zellen beruht somit nicht auf einer Aktivierung von Nukleasen oder einer Gelbildung aus reiner DNS.

Tabelle 1 zeigt jedoch, daß bei der Phenol-Extraktion Cytostatica behandelter Zellen in Abhängigkeit von der Cytostatica-Konzentration steigende Mengen von DNS in der Interphase zwischen der wässrigen und der phenolischen Phase zu finden sind. Die im Vergleich zu den Kontrollen in der wässrigen Phase des Extraktionsgemisches behandelter Zellen fehlende DNS-Menge findet sich nahezu quantitativ in dieser Interphase. Durch mehrfache Behandlung mit konzentrierten Salzlösungen läßt sich die DNS nicht von dem Interphase-Material ablösen.

Die vorliegenden Befunde lassen sich deuten durch die Annahme, daß Behandlung von Ehrlich-Ascites-Tumorzellen mit alkylierenden Cytostatica zur Bindung von DNS an ein zunächst noch unbekanntes Material führt, das nach Extraktion mit 1 M NaCl - Phenol in die Interphase wandert.

Abbildung 1 zeigt, daß die verstärkte Bindung von DNS an das Interphase-Material selbst 120 h nach Behandlung der Tumorzellen mit alkylierenden Cytostatica noch nachweisbar ist. Es handelt sich somit um einen sehr nachhaltigen Effekt, gegen den die von uns benutzten Zellen keinen Reparaturmechanismus besitzen.

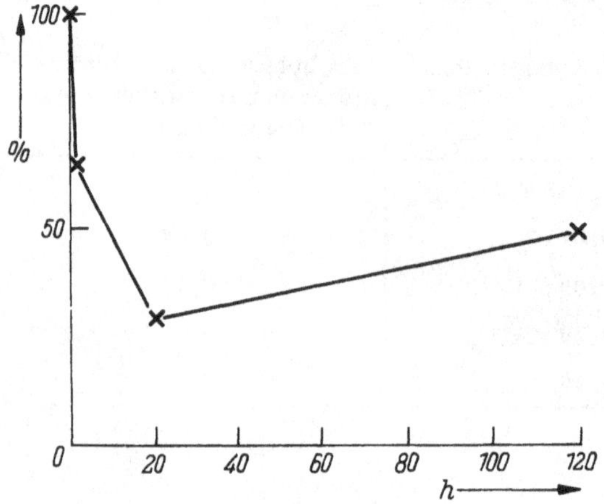

Abb. 1. Einfluß von Trenimon ($1,3 \times 10^{-6}$ Mol /kg) auf die Extrahierbarkeit von DNS aus Ehrlich-Ascites-Zellen in Abhängigkeit von der Zeit nach Gabe des Trenimons.

Zur Charakterisierung der Substanz, die nach Behandlung mit alkylierenden Cytostatica an die DNS gebunden wird, wurde eine Fraktionierung der Nuclei aus behandelten und unbehandelten Zellen vorgenommen. Wie Tabelle 3 zeigt, findet sich nach Behandlung ein deutlich höherer Anteil der Kern-DNS in der sogenannten Residualfraktion. Diese Fraktion bildet den Rückstand nach Entfernung der löslichen Kernproteine und des Chromatins und besteht im wesentlichen aus Nucleoli und Kernmembranen. Die Gesamtmenge an DNS, die in behandelten Zellen an einen Bestandteil der Residualfraktion gebunden wird, ist jedoch viel zu gering, um die drastische Senkung der Extrahierbarkeit erklären zu können. Wird jedoch die Chromatin-Fraktion präpariert und mit 1 M NaCl - Phenol extrahiert, so findet sich das gleiche Bild wie nach Extraktion ganzer Zellen, d.h. in Abhängigkeit von der Cytostatica-Konzentration finden sich steigende Mengen von DNS in der Interphase. Nach Behandlung mit Pronase läßt sich eine Minderung der Extrahierbarkeit nicht mehr nachweisen. (Tabelle 4). Aus diesen Befunden ist zu schließen, daß die Minderung der Extrahierbarkeit der DNS nach Behandlung mit alkylierenden Cytostatica im wesentlichen auf Bindung an ein chromosomales Protein beruht.

Tabelle 3

Einfluß alkylierender Cytostatica auf den DNS-Gehalt der Residualfraktion von Kernen aus Ehrlich-Ascites-Tumorzellen

	% der gesamten Kern DNS
Kontrolle	4,3
+ Trenimon	
1,3 x 10^{-6} Mole/kg	8,3
Kontrolle	5,0
+ T E M[a]	
3,9 x 10^{-4} Mole/kg	10,0
Kontrolle	5,0
+ Cyclophosphamid	
5,6 x 10^{-4} Mole/kg	16,7

Fraktionierung der Kerne nach WANG (1966)

a = T E M[R] = Triäthyleniminomelamin

Tabelle 4

Einfluß von Trenimon auf die Extrahierbarkeit der DNS aus Chromatin von Ehrlich-Ascites-Tumorzellen

	DNS in der wässrigen Phase	DNS in der Interphase
	mg	mg
Kontrolle	5,7	2,4
+ Trenimon		
1,3 x 10^{-6} Mole/kg	4,1	3,9
2,6 x 10^{-6} Mole/kg	2,8	4,6
2,6 x 10^{-6} Mole/kg	6,3	1,8
+ Pronase (100 μg/ml)		

Bei diesem verstärkt gebundenen chromosomalen Protein handelt es sich nicht um Histon. Wie Tabelle 5 zeigt, führt die Behandlung von rekonstituierten Nukleohistonen mit Trenimon nicht zu einer Minderung der Extrahierbarkeit der DNS. Ebensowenig ist nach

Behandlung von ganzen Zellen mit alkylierenden Cytostatica die Ausbeute an säurelöslichen Kernproteinen vermindert. (Tabelle 6).

Tabelle 5

Einfluß von Trenimon auf die Extrahierbarkeit von DNS aus rekonstituierten Nucleohistonen [a] aus Ehrlich-Ascites-Tumorzellen mit Hilfe von 1 M NaCl/Phenol [b]

	DNS in der wässrigen Phase
Kontrolle	0,072
+ Trenimon	
$4,3 \times 10^{-6}$ M	0,073
$4,3 \times 10^{-5}$ M	0,085
$4,3 \times 10^{-4}$ M	0,076

[a] = Nucleohistone wurden rekonstituiert nach einer Vorschrift von HUANG et al. (1964). Verhältnis Histon/DNS = 1 : 1

[b] = nach COLTER et al. (1962)

Tabelle 6

Einfluß von alkylierenden Cytostatica auf die Ausbeute säurelöslicher Proteine bei Extraktion von Chromatin mit 0,2 N HCl

	Protein mg/mg DNS
Kontrolle	2,4
+ Trenimon	2,1
$1,3 \times 10^{-6}$ Mole/kg	
+ T E M	2,5
$1,5 \times 10^{-4}$ Mole/kg	
+ Cyclophosphamid	2,4
$5,8 \times 10^{-4}$ Mole/kg	

Behandlung von Ehrlich-Ascites-Tumorzellen mit alkylierenden Cytostatica führt somit zu einer verstärkten Bindung zwischen DNS und chromosomalen Nicht-Histon-Proteinen. Die Ergebnisse stehen in Übereinstimmung mit Befunden von GOLDER et al. (1964) und STEELE (1962), die eine Erhöhung des Protein-Gehaltes der DNS nach Behandlung mit alkylierenden Cytostatica feststellten. Die von den genannten Autoren mitgeteilten Aminosäuren-Analysen entsprechen der Zusammensetzung der sauren Nicht-Histon-Proteine, nicht der der Histone.

Mechanismus der verstärkten Bindung von DNS an Protein

Es lag nahe, als Ursache der verstärkten Bindung von DNS an Protein nach Behandlungen mit mehrfunktionellen Alkylierungsmitteln analog den bekannten inter- oder intrastrand crosslinks der DNS, DNS-Protein crosslinks anzunehmen. Diese Annahme wurde zunächst gestützt durch vergleichende Untersuchungen des bifunktionellen Losts N,N-bischloräthyl-amin. Wie die Tabelle 7 zeigt, bewirkt nur die bifunktionelle Verbindung eine verstärkte Bindung von DNS an Protein.

Tabelle 7

Vergleich des Einflusses eines monofunktionellen mit einem difunktionellen Alkylierungsmittel auf die Extrahierbarkeit von DNS aus Ehrlich-Ascites-Tumorzellen mit Hilfe von 1 M NaCl/Phenol nach Colter et al. (1962)

	DNS in der wässrigen Phase	DNS in der Interphase
Kontrolle	3,8	1,5
+ N'N - bis (2chloräthyl)-amin $3{,}4 \times 10^{-3}$ Mole/kg	0,9	4,7
Kontrolle	3,2	2,9
+ N-(2chloräthyl)-N-(2hydroxyäthyl)-amin $5{,}6 \times 10^{-3}$ Mole/kg	3,1	3,3

Zum Zeitpunkt dieser Untersuchungen wurde jedoch von HELGELAND und REISTAD (1967) berichtet, daß Actinomycin nahezu die gleichen Effekte bewirkt, wie sie nach Behandlung mit bifunktionellen Alkylierungsmitteln zu beobachten sind. Es ist daher unwahrscheinlich, daß die verstärkte Bindung von DNS und Protein in Gegenwart alkylierender Cytostatica durch DNS-Protein crosslinks zustande kommt. Es ist somit zu schließen, daß sowohl alkylierende Cytostatica als auch Actinomycin eine Veränderung des DNS assoziierten Proteins bewirken, die zu einer erschwerten Trennung von DNS und Protein in Phenol-Salzgemischen führt. Die beobachteten Differenzen zwischen mono- und bifunktionellen Alkylierungsmitteln beruhen wahrscheinlich lediglich auf der bekannten höheren Reaktivität der bifunktionellen Verbindungen.

Über den Mechanismus der durch Actinomycin und alkylierende Cytostatica verursachten Veränderungen des DNS assoziierten Proteins lassen sich z. Zt. nur Vermutungen anstellen.

FRIEDMAN und MUELLER (1969) machten die Beobachtung, daß mit H^3-Thymidin markierte, neusynthetisierte DNS nicht mit Hilfe der Phenol-Extraktion von Protein getrennt werden kann. Die neusynthetisierte DNS findet sich in der Interphase nach Zentrifugation des Extraktionsgemisches. Wartet man jedoch nach der Pulsmarkierung mit Thymidin einige Stunden, so läßt sich jetzt die markierte DNS quantitativ im wässrigen Überstand proteinfrei gewinnen. Aus diesen Versuchen ist zu schließen, daß die neusynthetisierte DNS in einem Komplex vorliegt, der mit Hilfe von Phenol- Salz-Gemischen nicht dissoziiert werden kann. In einem Vorgang, der sich als Reifung des Chromatins beschreiben läßt, erfolgt dann später ein Umbau der Proteinkomponente des Komplexes, der zu einer Form führt, aus der die DNS relativ leicht freigesetzt werden kann. Ähnliche Befunde wurden auch von BEN-PORAT et al. (1962) beschrieben. Die genannten Befunde erklären auch die Beobachtung, daß die DNS-Ausbeute aus Asciteszellen, die sich in der logharitmischen Wachstumsphase befinden, wesentlich geringer ist als diejenige von Zellen aus der stationären Phase. Bei einer Extraktion der Zellen aus der Logphase findet sich eine relativ große DNS-Menge in der Interphase.

Die obengenannten Beobachtungen deuten daraufhin, daß die verstärkte Bindung von DNS und Protein physiologisch während einer bestimmten Phase des Zellcyclus auftritt. Wir haben daher die Arbeitshypothese, daß alkylierende Cytostatica - ebenso wie Actinomycin - den oben beschriebenen "Reifungsprozeß" des Chromatins unterbrechen, wodurch die DNS in einem Komplex verbleibt, der mit Hilfe von Phenol-Salz-Gemischen nicht dissoziiert werden kann.

Über die Biochemie des chromosomalen Proteins während der Replikation ist nur wenig bekannt. Bei dem oben beschriebenen Umbau der Proteinkomponente des Chromatins kann es sich

a) um eine Modifikation des intakten Proteinmoleküls oder

b) um die Neusynthese eines Proteins handeln.

In letzter Zeit sind mehrere Modifikationsmöglichkeiten des Kernproteins bekannt geworden. Nucleäre Proteine können phosphoryliert, acetyliert, methyliert oder thioliert werden. Für die von uns verfolgte Fragestellung war es interessant, daß ORD und STOCKEN (1966) eine Hemmung der Histon-Phosphorylierung nach γ-Bestrahlung feststellten. Unsere Untersuchungen ergaben jedoch, daß Trenimon in einer Konzentration, die eine

<u>Tabelle 8</u>

Einfluß von Trenimon (4,3 x 10^{-6}M) auf die Phosphorylierung chromosomaler Proteine aus Ehrlich-Asciteszellen

Zeit		Histone		Nicht-Histon-Prot.	
Min.		IpM P^{32}/mμMol PO_4^{---}	mμMol PO_4^{---} /mg Prot.	IpM P^{32}/mμMol PO_4^{---}	mμMol PO_4^{---} /mg Prot.
15	Kontrolle	7,2	5,1	17,1	60,0
	+Trenimon	6,6	6,5	15,3	66,5
30	Kontrolle	13,4	5,0	29,9	61,0
	+Trenimon	11,8	5,8	31,4	61,6

Asciteszellen wurden in einem Medium bestehend aus 50 % Serum, 50 % Krebs-Ringer-Tris-Puffer pH 7,4 15 bzw. 30 Min in Gegenwart von $^{32}Po_4^{---}$/μC/ml inkubiert.

Bestimmung des proteingebundenen Phosphats nach KLEINSMITH et al. (1966).

<u>Tabelle 9</u>

Einfluß von Trenimon auf die Zusammensetzung von Chromatin aus Ehrlich-Ascites-Tumorzellen

	Histone mg/mg DNS	Nicht-Histon mg/mg DNS	Histon / Nicht-Histon	RNS mg/mg DNS
Kontrolle	2,34	1,43	0,61	0,19
	2,30	1,68	0,72	0,24
+ Trenimon	2,38	1,92	0,80	0,24
1,3 x 10^{-6}Mole/kg	1,97	1,78	0,90	0,23

Chromatin wurde nach MARUSHIGE und BONNER präpariert (1966).

drastische Minderung der Extrahierbarkeit der DNS bewirkt, weder die Phosphorylierung der Histone noch die der Nicht-Histon-Proteine beeinflußt (Tabelle 8).

Zur Prüfung der Frage, ob alkylierende Cytostatica in die Biosynthese der Kernproteine eingreifen, wurde zunächst die grobe chemische Zusammensetzung des Chromatins untersucht. Vorläufige Befunde (Tabelle 9) deuten auf eine geringfügige Vermehrung der Nicht-Histon-Protein-Fraktion als Folge der Behandlung mit alkylierenden Cytostatica.

LITERATUR

ALEXANDER, P. and K.A. STACEY: Biochem.Pharmacol. 2, 133 (1959).

BEN-PORAT, T., A. STERE and A.S. KAPLAN: Biochim.Biophys.Acta 61, 150 (1962).

BREWER, H.B. and L. ARONOV: Cancer Res. 23, 285 (1963).

COLTER, J.S., R.A. BROWN and K.A.O. ELLEM: Biochim. Biophys. Acta 55, 31 (1962).

FRIEDMAN, D.L. and G.C. MUELLER: Biochim.Biophys.Acta 174, 253 (1969).

GOLDER, R.H., G. MARTIN-GUZMAN, J. JONES, N.O. GOLDSTEIN, S. ROTHENBERG and R.J. RUTMAN: Cancer Res. 24, 964 (1964).

GRUNICKE, H., F. ZIMMERMANN und H. HOLZER: Biochem.Biophys.Res.Comm. 18, 319 (1965).

HELGELAND, K. and K. REISTAD: Biochim.Biophys.Acta 145, 214 (1967).

HUANG, R.C.C., J. BONNER and K. MURRY: J.Mol.Biol. 8, 54 (1964).

KLEINSMITH, L.J., V.G. ALLFREY, A.E. MIRSKY: Proc.Natl.Acad.Sci. 55, 1182 (1966).

LISS, E. und G. PALME: Z.Krebsforsch. 66, 196 (1964).

LISS, E., G. PALME und K. OEFF: Z.Krebsforsch. 71, 89 (1968).

MARUSHIGE, K. and J. BONNER: J.Mol.Biol. 15, 160 (1966).

ORD, M.G. and L.A. STOCKEN: Biochem.J. 101, 34P (1966).

RUTMAN, R.J., W.J. STELLE and C.C. PRICE: Cancer Res. 21, 1134 (1961).

RÜTER, J., H. VACHEK, M. OLDEKOPP, J. WÜPPEN und H. HILZ: Biochem.Z. 344, 153 (1966).

STEELE, W.: Proc.Am.Ass.Cancer Res. 3, 364 (1962).

TRAMS, E.G., M.V. NADKARNI and P.K. SMITH: Cancer Res. 21, 560 (1961).

WANG, T.Y.: Biol.Chem. 241, 2913 (1966).

DISCUSSION

ZIMMER (Jena, DDR): Do you know the amino acid composition of the non extractable protein of the DNA? If acid proteins are present one might consider the stronger binding to DNA as a consequence of alkylation. Alkylation "introduces" positive charges into the DNA molecule and will thus favour the binding of acid protein components but not of histones.

GRUNICKE (Freiburg, DBR): Data of STEELE and of the RUTMAN group show that the amino acid composition corresponds to acid non - histone proteins and not to histones. We do not think, however, that the stronger linkage of protein to DNA is a direct consequence of alkylation because the same effect may be obtained when non-alkylating compounds are used as is the case with Actinomycin or hydroxyurea.

LINDIGKEIT (Berlin-Buch, DDR): It is of great interest to me that DNA of animal cells may be isolated more easily from stationary cells than from cells growing in the logarithmic phase. Working with E. coli we made similar experiences. When isolating DNA from lagarithmically growing bacteria most of the DNA was found in the interphase.

SCHULZE (Jena, DDR): Did you test non-cytostatic compounds whether they exert similar effects?

GRUNICKE: This was not tried until now as far as I know. Experiments with resistant cells shall be performed, however.

SPEZIFISCHE WIRKUNGEN VON ANTIBIOTICA UND SYNTHETICA AUF DEN NUCLEINSÄURE-STOFFWECHSEL VIRUSINFIZIERTER BAKTERIEN

WERNER FLECK

Institut für Mikrobiologie und experimentelle Therapie Jena der
Deutschen Akademie der Wissenschaften zu Berlin, Jena (DDR)

Das Problem, neue Antibiotica oder Synthetica zu finden, die sich in Struktur, Wirkungsweise und Wirkungsmechanismus von bereits bekannten Verbindungen unterscheiden und einen erhöhten Wert bei der Behandlung von Malignomen und Viruskrankheiten besitzen, ist nach wie vor schwierig zu lösen. Von seiten der Tumorforschung ist noch nicht sicher geklärt, wie eine Tumorzelle aus einer Normalzelle entsteht, worin sie sich von der Normalzelle unterscheidet und wie sie in eine Normalzelle zurückverwandelt oder aus dem Organismus entfernt werden kann. Die Virusforschung stellt ähnliche, noch unbeantwortete Fundamentalfragen, so daß verständlich wird, weshalb die Suche nach potentiellen Cytostatica und Virostatica bisher mit viel Empirie betrieben wurde.

Die Erkenntnisse der Molekularbiologie über den Grundstoffwechsel der Zelle und Kenntnisse über Angriffsorte, Wirkungsweisen oder Wirkungsmechanismen von biologisch aktiven Substanzen haben jedoch in den letzten Jahren dazu geführt, daß potentielle Carcinostatica mit Hilfe neuer Screening-Modelle vorausgewählt und anschließend im Tierversuch auf ihren chemotherapeutischen Wert untersucht werden können. Zur Vorauswahl werden bevorzugt virusinfizierte bzw. biochemisch wie genetisch definierte Mikroben-Mutanten eingesetzt, sofern sie geeignet erscheinen, selektive Wirkungen unbekannter Verbindungen auf den Nucleinsäure-Stoffwechsel und dessen Regulation anzuzeigen.

Da zwischen der carcinostatischen Aktivität einiger Antibiotica, Antimetabolite, Synthetica und Alkaloide, die im Nucleinsäure-Stoffwechsel interferieren, und der Induktionswirkung auf Prophagen lysogener Bakterien wiederholt eine positive Korrelation gefunden wurde, schlugen LEIN, HEINEMAN und GOUREVITCH bereits 1962 die Prophagen-Induktion als Screening-Methode für die Suche nach neuen Carcinostatica vor.

Die Siebwirkung der Induktionsmethode ist nach den internationalen Erfahrungen besonders günstig, weil 98-99 % der induzierenden Verbindungen gleichzeitig das Wachstum verschiedener Tumoren hemmen.

Von GADO, SAVTSCHENKO und HORVATH (1966) ist die Prophagen-Induktionsmethode mit der Agardiffusionstechnik kombiniert worden, so daß ein halbquantitativer Routinetest zur Verfügung steht, der die Suche nach induzierenden und damit potentiell carcinostatischen Verbindungen bei großem Probendurchsatz gestattet.

Von FLECK (1968) ist eine weitere Screening-Methode vorgeschlagen worden, die ebenfalls auf dem Prinzip der Agardiffusion basiert. Mit der Methode (BIP-Testverfahren) können in Abhängigkeit von Konzentration und Wirkungsweise biologisch aktiver Substanzen drei Wirkungseffekte - Bakterienhemmung, unterdrückte und/oder erhöhte Plaque-Bildung - nebeneinander sichtbar gemacht werden, sofern die biologisch aktive Verbindung diffundiert und sich im Agargel ein Konzentrationsgradient ausbildet.

Im Gegensatz zum Prophagen-Induktionstest erfaßt der BIP-Test auch Substanzen, die eine selektive Wirkung auf die RNS-Synthese entfalten und im Induktionstest nicht angezeigt werden. Über positive Korrelationen zwischen der Wirkung neuer Naturstoffe und Synthetica in den mikrobiologischen Screening-Modellen und in Tumor- bzw. virusinfizierten Säugerzellen ist bereits mehrfach berichtet worden (FLECK, 1968; FLECK und HERTWIG, 1968; KÖRTING, SEEBER und FLECK, 1968, FLECK 1969a; FLECK 1969b).

Inzwischen ist ein weiteres, quantitatives Screening-Verfahren beschrieben worden (FLECK 1969c), das sich bei Anwendung der Agardiffusionstechnik mit Hilfe von E.coli-Stämmen mit intaktem und defektem "excision repair mechanism" eignet, routinemäßig bei geringem Zeit- und Materialaufwand mikrobielle Stoffwechselprodukte zu erfassen, die sich auf Grund ihrer unterschiedlichen Hemmwirkung auf Wildtyp und Mutante als die DNS-Struktur schädigende Substanzen ausweisen. Da sich nach den bisherigen Erfahrungen stets eine positive Korrelation zwischen der Schädigung der DNS-Struktur und der Störwirkung auf den lysogenen Regelmechanismus nachweisen ließ, ist ein weiteres Modell entwickelt worden, in der Absicht, das Induktionstestsystem noch empfindlicher zu machen, so daß geringe Spuren induzierender Metabolite in mikrobiellen Kulturbrühen bzw. Mycelextrakten noch nachweisbar werden. Es wurden daher E.coli-Zellen mit vorhandenem (Wildtyp) bzw. fehlendem Reparaturvermögen für strukturelle DNS-Schäden mit λ-Phagen lysogenisiert und zusammen mit den entsprechenden alysogenen Indikatorzellen im Prophagen-Induktionstest eingesetzt.

Dabei zeigte sich, daß mit dieser Methode eine Differenzierung unter Prophagen-induzierenden Verbindungen vorgenommen werden kann. Insgesamt ließen sich bisher Vertreter von drei Wirkungsgruppen unterscheiden:

1. Verbindungen mit gleichstarker Induktionswirkung auf lysogene Zellen mit und ohne Reparaturvermögen.
2. Verbindungen mit stärkerer Induktionswirkung auf die lysogene Repair-Mutante.
3. Verbindungen mit stärkerer Hemmwirkung auf das Wachstum der Repair-Mutante ohne gleichzeitige Induktionswirkung.

Die gefundenen Vertreter der drei Wirkungsgruppen sollen isoliert und vergleichend auf ihren chemotherapeutischen Wert untersucht werden. Eventuell können die Verbindungen zukünftig auch als Forschungsmittel bei der Aufklärung der Induktionsmechanismen mit Vorteil eingesetzt werden.

Ein weiteres in Erprobung befindliches Screening-Modell arbeitet mit Repair-defekten E.coli-Zellen, in die thermosensitive Repressormutanten von λ -Phagen eingeführt wurden. Durch Temperaturerhöhung auf 41°C kann die Prophagen-Induktion auf thermischem Wege ausgelöst werden. Bei Kombination des Modells mit der Agardiffusionsmethode können zunächst verschiedene Inhibitoren der DNS-, RNS- oder Proteinsynthese auf die lysogene Wirtszelle einwirken, ehe der Status der Lysogenie durch Temperaturwechsel gestört wird. Je nach Wirkungsweise der unbekannten biologisch aktiven Substanzen werden die nach erfolgter Thermoinduktion ablaufenden Prozesse der Virusvermehrung gehemmt, so daß der ausbleibende Induktionseffekt (erhöhte Plaque-Bildung) Verbindungen anzeigt, die die RNS- und Proteinsynthese inhibieren.

Durch Verwendung von 2 Typen von Repressormutanten (irreversible und reversible Dissoziation des Repressors bei 41°C) ist es zudem möglich, nach Verbindungen zu suchen, die auf den Reaggregationsprozeß des λ-Repressors bei 28°C nach erfolgter Thermoinduktion einen hemmenden Einfluß ausüben. Überschüssige, nach Spontaninduktion freigesetzte λ -Phagen sind mit Hilfe entsprechend hergestellter λ -Antiseren abgebunden worden.

Durch Kombination verschiedener Vorauswahl-Methoden zu einem komplexen Screening-Programm können mit rationellen Methoden Wirkungsweisen unbekannter Naturstoffe und Synthetica in kurzer Zeit charakterisiert werden, so daß sich Untersuchungen über den chemotherapeutischen Wert neuer Verbindungen anschließen können.

Über ein weiteres Screening-Modell, das die selektive Wirkung biologisch aktiver Substanzen auf extrachromosomale DNS der E.coli-Zelle anzeigt, wird im Rahmen des Rundtisch-Gesprächs über "Screening-Programme für die Suche nach neuen Chemotherapeutica mit carcinostatischer, virostatischer und proticider Wirkung" berichtet (S. 347).

LITERATUR

FLECK, W.: Eine neue mikrobiologische Screening-Methode für die Suche nach potentiellen Carcinostatica und Virostatica mit Wirkung im Nucleinsäure-Stoffwechsel. Z.Allg.Mikrobiol. 8 (2), 139 (1968).

FLECK, W. und HERTWIG, B.: Bestimmung der cytostatischen Wirkung von Antibiotica und Synthetica auf permanent in vitro in Suspensionsform waohsende EHRLICH-

Ascitescarcinomzellen mit Hilfe des elektronischen Teilchenzählers "TuR" ZG1. Z.Allg.Mikrobiol. 8 (4), 293 (1968).

FLECK, W.: New screening methods of detecting potential antitumor and antiviral compounds interfering metabolism of DNA and RNA. Sympos.Bd.Internat.Sympos. "Genetics and Breeding of Streptomyces", 31.5.-2.6.1968, Dubrovnik-Jugoslavia (Edit.: M.Alacevic), 1969a-im Druck.

FLECK, W.: Tumorzellen und Mikroben-Modelle bei der Suche nach neuen Cytostatica. Verhandl.Dtsch.Ges.exper.Med.1969b-im Druck.

FLECK, W.: E.coli-Zellen mit intaktem und defektem Dunkelreparaturmechanismus für Strukturschäden an der DNS als Screening-Modell für die Suche nach potentiellen Carcinostatica. Z.Allg.Mikrobiol. 9 (3), 217 (1969c).

GADO, I., G. SAVTSCHENKO und I. HORVATH: Agar-diffusion method for the screening of anticancer substances by phage induction. Acta Microbiol.Acad.Sci.Hung. 12, 363 (1966).

KÖRTING, H.J., Ch. SEEBER und W. FLECK: Untersuchungen über den Einfluß roter Streptomyceten-Pigmente auf die Vermehrung von Adeno- und Poliomyelitis-Viren in HeLa-Zellen mit Hilfe der Fluoreszenz-Photometrie. Zbl.Bakt.I.Orig. 207, 450 (1968).

LEIN, J., B. HEINEMAN and A. GOUREVITCH: Induction of lysogenic bacteria as a method of detecting potential antitumour agents. Nature (Lond.) 196, 783 (1962).

DISCUSSION

ECKARDT (Jena, DDR): You showed in a chromatogram two red pigments, anthracyclines, of which one caused an induction effect, not the other one. You mentioned the substances possess the same chromophor but different residues. Assuming that the DNA is influenced during induction, one might be able to detect differences with physico-chemical methods of the two substances. Have you done such experiments?

FLECK (Jena, DDR): No.

INDUCTION AND MULTIPLICATION OF λ-PHAGAE: THE EFFECT OF ANTI-CARCINOGENIC COMPOUNDS

I. HORVATH and I. GADO

Department of Microbiology, Research Institute for Pharmaceutical Chemistry, Budapest (Ungarische Volksrepublik)

Phage induction is routinely used in our laboratory for the screening of anticarcinogenic compounds. In the sequence of these experiments numerous observations have indicated that by the use of anticancer substances further informations can be obtained concerning the mechanism of phage induction and reproduction. Strains E. coli Kl 2 /λ 28/, inducible by UV irradiation and the heat inducible mutant of E. coli Kl 2 / λ cI-857/ were used in our experiments. The effect of four substances: mitomycin (HATA et al. 1956), hydroxyurea (STERNS et al. 1963), panfuran (KATO et al. 1966) and daunomycin (DI MARCO et al. 1964) upon prophage detachment was studied in complete and minimal medium and in shift down condition, respectively. In all cases essentially the same methods were used. A 16-hour-old culture grown in bouillon was diluted to 1:10 into the same medium. After two hours the cells were washed twice with distilled water and then resuspended to 10^6 cells/ml in the case of shift down condition in DAVIS and MINGIOLI's (1950) minimal medium supplemented with 0.1 mg/l casein hydrolysate.

In these experiments the number of infective centers was continuously assayed by means of mixing the induced culture with the indicator strain E. coli C 600, and in certain cases the plaque count was also determined after treatment with chloroform at 0 °C. This was regarded as the count of complete phages. The phage yield was determined as follows: thermoinduced cultures were diluted 400-fold into complete medium and after incubation for 100 minutes at 28 °C the complete phage concentration was measured.

The results of our experiments are to be discussed in three groups. We studied the kinetic data obtained by the inductive effect of four compounds in shift down condition. Next, it was attempted to obtain informations concerning the effect of chloramphenicol and the two amino acids valine and leucine upon phage induction in shift down condition. Finally, we studied the effect of the above anticancer substances upon thermoinduction.

The kinetics of prophage detachment was studied under different conditions. The results obtained are well comparable but the kinetics of detachment are the best to demonstrate in shift down conditions as it is summarized in Figure 1. It is clear that prophage detachment follows immediately the addition of mitomycin and panfuran, whereas a lag phase of 15 minutes is measurable after hydroxyurea and daunomycin addition. This two well defined types of responses can be distinguished by the kinetics.

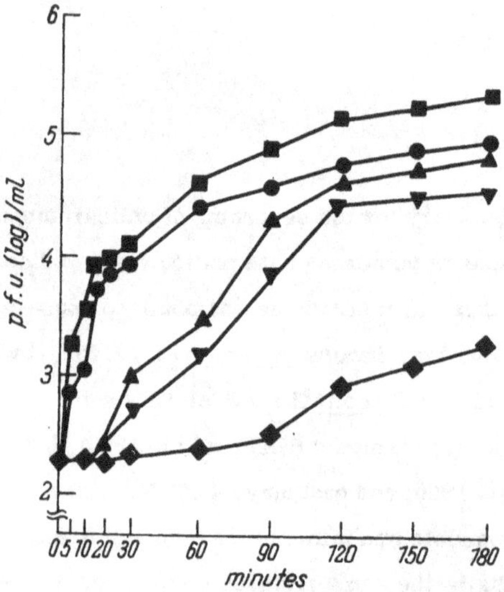

Fig. 1. Inductive effect of mitomycin, panfuran, hydroxyurea and daunomycin in shift down condition. Symbols:
■ = 1 μg/ml mitomycin C,
● = 0.03 μg/ml panfuran,
▲ = 0.1 M hydroxyurea,
▼ = 20 μg/ml daunomycin,
◆ = non-induced control.

In the case of hydroxyurea and daunomycin, where the 15 min lag period was found, the phenomenon can be well explained by the generally accepted theory that in the presence of the inducer the repressor will first be inactivated and it is followed by the detachment. As far as mitomycin and panfuran are concerned, the other theory found in the literature can be applied. The action of these substances starts with the prophage detachment which then is followed by the inactivation of the repressor. Against this explanation it could be objected that the actual detachment of the prophage takes place during plating. We were able to exclude this sensible objection by the use of acriflavin which can inactivate the smaller autonomous DNA particles of the detached prophage in low concentrations (RAVIN and ANDREJEVA, 1964, LARKIEWICZ et al. 1964).

In the second series of our experiments we succeeded in making some new observations related to the induced phage replication. While in shift down condition, in the presence of chloramphenicol, the detached prophage keeps its activity for replication for a long time (Fig. 2), in complete medium the detached prophage is inactivated or perhaps the strain becomes again lysogen. As a conclusion, besides the inhibited protein synthesis caused by chloramphenicol, unfavourable conditions for growth result in persistance of detached prophage following mitomycin induction.

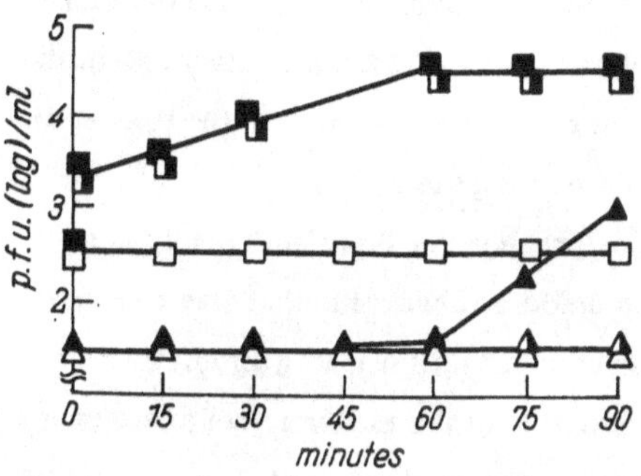

Fig. 2. Effect of chloramphenicol on induction in shift down condition.
Symbols:
■ ◧ □ = inffective centers,
▲ ◭ △ = complete phages,
■ ▲ = induced by 1 μg/ml mitomycin C,
■ ◭ = as before but in the presence of 20 μg/ml chloramphenicol,
□ △ = non-induced controls.

There was the question to be answered whether the further steps of phage reproduction could occur apart from the detachment when cells were incubated in the presence of chloramphenicol in shift down condition. The following experiments may elucidate the question. Mitomycin induction was carried out in the presence of chloramphenicol and after incubation for 90 min a 100 fold dilution with the medium was made to eliminate the effect of chloramphenicol. In this case the complete phage production started after 25 min, on the contrary to the dilution performed simultaneously with mitomycin induction, where complete phage production started to rise only after 60 min above the control value (Fig. 3).

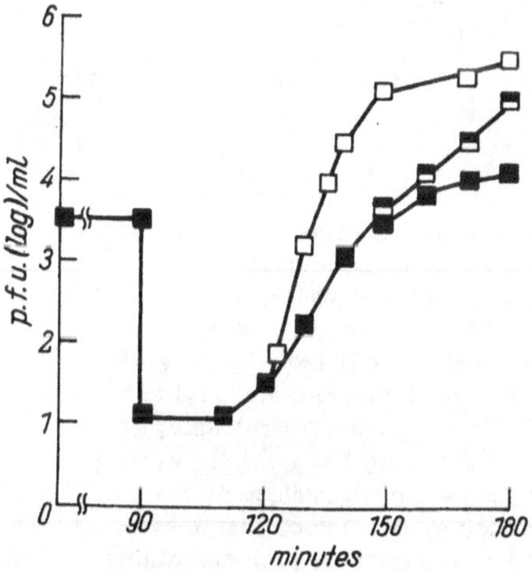

Fig. 3. Lag phase of induced phage production after elimination of chloramphenicol inhibition. Experiment started in shift down condition on minimal medium containing 20 μg/ml chloramphenicol, inoculated with 10^7 cells/ml grown on bouillon. Elimination of shift down condition and chloramphenicol inhibition at 90 min, by 1:200 dilution and simultaneous addition of 0.25 % casein hydrolysate. Cultures induced by 1 μg/ml mitomycin C.
Symbols:
□ = culture induced at 0 time,
⊟ = culture induced at 90 min,
■ = non-induced culture.

Essentially similar results were obtained if both growth and protein inhibition was accomplished by valine or leucine. The strains used in our experiments are originated from E. coli K12, thus, it can be inhibited by valine because in the case of this microorganism the first common enzyme of biosynthesis of amino acids with branched chain bould be inhibited by valine as a feedback inhibitor. This inhibition results in isoleucine deficiency which is manifested in growth inhibition (LEAVITT and UMBERGER 1961, 1962). Growth inhibition can be provoked also by leucine but only in shift down condition (ALFÖLDI et al. 1963, GADO and HORVATH 1965). This phenomenon is not quite clear.

When mitomycin induction was performed in the presence of these amino acids, a similar increase in the number of infective centers could be observed -that was earlier detactable with chloramphenicol-. This also remained constant for a long time. If this inhibition was suspended at 90 min by the supplementation of the medium, complete phage production readily started after 15 min. When induction was performed at 90 min, complete phage production different from the control one occured but only after 60 min (Fig. 4).

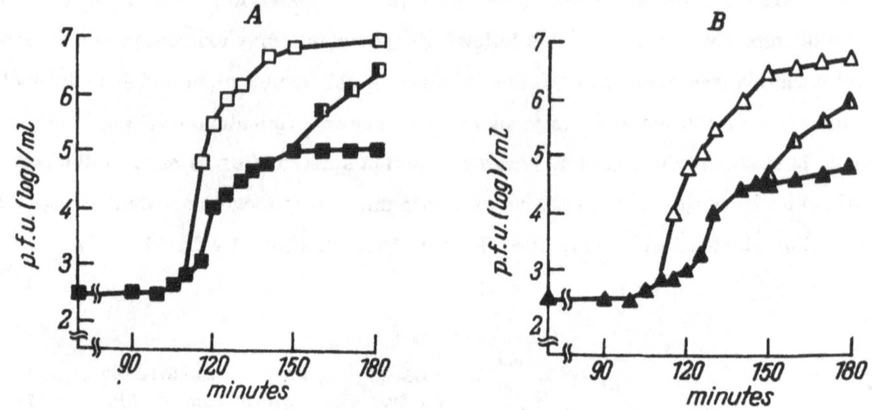

Fig. 4. Lag phase of induced phage production after elimination of amino acid inhibition. Experiment started in shift down condition. Elimination of shift down condition and that of leucine and valine inhibition was accomplished by the addition of 0.25 % casein hydrolysate at the indicated time. Cultures induced by 1 μg/ml mitomycin C. Symbols: A./ □ = culture induced at 0 time on minimal medium containing 1 μg/ml L-valine, addition of casein hydrolysate at 90 min, ◧ = culture preincubated on minimal medium containing 1 μg/ml L-valine, induced at 90 min, simultaneous addition of casein hydrolysate, ■ = culture preincubated on minimal medium containing 1 μg/ml L-valine, addition of casein hydrolysate at 90 min, B./ △ = culture induced at 0 time in minimal medium containing 2.5 μg/ml L-leucine, addition of casein hydrolysate at 90 min, ◭ = culture preincubated on minimal medium containing 2.5 μg/ml L-leucine, induced at 90 min, simultaneous addition of casein hydrolysate, ▲ = culture preincubated on minimal medium containing 2.5 μg/ml L-leucine, addition of casein hydrolysate at 90 min.

In our opinion, experiments carried out with chloramphenicol and growth inhibiting amino acids prove that in the presence of these substances not only prophage dissociation takes place but also -as it was stressed by the short lag phase- the first steps of phage replication. Since in the presence of chloramphenicol protein synthesis is inhibited, we assume that the approximately 20-25 min decrease of lag phase with respect to complete phage production means that the repressor (immune substance) gets inactivated during this period. In the presence of valine and leucine this decrease is about 40-45 min, thus further steps may take place. We presume that DNA replication is already started because there is enough amino acid accumulated for the early protein synthesis of the phage, while the late one due to the inhibited conditions could not get completed. At present, it is our intention to find biochemical proofs for these questions with the optimistic belief to obtain additional informations concerning phage reproduction.

In the third series of experiments we try to demonstrate the effect of the above substances upon thermo induction. It is known that the ind^- strain used in our experiments is inducible at 45 °C (SUSSMAN and JACOB 1962), however, if the bacteria were maintained on complete medium at the same temperature, the number of infective centers rapidly decreased, and complete phage due to the early lysis could not be obtained at all (GROMAN and SUZUKI 1962). Naturally, a 150-200 fold increase of complete phage corresponding with the infective center count could be obtained when the culture was cooled to 28 °C at 20 min. Neither mitomycin nor panfuran affect thermo induction in concentrations adequate for induction while hydroxyurea and daunomycin have special activity. When cultures were maintained in complete medium at 45 °C in the presence of these latter two substances, the number of infective centers remained unaltered for a long time; by dilution, phage production corresponding to high number of infective centers could be obtained at 28 °C in contrast to the control where the number of infective centers rapidly decreased due to the lysis of the strain (Fig. 5). These experiments show that hydroxyurea and daunomycin by the inhibition of DNA synthesis paralyses the development of the synthesis of lysosim included by the late-phage proteins and thus, it stabilizes the detached prophage at 45 °C.

In the course of these experiments we experienced that in the presence of hydroxyurea and daunomycin the increase of the number of infective centers is delayed. This effect gets even more pronounced if the addition of these substances are carried out in shift down condition preceding to thermo induction (Fig. 6). We assume that these findings may prove, due to their paralellism, that daunomycin not only affects the transcription of DNA but in our experimental conditions inhibits thermo induction by means of the inhibitions of DNA replication. Moreover, they allow to draw conclusions concerning the mechanism of thermo induction. It should be emphasized that the theory of those authors (HORIUCHI and INOKUCHI 1967, LIEB 1966, GREEN 1966) who attribute thermo induction entirely to the direct heat inactivation of repressor is not valid, because this can be better explained by

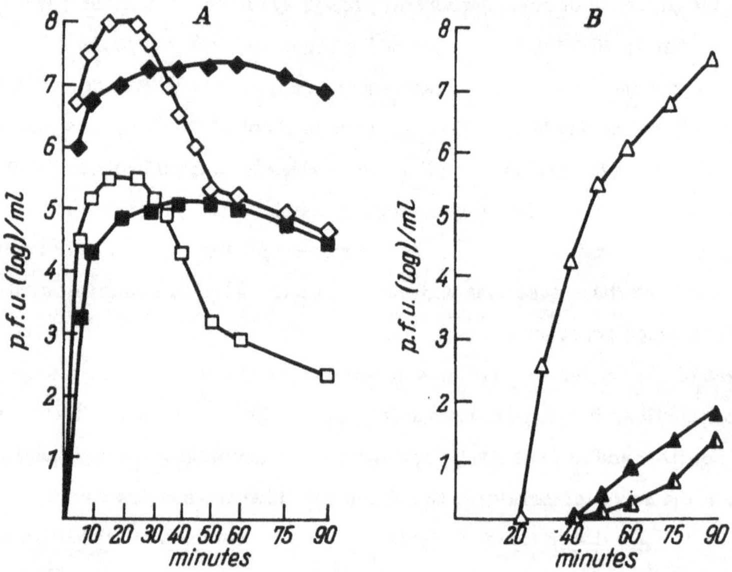

Fig. 5. Effect of hydroxyurea on heat induction in complete medium. Symbols: A./ □ ■ = infective centers, ◇ ◆ = phage yield, □ ◇ = controls, ■ ◆ = heat induction in the presence of 0.1 M hydroxyurea. B./ △ = production of complete phages at 28 °C after a heat treatment lasting for 20 min at 45 °C, ▲ = as before, in the presence of 0.1 M hydroxyurea, ◭ = production of complete phages at 45 °C.

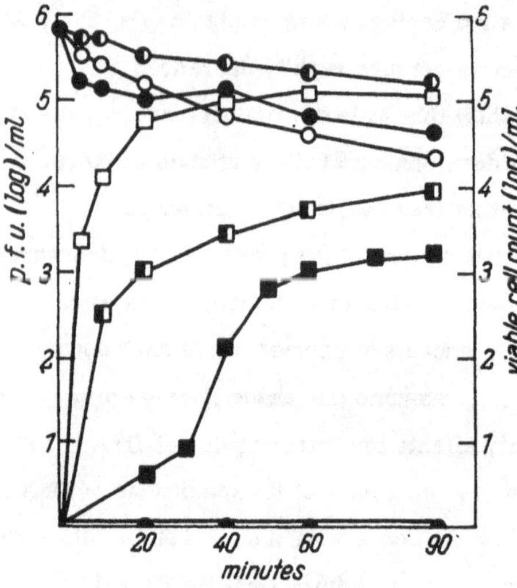

Fig. 6. Effect of hydroxyurea on heat induction in shift down condition. Symbols:
○ ◐ ● = viable cell count,
□ ◧ ■ = infective centers,
◐ ◧ = heat induction at 43 °C, in the presence of 0.01 M hydroxyurea,
● ■ = as before, in the presence of 0.1 M hydroxyurea,
○ □ = non-induced controls.

the indirect heat inactivation hypothesis of GOLDTHWAIT and JACOB (1964).

From the results obtained conclusions can be summarized as follows:

1. Kinetics of phage induction by mitomycin and panfuran and by hydroxyurea and daunomycin is quite different, i.e. it refers to a direct in the former case, and an indirect detachment in the latter case, respectively.

2. When prophage detachment is accomplished during conditions unfavourable for metabolism, in the presence of chloramphenicol and growth inhibiting amino acids, certain steps of phage replication takes place.

3. Substances inhibiting DNA synthesis do not induce ind^{-} phages independently from the character of induction.

4. Hydroxyurea and daunomycin inhibit thermo induction at least at two sites, they exhibit an inhibitory effect not only on phage DNA replication but also upon derepression caused by heat which refers to the existence of an indirect derepressive mechanism.

REFERENCES

ALFÖLDI, L., G.S. STENT, M. HOOPS and R. HILL: Vererbungslehre 94, 335, 1963.

DAVIS, B.D. and E.S. MINGIOLI: J. Bact. 60, 17, 1950.

DIMARCO, A., M. GEATANI, P. OREZZI, B.M. SCARPINATO, R. SILVESTRINI, M. SOLDATI, L. DASDIA and L. VALENTINI: Nature, 201, 706, 1964.

GADO, I. and I. HORVATH: Acta microbiol. Acad. Sci. hung. 12, 59, 1965.

GOLDTHWAIT, D. and F. JACOB: Compt. rend. 259, 661, 1964.

GREEN, M.H.: J. Mol. Biol. 16, 134, 1966.

GROMAN, N.B. and G. SUZUKI: J. Bact. 84, 431, 1962.

HATA, T., Y. SANO, R. SUGAWAR, A. MATSUMAE, K. KANAMORI, T. SHIMA and T. HOSHI: J. Antibiotics (Japan) 9, 141, 1956.

HORIUCHI, T. and H. INOKUCHI: J. Mol. Biol. 23, 217, 1967.

KATO, K., Y. SUGINO and H. ENDO: Biochim. Biophys. Acta, 119, 309, 1966.

LEAVITT, R.I. and H.E. UMBARGER: J. biol. Chem. 236, 2486, 1961.

LEAVITT, R.I. and H.E. UMBARGER: J. Bact. 83, 624, 1962.

LIEB, M.: J. Mol. Biol. 16, 141, 1966.

LORKIEWICZ, Z., K. MACIAZEK and Z. NACKIEVICZ: Acta microbiol. polon. 13, 273, 1964.

RAVIN, V.K. and J.V. ANDREJEVA: Mikrobiologia 33, 819, 1964.

STERNS, B., K.A. LOSEE and J. BERNSTEIN: J. mednl. Chem. 6, 201, 1963.

SUSSMAN, R. and F. JACOB: Compt. rend. 254, 1517, 1962.

II. WIRKUNGEN AUF DIE PROTEIN-SYNTHESE

THE MODE OF ACTION OF PEDERIN

O. CIFERRI, B. PARISI and O. TIBONI

Botanical Institute, University of Cagliari (Italy) and
Department of Genetics, University of Pavia (Italy)

Pederin, a toxic substance isolated from the insect Paederus fuscipes (ARDANI, GHIRINGHELLI, MONDELLI, PAVAN, QUILICO 1965; PAVAN, BO 1953), has been found to inhibit the growth of mammalian cells cultured in vitro (BREGA, FALASCHI, DE CARLI, PAVAN 1968). The compound appears to interfere primarily with protein synthesis both in intact cells and in cell-free preparations (BREGA, FALASCHI, DE CARLI, PAVAN 1968; PERANI, PARISI, DE CARLI, CIFERRI 1968; TIBONI, PARISI, CIFERRI 1968). The remarkable activity in vitro of pederin appears to be displayed only on systems for protein synthesis prepared from eukaryotic organisms, endowed with ribosomes of the 80 S type, while it is ineffective on the systems prepared from prokaryotic organisms that contain 70 S type ribosomes (Table 1).

Table 1

Effect of pederin on the incorporation of phenylalanine directed by poly U in cell-free systems prepared from prokaryotic and eukaryotic organisms

	Inhibitory concentration ($\mu g/ml$)
Escherichia coli	> 20
Bacillus subtilis	> 20
Nostoc muscorum	> 20
Saccharomyces cerevisiae	0.2
Chlorella vulgaris	< 1
Prototheca zopfii	< 1
Human cells grown in vitro (EUE)	0.1
Rat liver	< 1

It has been previously shown (TIBONI, PARISI, CIFERRI 1968) that pederin does not interfere with the activity of the aminoacyl-tRNA synthetases. Furthermore, a study of the competition or synergism between pederin and selected anibiotics known to interfere with the process of protein synthesis has revealed that presumably pederin acts on a step of protein synthesis that takes place after the formation of the active complex between ribosomes, mRNA and aminoacyl-tRNA (TIBONI, PARISI, CIFERRI 1968). The results of Table 2 confirm such a contention by showing that the toxic principle does not inhibit the binding of labelled phenylalanyl-tRNA to the ribosomes-poly U complex (Table 2 a.) nor

Table 2

Effect of pederin on the formation of the complex between S. cerevisiae ribosomes, phenylalanyl-tRNA and poly U

	cpm/assay	Stimulation over control, %
a. Binding to ribosomes of $[^{14}C]$ phenylalanyl-tRNA		
Ribosomes - poly U	150	-
Ribosomes + poly U	2802	100
Ribosomes + poly U + pederin	3180	113
b. Binding to ribosomes of $[^{3}H]$poly U		
Ribosomes - phenylalanyl-tRNA	1128	100
Ribosomes - phenylalanyl-tRNA + pederin	1466	129
Ribosomes + phenylalanyl-tRNA	993	100
Ribosomes + phenylalanyl-tRNA + pederin	1382	139
c. Binding to ribosomes of $[^{14}C]$phenylalanyl-tRNA--GTP-transfer factor T complex		
Ribosomes - transfer factor T	541	100
Ribosomes - transfer factor T + pederin	932	172
Ribosomes + transfer factor T	1605	100
Ribosomes + transfer factor T + pederin	2018	125

Reactions a. and b. were assayed as reported by NIRENBERG and LEDER (1964) while reaction c. was assayed according to FELICETTI and LIPMANN (1968). The amount of pederin (μg/ml) in each reaction mixture (0.05 to 0.125 ml) was as follows: a. 400; b. 200; c. 100. Transfer factor T specific for S. cerevisiae ribosomes was isolated and purified from the alga P. zopfii (TIBONI, PARISI, PERANI, CIFFERI).

that of labelled poly U to ribosomes (Table 2 b.). In addition, also the enzymic binding of the aminoacyl-tRNA-GTP-transfer factor T complex to the ribosomes-poly U complex is not affected (Table 2 c.). Under all tested conditions, pederin if any stimulates the formation of the phenylalanyl-tRNA-poly U-ribosomes complex. Quite interestingly, somewhat similar results have been reported for sparsomycin (MONRO, CELMA, VAZQUEZ 1969), an antibiotic whose mode of action appears to be similar to that of pederin (see later on).

Pederin appears then to inhibit some of the steps in the elongation of the peptide chain. In order to establish if pederin acts either on the ribosomes or the polymerizing enzymes (or both) advantage was taken of the fact that a system for cell-free protein synthesis prepared from P. fuscipes (TIBONI, PARISI, CIFERRI 1968), the insect that produces the compound, appears to be insensitive to pederin (Table 3).

Table 3

Effect of pederin and selected antibiotics on the incorporation of phenylalanine by the cell-free system prepared from S. cerevisiae and P. fuscipes

Additions	Inhibition of phenylalanine incorporation, % of the complete system	
	S. cerevisae	P. fuscipes
Complete	0	0
+ puromycin (10^{-3} M)	70	93
+ chlortetracycline (10^{-3} M)	56	29
+ cycloheximide (10^{-3} M)	30	90
+ fucidin (10^{-3} M)	61	89
+ sparsomycin (10^{-4} M)	57	96
+ pederin (4×10^{-5} M)	80	0
+ pederin (8×10^{-7} M)	25	6

The complete systems incorporated 20.2 and 7.02 μ moles of phenylalanine/ assay in the case of S. cerevisiae and P. fuscipes, respectively.

Thus the insect is endowed with ribosomes and/or polymerizing enzymes resistant to the inhibitory activity of pederin. By complementation with the corresponding fractions from an organism sensitive to pederin, such as yeast, it should then be possible to establish if the ribosomes or the polymerizing enzymes are the sites responsible for the inhibition by pederin. The results reported in Table 4 show indeed that if ribosomes from P. fuscipes are employed no inhibition by pederin is evident regardless of the source of the polymerizing enzymes. Conversely, when the ribosomes from a sensitive organism, such as S. cerevisiae, are employed pederin inhibits the incorporation of phenylalanine, even in the presence of the enzymes prepared from the insect. Thus resistance or susceptibility to pederin appear to be a characteristic of ribosomes and not of the enzymes responsible for peptide chain elongation.

Table 4

Effect of pederin on phenylalanine incorporation in the homologous and heterologous systems prepared from S. cerevisiae and P. fuscipes

Ribosomes from	Polymerizing enzymes from	Phenylalanine incorporation, % of the homologous system	
		Control	+ Pederin
S. cerevisiae	S. cerevisiae	100	20
S. cerevisiae	P. fuscipes	73	13
P. fuscipes	P. fuscipes	100	97
P. fuscipes	S. cerevisiae	100	98

Conditions as in Table 3. When present pederin was added at a concentration of 20 μg/ml (4 x 10^{-5} M).

Having thus established that ribosomes are the site of the activity of pederin, an attempt was made to ascertain if pederin acts on the enzyme peptidyl transferase, the enzyme that is responsible for the synthesis of the peptide bond and that, at least in E. coli, is always associated with the ribosomes rather than with the soluble enzymes (MONRO, MADEN, TRAUT 1967). As the results reported in Fig. 1 show, addition of pederin does not cause a release from the ribosomes of the growing peptide chain as found also in the case of sparsomycin. On the other hand, under the same experimental conditions, puromycin promotes the release of the growing peptide chain. It is known that while sparsomycin inhibits the activity of peptidyl transferase (CUNDLIFFE, McQUILLEN 1967), puromycin does not. Puromycin somehow resembles an aminoacyl-tRNA and reacts with the peptidyl-tRNA present on the ribosomes to give a peptidyl-puromycin which becomes detached from the ribosomes (ALLEN, ZAMECNIK 1962; MONRO, MADEN, TRAUT 1967). Indeed addition of sparsomycin prevents the action of puromycin, as the reaction of the latter antibiotic is dependent on the activity of peptidyl transferase (GOLDBERG, MITSUGI 1967; Fig. 2). When the same type of experiment was repeated in the case of pederin, it was found (Fig. 2)

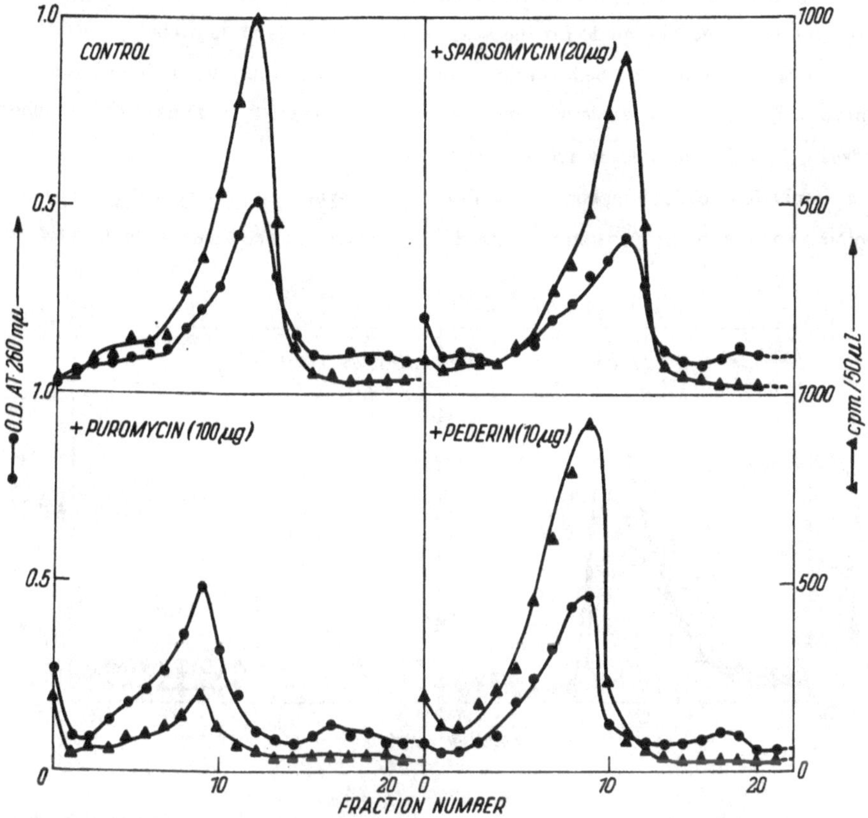

Fig. 1. Effect of sparsomycin, puromycin and pederin on the [^{14}C]polyphenylalanine chain bound to ribosomes

[^{14}C]polyphenylalaline bound to S. cerevisiae ribosomes was prepared according to the procedure developed for E. coli (MONRO, MADEN, TRAUT 1967). Each assay (0.25 ml) contained 20,750 cpm (280 µg of ribosomes) in a standard mixture for protein synthesis. Antibiotic concentration (µg/assay) is given in the figure. After incubation for 10 min at 30 °C, the reaction mixture was cooled and added to the top of a 4.8 ml sucrose gradient (5 to 20 %) and spun in a Spinco SW 39 rotor at 37,500 rpm for 2 hours at 0 °C. At the end of the run, the bottom of the tube was pierced and aliquots of 0.2 ml removed for protein and radioactivity assay. Only the portion corresponding to the first twenty fractions of each gradient has been reported.

that the puromycin-catalyzed release of the peptide chains is somewhat inhibited by pretreatment with pederin though the inhibition is not as complete as when sparsomycin is employed. Any argument in favour of an action of pederin on peptidyl-tRNA translocase (TANAKA, KINOSHITA, MASUKAWA 1968; TRAUT, MONRO 1964) should be discarded since ribosomes and not polymerizing enzymes appear to be the sites responsible for susceptibility or resistance to pederin. The results give strong presumptive evidence that pederin inhibits a ribosomal step in protein synthesis, possibly by inhibiting the enzyme peptidyl transferase. The mode (or the site) of action of pederin is probably not identical to that of sparsomycin since pederin does not prevent completely the action of puromycin. Furthermore, the cell-free system prepared from the insect P. fuscipes, that is insensitive to pederin, is still inhibited by sparsomycin.

In conclusion, pederin appears to inhibit protein synthesis in vivo and in vitro only in organisms endowed with ribosomes of the 80 S type such as are those of eukaryotic organisms.

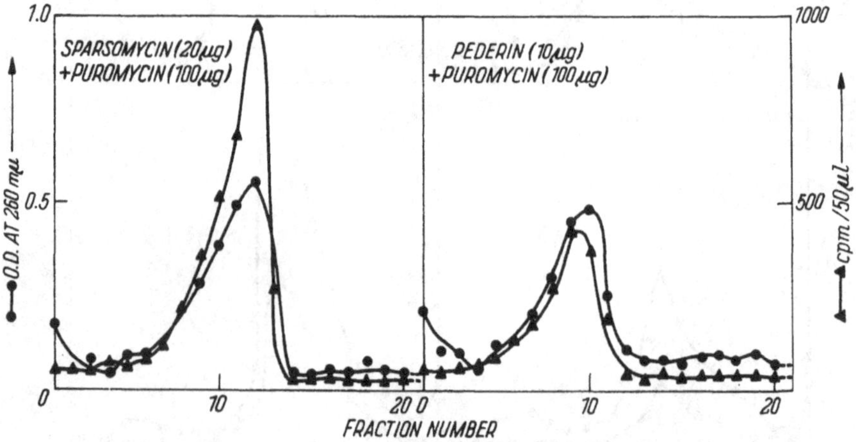

Fig. 2. Effect of sparsomycin and pederin on the puromycininduced release of [^{14}C] polyphenylalanine from ribosomes.

Conditions as in Fig. 1 except that the [^{14}C] polyphenylalanine-ribosome complex was preincubated for 10 min at 30 °C with either pederin or sparsomycin and then puromycin was added and the incubation protracted for a further 10 min.

The inhibitory activity of pederin is presumably due to inhibition of the enzyme peptidyl transferase. The remarkable activity and specificty of pederin make the compound an attractive tool for the study of the mechanism of peptide chain elongation in eukaryotic organisms.

Acknowledgments

The Authors are grateful to Dr. M. PAVAN for helpul advice and for providing pederin and the insect Paederus fuscipes. Sparsomycin, supplied by the Cancer Chemotherapy National Service Center, was obtained through the courtesy of Dr. B.K. BHUYAN of the Upjohn Company. This work was supported by a grant from the Consiglio Nazionale delle Ricerche.

LITERATUR

ALLEN, D.W. and P.C. ZAMECNIK: Biochim. biophys. Acta 55, 865-874 (1962).

BREGA, A., A. FALASCHI, L. DE CARLI and M. PAVAN: J. Cell. Biol. 36, 485-496 (1968).

CARDANI, C., D. GHIRINGHELLI, R. MONDELLI, M. PAVAN and A. QUILICO: Ann.Soc. Ent.Fr. 1, 813-816 (1965).

CUNDLIFFE, E. and K. McQUILLEN: J. Mol. Biol. 30: 137-146 (1967).

FELICETTI, L. and F. LIPMANN: Arch. Biochem. Biophys. 125, 548-557 (1968).

GOLDBERG, I.H. and K. MITSUGI: Biochemistry 6, 383-391 (1967).

MONRO, R.E., M.L. CELMA and D. VAZQUEZ: Nature 222, 356-358 (1969).

MONRO, R.E., B.E.H. MADEN and R.R. TRAUT: Genetic Elements. Properties and Functions, ed. by D. Shugar, London, Academic Press (1967).

NIRENBERG, M.W. and P. LEDER: Science 145, 1399-1407 (1964).

PAVAN, M. and G. BO: Physiol. Comp. Oecol. 3, 307-312 (1953).

PERANI, A., B. PARISI, L. DE CARLI and O. CIFERRI: Biochim. biophys. Acta 161, 223-231 (1968).

TANAKA, N., T. KINOSHITA and H. MASUKAWA: Biochem. Biophys. Res. Commun. 30, 278-283 (1968).

TIBONI, O., B. PARISI and O. CIFERRI: Giorn. Bot. It. 102, 337-345 (1968).

TIBONI, O., B. PARISI, A. PERANI and O. CIFERRI: in press.

TRAUT, R.R. and R.E. MONRO: J. Mol. Biol. 10, 63-72 (1964).

AKKUMULATION RIBOSOMALER VORSTUFEN IN DER POLYSOMENFRAKTION CHLORAMPHENICOLBEHANDELTER BAKTERIEN (E. COLI)

P. VENKER

Institut für Zellphysiologie Berlin-Buch der Deutschen Akademie der Wissenschaften zu Berlin, Abteilung Zellregulation (DDR)

Es ist seit langem bekannt, daß in Gegenwart von Chloramphenicol in Bakterien ribosomale RNS akkumuliert wird. Aus Zellextrakten solcher Bakterien wurden von vielen Autoren sogenannte CM-Partikel isoliert, deren Sedimentationskonstanten 18 S und 25 S betragen und die demnach langsamer als die reifen Ribosomen sedimentieren (NOMURA u. WATSON 1959, KONO u. OSAWA 1964). Bis vor kurzem galt als gesichert, daß diese Partikel echte ribosomale Vorstufen darstellen, die auch während der Ribosomen-Synthese in der wachsenden Bakterienzelle gebildet werden. Auf Grund neuerer Versuche von YOSHIDA und OSAWA (1968) muß man jedoch jetzt annehmen, daß es sich bei den CM-Partikeln um Artefakte handelt, die erst während der Präparation der Zellextrakte durch Assoziation der akkumulierten ribosomalen RNS mit nicht ribosomalen Eiweiß entstehen. Hieraus zogen einige Autoren den Schluß, daß die Vorgänge, die sich in CM-behandelten Bakterien abspielen, nicht mit denen der Normal-Zelle, insbesondere im Hinblick auf die Ribosomen-Synthese, zu vergleichen seien. HUSUKAWA und NOMURA (1965) konnten jedoch zeigen, daß die in Gegenwart von CM akkumulierte ribosomale RNS nach Entfernung des Antibiotikums ohne Zwischenabbau in reife Ribosomen überführt wird. Daher erschien es doch möglich, daß während der CM-Einwirkung ribosomale Vorstufen akkumuliert werden. Allerdings schlossen auch wir aus unseren Versuchen, daß CM-Partikel als solche in der Zelle nicht existieren (VENKER u.a. 1967; VENKER u. LINDIGKEIT; LINDIGKEIT u.a. 1968).

Unsere Versuche lassen vielmehr den Schluß zu, daß die in Gegenwart von CM akkumulierten ribosomalen Vorstufen in der intakten Bakterienzelle E. coli mit Ribosomen bzw. Zellmembranen assoziiert sind. Im folgenden soll gezeigt werden, daß ein Teil der akkumulierten Vorstufen mit Ribosomen Polysomen bzw. Polysomen ähnliche Strukturen bildet.

CM = Chloramphenicol
^{3}H-U = ^{3}H-Uracil
CM-RNS = RNS, die in Gegenwart von CM synthetisiert wurde

In den meisten Fällen, in denen CM-Partikel aus den Bakterien-Extrakten isoliert wurden, arbeitete man in Gegenwart sehr niedriger Mg^{++}-Konzentrationen.

Die erste Abbildung zeigt die Verteilung der CM-RNS (hierunter verstehen wir die gesamte in Gegenwart von CM synthetisierte RNS) auf die verschiedenen Zellfraktionen, die bei der Saccharose-Gradienten-Zentrifugation von Zellextrakten CM-behandelter Bakterien erhalten wurden. Die Bakterien wurden zur Kennzeichnung der CM-RNS in Gegenwart des Antibiotikums mit ^{3}H-Uracil markiert.

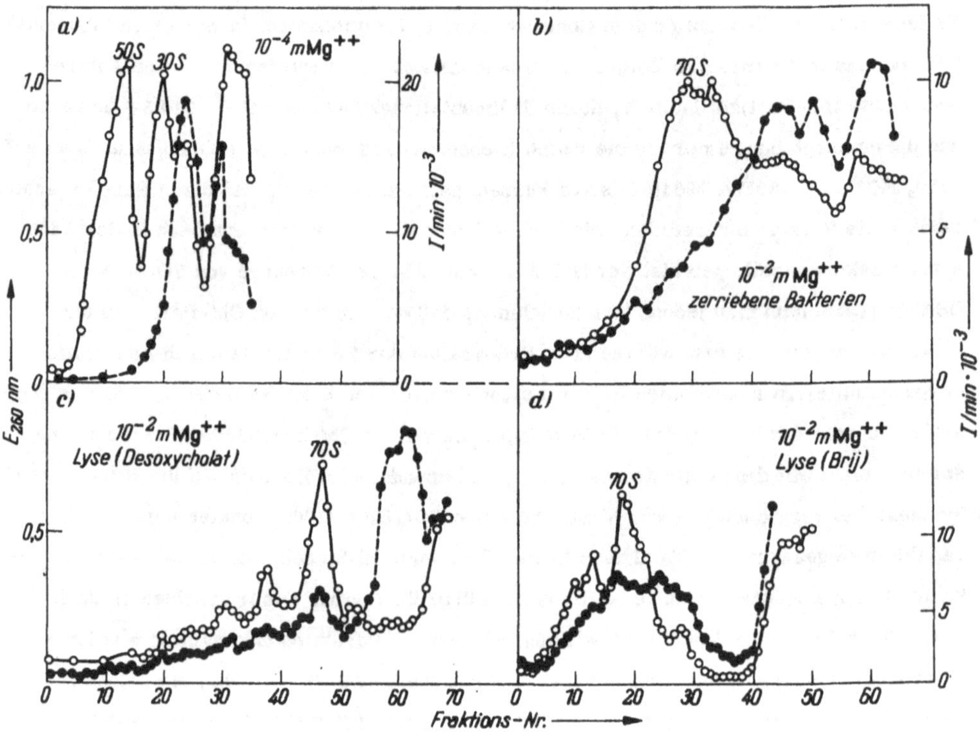

Abb. 1. Zentrifugation von Zellysaten CM-behandelter Bakterien im Saccharosegradienten

E. coli-Bakterien wurden in Gegenwart von 200 μg CM/ml mit ^{3}H-U markiert.

a) Extrakt aus Bakterien, die mit Quarzsand zerrieben und mit Tris/HCL Puffer in Gegenwart von 10^{-4} M Mg^{++} extrahiert wurden.

b) Präparation der Extrakte wie bei a), aber in Gegenwart von 10^{-2} M Mg^{++}

c) Zellysat präpariert nach der Methode von RON, KOHLER und DAVIS

d) Zellysat präpariert nach der Methode von SINSHEIMER.

Gradienten: 15 - 30 % Saccharose; Tris/HCL Puffer; a) 10^{-4} M Mg^{++}, b - d) 10^{-2} M Mg^{++}

o———o UV-Extinktion •- - - - -• I/min.

Nach Zerreiben der Bakterien mit Quarzsand und Präparation des Zellextraktes in Gegenwart von 10^{-4} M Mg^{++} sedimentierte die CM-RNS ausschließlich langsamer, als die ribosomalen Untereinheiten (Abb. 1a). Nach Präparation der Zellextrakte aus zerriebenen Bakterien, aber in Gegenwart von 10^{-2} M Mg^{++}, wurde ein Teil der CM-RNS zusammen mit den 70 S-Ribosomen erhalten (Abb. 1b).

Die beiden zuletzt dargestellten Saccharose-Gradienten zeigen das Sedimentationsverhalten der Zellextrakte, die durch Lyse der Bakterien in Gegenwart von 10^{-4} M Mg^{++} präpariert wurden. In dem einen Fall erfolgte die Lyse nach der Methode von RON, KOHLER und DAVIS durch 3-maliges Frieren und Tauen in Gegenwart von Lysozym und EDTA und anschließender Behandlung der Protoplasten mit Desoxycholat (Abb. 1c) (RON u.a. 1966). In dem anderen Falle wurde nach der Methode von SINSHEIMER gearbeitet, wobei das Frieren und Tauen vermieden und statt Desoxycholat das nichtionogene Brij-35 verwendet wurde (Abb. 1d) (GODSON, SINSHEIMER 1967). In beiden Fällen wurde ein Teil der CM-RNS zusammen mit den Polysomen erhalten. Besonders ausgeprägt ist dieses nach der "Sinsheimer"-Lyse, in der wir 50 bis 60 % der CM-RNS zusammen mit den 70 S-Partikeln und den Polysomen fanden.

Das Sedimentationsverhalten der CM-RNS ist weiterhin abhängig von der Zeit während der die Bakterien der Einwirkung des Antibiotikums ausgesetzt waren.

Die nächste Abbildung zeigt die Saccharose-Gradienten-Zentrifugation von Zellextrakten, die einerseits aus Bakterien gewonnen wurden, die insgesamt 4 Minuten mit CM inkubiert worden waren, während sich im anderen Falle hieran eine Nachinkubation von 30 Minuten anschloß. Es ist aus der Abbildung (Abb. 2) zu ersehen, daß im ersten Fall die CM-RNS mehr schnell sedimentierende Komponenten enthält, als bei verlängerter CM-Einwirkung.

Die Verteilung der CM-RNS auf die verschiedenen Fraktionen der Zellextrakte hängt also ab von der angewendeten Mg^{++}-Konzentration, der Präparationstechnik und der Zeit der CM-Einwirkung. Uns erscheint das Verfahren nach SINSHEIMER, das Frieren und Tauen ausschließt und das die Grundstruktur der Membran intakt läßt, als die schonendste Methode. Hierbei wurde etwa 50 % der CM-RNS zusammen mit der Polysomenfraktion erhalten.

Nach den klassischen Vorstellungen sind Polysomen Komplexe aus Messenger-RNS mit Ribosomen, so daß die neusynthetisierte RNS dieser Fraktion allgemein als Messenger-RNS definiert wird. Wir finden jedoch, daß ein großer Teil der CM-RNS, die zusammen mit den Polysomen sedimentierte, ribosomal ist.

Die nächste Abbildung (Abb. 3) zeigt die Zentrifugation eines Zell-Lysates CM-behandelter Bakterien.

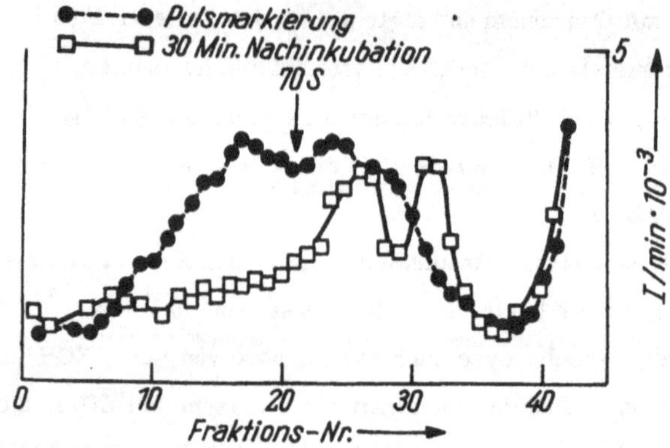

Abb. 2. Einfluß der Inkubationszeit der Bakterien mit CM auf das Sedimentationsverhalten der CM-RNS
Zu einer Bakterienkultur wurden 200 μg CM/ml und 3 Min. später ^{3}H-U zugesetzt. Die Bakterien wurden 5 Min. nach Zusatz des CM (●------●), bzw. nach 30 Min. Nachinkubation in Gegenwart von CM (□——□), geerntet.
Zentrifugationsbedingungen: 15 - 30 % Saccharose; Tris/HCL Puffer 10^{-2} M Mg^{++}, SW 41; 30 000 U/min.; 150 Min.

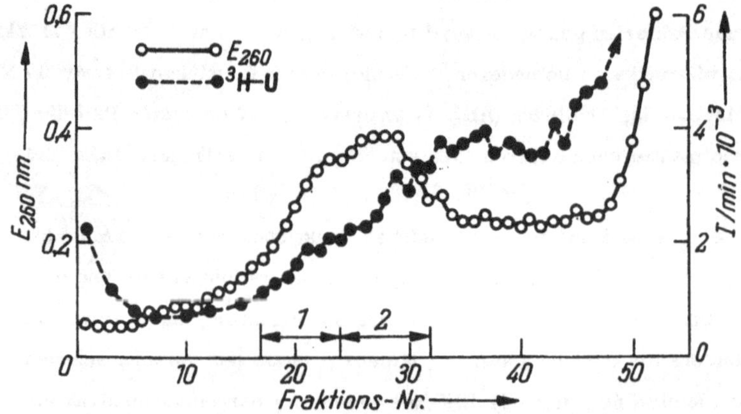

Abb. 3. Saccharosegradientenzentrifugation eines Zellysates CM-behandelter Bakterien
Die durch die Pfeile angedeuteten Bereiche der Polysomenfraktion 1 und 2 wurden gegen 10^{-4} M Mg^{++} dialysiert.
Zentrifugationsbedingungen: wie unter Abb. 2

○——○ UV-Extinktion ●------● I/min.

Aus der Polysomenfraktion wurden zwei Fraktionen (1 + 2) herausgeschnitten, die anschließend gegen 10^{-4} M Mg^{++} dialysiert und dann im Saccharose-Gradienten zusammen mit inaktiver ribosomaler RNS als Marker sedimentiert wurden (Abb. 4).

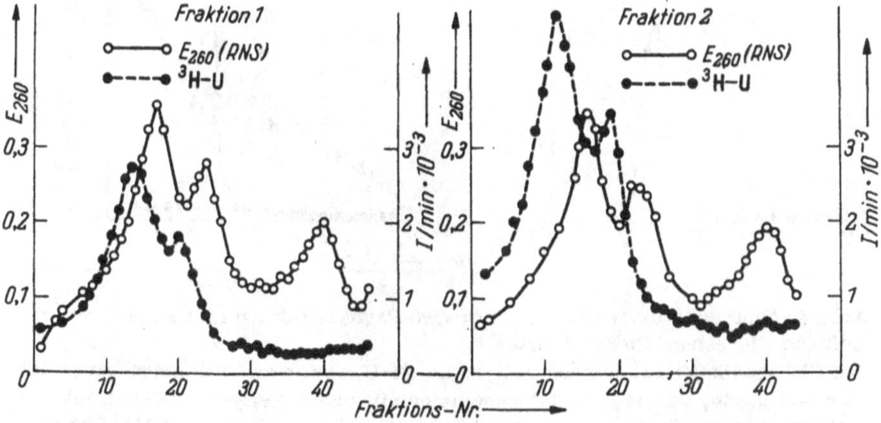

Abb. 4. Rezentrifugation der Polysomenfraktionen 1 und 2 nach Dialyse gegen 10^{-4} M Mg^{++}
Die Rezentrifugation erfolgte in Gegenwart von inaktiver ribosomaler RNS als Marker.
Zentrifugationsbedingungen: 5 - 20 % Saccharose; Tris/HCL Puffer; 10^{-4} M Mg^{++}; SW 25 / 2; 25 000 U/min.; 15 Std.

o———o UV-Extinktion •- - - - -• I/min.

Man sieht, daß die CM-RNS zum größten Teil, nach Lage der ribosomalen RNS zu urteilen, im Sedimentationsbereich der CM-Partikel sedimentiert und sich somit wie die bekannten CM-Partikel verhält. Der größte Anteil der CM-RNS dieser Fraktion ist also ribosomal. Dieses wird weiterhin bestätigt durch DNS-RNS-Hybridierungsversuche, die von Dr. GRADE in unserer Abteilung durchgeführt wurden.

CM-Partikel allein sedimentieren bei 10^{-2} M Mg^{++} in zwei definierten Komponenten mit Sedimentationskonstanten von 25 S und 45 S. Sie bilden also miteinander keine Aggregate, die zusammen mit Polysomen zentrifugieren können.

Wir haben weiterhin eine Reihe von Zentrifugationen von CM-Partikeln im Gemisch mit anderen Zellkomponenten bei 10^{-2} M Mg^{++} durchgeführt. Einen dieser Versuche zeigt die nächste Abbildung (Abb. 5). Man sieht, daß die CM-Partikel im Gemisch mit einem Zell-Lysat CM-behandelter Bakterien nicht anders sedimentieren als für sich alleine. CM-Partikel bilden also keine künstlichen Assoziate mit den Polysomen CM-behandelter Bakterien. Daher nehmen wir an, daß ribosomale Vorstufen- RNS bereits in den intakten Zellen mit Ribosomen assoziiert ist.

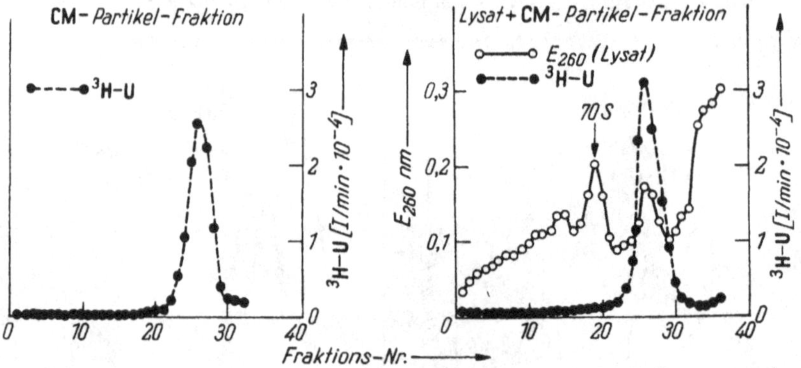

Abb. 5. Sedimentationsverhalten einer CM-Partikelfraktion im Gemisch mit einem Zellysat CM-behandelter Bakterien

Die CM-Partikelfraktion eines Zellysates ^{3}H-U markierter Bakterien wurde das eine Mal allein, das andere Mal zusammen mit einem Zellysat CM-Behandelter, nicht markierter Bakterien, im Saccharose-Gradienten bei 10^{-2} M Mg^{++} zentrifugiert.

Zentrifugationsbedingungen: 15 - 30 % Saccharose; 10^{-2} M Mg^{++}; Tris/HCL; p_H = 7,4; SW 39; 38 000 U/min.; 2 Std.

o————o UV-Extinktion ●- - - - - -● I/min

Tierische Polysomen können durch Formaldehyd fixiert werden. Wir wandten die Methoden der Formaldehydfixierung auch für bakterielle Polysomen an. Hierbei zeigte sich, daß die so vorbehandelten Polysomen selbst bei 10^{-4} M Mg^{++} ihre Struktur aufrecht erhielten.

In dem folgenden Versuch (Abb. 6) wurden zunächst die Ribosomen der Bakterien mit ^{32}P und später die CM-RNS mit ^{3}H-Uracil markiert. Die Polysomenfraktion (Abb. 7) dieser Bakterien wurde mit Formaldehyd fixiert und dann gegen 10^{-4} M Mg^{++} dialysiert. Aus den Abbildungen ist zu ersehen, daß die CM-RNS und dir Ribosomen aus den so vorbehandelten Polysomenfraktionen bei der Rezentrifugation in Gegenwart von 10^{-4} M Mg^{++} abermals im Sedimentationsbereich der Polysomen erscheinen.

Nach SPIRIN u.a. (1965) liegen die Dichten der bakteriellen Ribosomen bei 1,62 g/cm^{3} bis 1,64 g/cm^{3}. Die selben Dichten erhielten wir auch für die bakteriellen Polysomen. Die Dichten der CM-Partikel sind nach YOSHIDA u. OSAWA (1968) 1,72 g/cm^{3} bis 1,73 g/cm^{3}.

Man kann daher erwarten, daß Komplexe aus ribosomalen Vorstufen und Ribosomen Dichten haben, die zwischen diesen beiden Extremen liegen.

Die Abbildung 7 zeigt, daß die CM-RNS im CsCl-Gradienten in mehreren Fraktionen

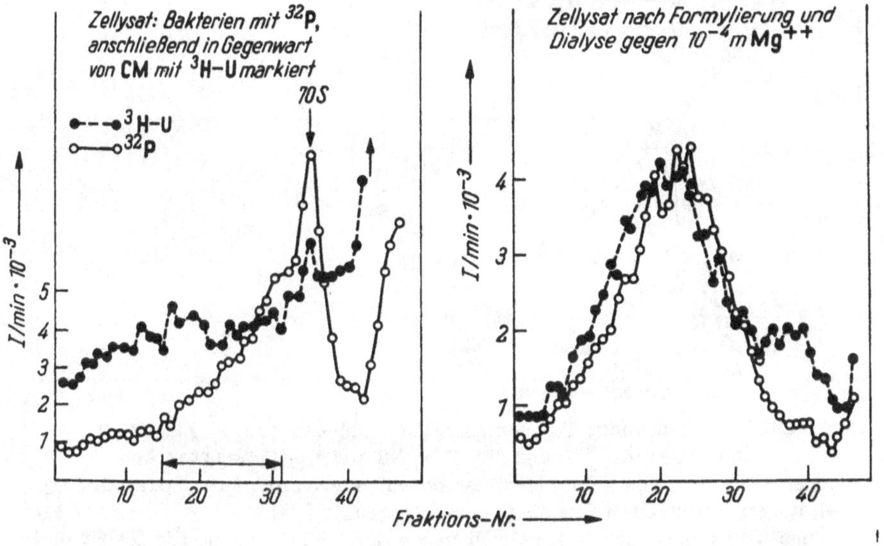

Abb. 6. Rezentrifugation einer Polysomenfraktion CM-behandelter Bakterien nach Formylierung in Gegenwart von 10^{-4} M Mg^{++}
Bakterien wurden zur Markierung der Ribosomen über Nacht mit ^{32}P-Phosphat vorgezüchtet, dann auf einem ^{32}P-freiem Medium erneut hochgezüchtet und in Gegenwart von CM mit ^{3}H-U markiert. Die Polysomenfraktion der Bakterien (Pfeil) wurde 5 Stunden mit 4 % Formaldehyd behandelt, anschließend gegen 10^{-4} M Mg^{++} dialysiert und erneut bei der gleichen Mg-Konzentration zentrifugiert. Zentrifugationsbedingungen: 15 - 30 % Saccharose; Triäthanolamin/HCL Puffer; 10^{-2} M Mg^{++}; SW 41; 30 000 U/min.; 150 Min.

●------● ^{3}H-U ◇———◇ ^{32}P

erscheint, deren Dichten tatsächlich zwischen denen der Ribosomen und denen der CM-Partikel liegen.

Diese Fraktionen enthalten neben der CM-RNS auch Ribosomen, wie aus der Markierung zu entnehmen ist. Die CsCl-Gradienten-Zentrifugation bestätigt also unsere Auffassung, daß das Auftauchen neu synthetisierter ribosomaler RNS in der Polysomenfraktion CM-behandelter Bakterien tatsächlich auf eine Assoziation der ribosomalen Vorstufen-RNS mit Ribosomen zu Polysomen bzw. Polysomen-ähnliche Strukturen zurückzuführen ist.

Die Funktion dieser Polysomen-ähnlichen Strukturen bei der Ribosomen-Synthese bleibt zu erforschen.

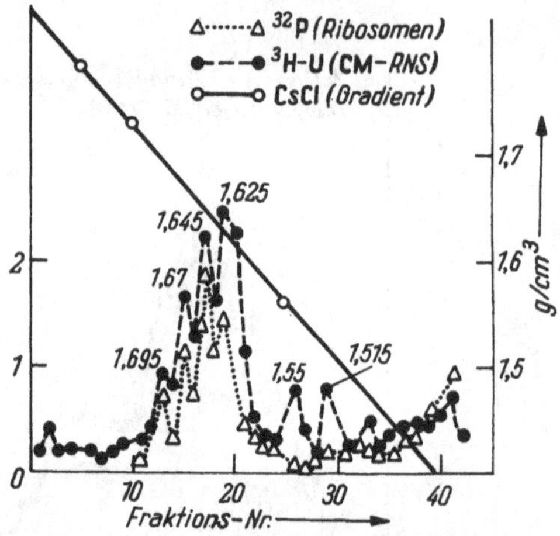

Abb. 7. CsCl Gradient einer Polysomenfraktion CM-behandelter Bakterien
Die Ribosomen wurden mit ^{32}P und die CM-RNS mit ^{3}H-U wie unter Abb. 5 angegeben markiert. Die Polysomenfraktion wurde nach erfolgter Formylierung auf den vorgeformten CsCl Gradienten aufgetragen.
Zentrifugationsbedingungen: CsCl Gradient (= 1,53 - 1,79 g/cm^3) in Triäthanolaminpuffer mit 4 % Formaldehyd und 10^{-2} M Mg^{++};
◇——◇ ^{32}P Ribosomen; ●– – – –● ^{3}H-U (CM-RNS); ○——○ CsCl(Gradient)

LITERATUR

GODSON, N., R. SINSHEIMER: Biochim.Biophys.Acta 149, 489 (1967).

HOSOKAWA, K., M. NOMURA: J.Mol.Biol. 225 (1965).

KONO, M., S. OSAWA: Biochim.biophys.Acta 87, 326 (1964).

LINDIGKEIT, R., P. VENKER, K. GRADE, W. HANDSCHACK, J. REDEKER: Biosynthesis of ribosomes in E.coli; Abhandlungen der Deutschen Akademie der Wissenschaften zu Berlin (Klasse Medizin) Nr. 1, (1968).

NOMURA, M., J. WATSON: J.Mol.Biol. 1, 204 (1959).

RON, E., E. KOHLER, D. DAVIS: Science 153, 1119 (1966).

SPIRIN, A.S., N.V. BELITSINA, M.I. LERMAN: J.Mol.Biol. 14, 611-615 (1965).

VENKER, P., R. LINDIGKEIT, J. REDEKER: Acta Biologica et Medica Germanica 19, K 9 - K 11 (1967).

VENKER, P., R. LINDIGKEIT: Acta Biologica et Medica Germanica 19, K 15 - K 18 (1967).

YOSHIDA, K., S. OSAWA: J.Mol.Biol. 33, 559 (1968).

DISKUSSION

WACKER (Frankfurt/M., DBR): Chloramphenicol ist ein umstrittenes Antibiotikum, weil es Nebenwirkungen auf das Blutbild hat. Man müßte Ihre Untersuchungen auch mit Säugetierzellen durchführen, um eventuell die Wirkungsweise und diese Nebenwirkungen in der tierischen Zelle zu erklären.

VENKER (Berlin-Buch, DDR): Bisher waren wir der Auffassung, daß Chloramphenicol die Ribosomensynthese in tierischen Zellen gar nicht hemmt, abgesehen von Mitochondrien. Vielleicht hat aber Chloramphenicol auch in der tierischen Zelle eine gewisse Hemmwirkung und es wäre interessant, dieser Hemmwirkung nachzugehen und mit unserer Methode zu versuchen, Zwischenprodukte der Ribosomensynthese in der tierischen Zelle zu akkumulieren und ausfindig zu machen.

MANN (Berlin, DDR): Lagert sich die CM-RNS an die schon vorhandenen Polysomen an, oder werden neue Polysomen gebildet?

VENKER: Eindeutig läßt sich diese Frage bisher nicht beantworten. Es wurde jedoch sowohl von uns, als auch von anderen Autoren gefunden, daß nach Abbau der Polysomen in Bakterien durch Zuckerstarvation in Gegenwart von CM nach Zusatz von Zucker erneut Polysomen ähnliche Strukturen gebildet werden. Wir haben jedoch bisher nicht untersucht, ob diese Polysomen ähnliche Strukturen auch ribosomale Vorstufen-RNS enthalten.

MANN: Sind CM-Polysomen in der zellfreien Proteinsynthese aktiv?

VENKER: Versuche in dieser Richtung wurden von uns bisher nicht durchgeführt. Nach Untersuchungen von CAMERON und JULIAN sollen Polysomen, die in Gegenwart von CM gebildet wurden, nicht aktiv sein. Andererseits ist bekannt, daß nach Aufhebung der Hemmung der Eiweißsynthese, die durch CM oder Aminosäurestarvation in Bakterien gesetzt wurde, bevorzugt ribosomales Eiweiß synthetisiert wird - und es ist weiterhin bekannt, daß der Ort der Synthese dieses Eiweißes Polysomen sind.

CHANDRA (Frankfurt/M., DBR): Did you isolate RNA by hot-phenol method and detergent? If so, then you get a mixture of various RNAs, which should contain m-RNA as well. What makes you believe, that the RNA accumulated during chloramphenicol action is of ribosomal type only?

VENKER: In den vorgetragenen Versuchen ging es um die CM-RNS aus der Polysomenfraktion. Diese besteht zu etwa 70 % aus ribosomaler Vorstufen RNS. Die Charakterisierung dieser RNS erfolgte einmal durch ihr Sedimentationsverhalten und zum andern durch

RNS-DNS Hybridisierung. Aus unseren RNS-DNS Hybridisierungsversuchen müssen wir schließen, daß die CM-RNS der Polysomenfraktion außer ribosomaler Vorstufen-RNS 20 - 30 % m-RNS enthält.

CHANDRA: There are several examples of accumulation of RNAs during antibiotic action. However, this RNA is deficient in methyl groups. Is the RNA isolated by you after CM-action also undermethylated?

VENKER: Wir selbst haben den Methylierungsgrad unserer CM-RNS nicht untersucht. Von anderen Autoren wurde jedoch gefunden, daß die in Gegenwart von CM gebildete ribosomale Vorstufen-RNS untermethyliert ist.

DAS VORKOMMEN VON RIBOSOMALEN VORSTUFEN IN DER DESOXYRIBONUKLEO-PROTEINFRAKTION UND IN DER MEMBRANFRAKTION LOG. WACHSENDER UND CHLORAMPHENICOL - BEHANDELTER BAKTERIEN (E. COLI B)

R. LINDIGKEIT

Institut für Zellphysiologie Berlin-Buch der Deutschen Akademie der Wissenschaften zu Berlin, Abteilung Zellregulation (DDR)

Bei den Untersuchungen über die Ribosomen-Synthese an Bakterien hat man bisher der Frage wenig Beachtung geschenkt, ob bestimmte Schritte der Ribosomen-Entstehung an komplexe Strukturen der Zelle gebunden sind. Die Tatsache, daß nach verschiedenen Aufarbeitungsmethoden ribosomale Vorstufen im Zellextrakt als freie Partikel erscheinen, wurde dahingehend interpretiert, daß sie auch in der Zelle als freie Partikel vorkommen. Diese Schlußfolgerung wurde sowohl für Vorstufen-Partikel der wachsenden Zelle als auch für solche gezogen, die bei gehemmter Eiweiß-Synthese- z.B. CM-Einwirkung- in der Zelle akkumuliert werden. Das Problem der sogenannten CM-Partikel als Artefakte hat VENKER (1969) behandelt. In der Meinung, daß CM-Partikel Artefakte der Aufarbeitungsprozedur sind, wurden wir inzwischen bestärkt. Wir sind aber nicht zu der Ansicht gekommen, daß während der CM-Einwirkung die ribosomale Vorstufen-RNS in der Zelle in Form artifizieller Produkte angehäuft wird. Vielmehr schließen wir aus unseren Versuchen, über die ich hier auszugsweise berichten werde, daß die frühen Schritte der Ribosomen-Synthese in Gegenwart von CM im Prinzip noch normal ablaufen. Außerdem zeigen unsere Versuche, daß diese frühen Stadien der Ribosomen-Synthese auch in der Bakterienzelle strukturgebunden sind. Die Abbildung 1 zeigt ein mit 10^{-4} M Mg^{++} hergestelltes Zellysat log. wachsender Bakterien nach Zentrifugation im Saccharose-Gradienten. Das Lysat wurde ohne Zerstörung der DNS für die Zentrifugation eingesetzt. Unter diesen Bedingungen erscheint nach der Pulsmarkierung der Bakterien mit ^{3}H-Uracil die Markierung nur zum Teil in Komponenten mit definierten Sedimentationskonstanten. Es sind zwei, von denen die eine im Gebiet der 50 S-Ribosomen-Untereinheit und die andere etwas schneller als die 30 S - Untereinheit der Ribosomen sedimentiert. Dabei handelt es sich aber nicht um ausgereifte, neue Ribosomen, sondern um späte ribosomale Vorstufen, denn im Gegensatz zu den Ribosomen werden diese Partikel durch RNase sehr leicht zerstört. Außer in

---

Abkürzungen: CM = Chloramphenicol; CM-RNS = Ribonukleinsäure, die in Gegenwart von CM synthetisiert worden ist; DNP = Desoxyribonukleoprotein; DNS = Desoxyribonukleinsäure; DNase = Desoxyribonuklease; S = Svedberg-Einheit

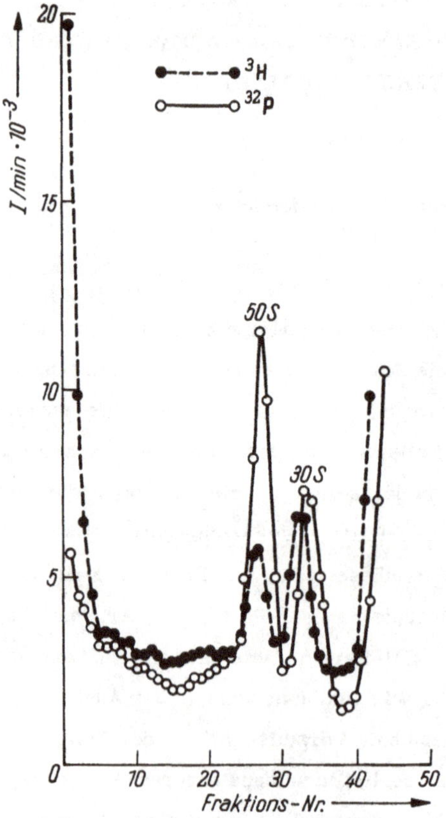

Abb. 1. Zellysat log. wachsender Bakterien, die vor der Ernte für 1 Minute mit ^{3}H-Uracil puls-markiert worden waren, nach Zentrifugation im Saccharose-Gradienten.
Gradienten: 15 bis 30 % Saccharose, Triäthanolamin/HCl-Puffer, pH 7,4, 10^{-4} M Mg^{++}, Spinco L2-65 B, SW 41.
●------● ^{3}H [Imp./Min.]; ○——○ ^{32}P[Imp./Min.]

diesen durch ihre Sedimentationskonstante definierten Komponenten wird ein beträchtlicher Anteil des eingebauten ^{3}H-Uracils über den Gradienten verteilt gefunden, wobei die höchste spezifische Aktivität in den schnell sedimentierenden Fraktionen erscheint.

Bei Lyse der Bakterien in Gegenwart von 10^{-2} M Mg^{++} sedimentieren die Vorstufen-Partikel der 50 S - und der 30 S - Region nahezu quantitativ mit den Polysomenfraktionen der Bakterien.

Die pulsmarkierten Partikel der 50 S - und der 30 S - Region nach Lyse der Bakterien in Gegenwart niedriger Mg-Konzentrationen, verbleiben in der Überstandsfraktion, während die undefiniert sedimentierenden, markierten Fraktionen durch Zentrifugation für

15 Minuten bei 30 000 x g abzentrifugiert werden können. (Aus dem dabei abzentrifugierten DNP-Membran-Komplex können durch DNase-Einwirkung definiert sedimentierende, pulsmarkierte Vorstufen-Partikel frei gesetzt werden). Aus dem Überstand wurden nach Saccharose-Gradienten-Zentrifugation die Vorstufen-Partikel der 50 S - und der 30 S - Region getrennt gewonnen und anschließend ihre Dichten durch Zentrifugation im CsCl-Gradienten bestimmt.

Wie der Abbildung 2 zu entnehmen ist, zeigen beide Fraktionen eine Dichte von 1,52 g/cm^3. Die Dichte der Ribosomen beträgt aber 1,64 g/cm^3 bis 1,62 g/cm^3 (SPIRIN u.a. 1965; YOSHIDA u. OSAWA 1968). Demnach müssen diese Vorstufen-Partikel, die im Saccharose-Gradienten wie die Untereinheiten der Ribosomen sedimentieren, entweder eiweißreicher als die Ribosomen selbst sein oder sie enthalten noch andere Kompomenten geringerer Dichte. Entsprechendes wurde kürzlich für die ribosomalen Vorstufen im Nukleolus von Ascites-Zellen festgestellt (IZAWA u. KAWASHIMA 1969).

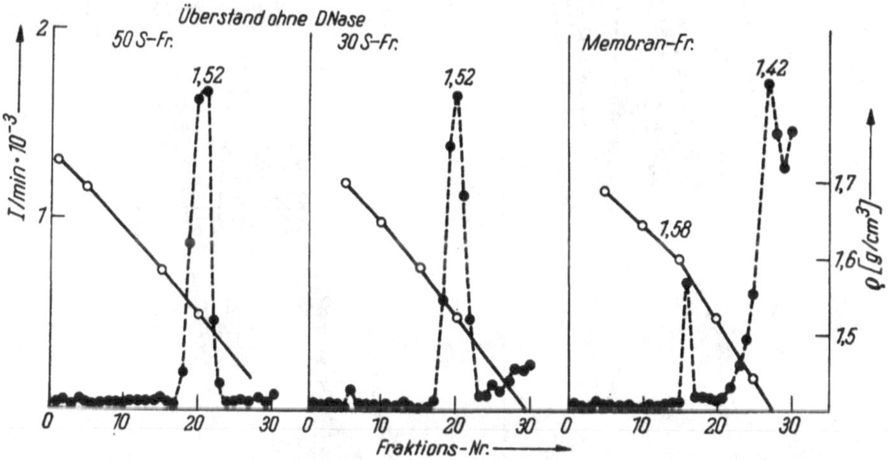

Abb. 2. Durch ^{3}H-Uracil für 1 Minute pulsmarkierte ribosomale Vorstufen-Partikel wachsender Bakterien nach Zentrifugation im CsCl-Dichte-Gradienten. Die Vorstufen-Partikel waren nach Vorreinigung durch Zentrifugation des Zellysates im Saccharose-Gradienten formyliert und auf den vorgeformten CsCl-Gradienten aufgetragen worden.

●-----● ^{3}H[Imp./Min]

Die Abbildung zeigt außerdem, daß in der Membranfraktion wachsender Bakterien die pulsmarkierte RNS in Fraktionen gefunden wird, deren Dichten zu 1,42 g/cm^3 bzw. 1,58 g/cm^3 bestimmt wurden.

Nach der gleichen Methode wurden auch CM-behandelte Bakterien lysiert. Diese Bakterien waren vorher während der CM-Einwirkung zunächst mit ^{14}C-Uracil und dann vor der Ernte noch durch einen Puls von ^{3}H-Uracil markiert worden. In diesem Falle wurde zunächst die Überstandsfraktion nach Abtrennung der DNP-Membranfraktion gewonnen (Abb. 3, links). Die Abbildung 3 (rechts) zeigt die Überstandsfraktion, die nach Zerstörung der DNS durch DNase frei gesetzt wird. Markierte RNS ist hier nur in der 30 S - Re-

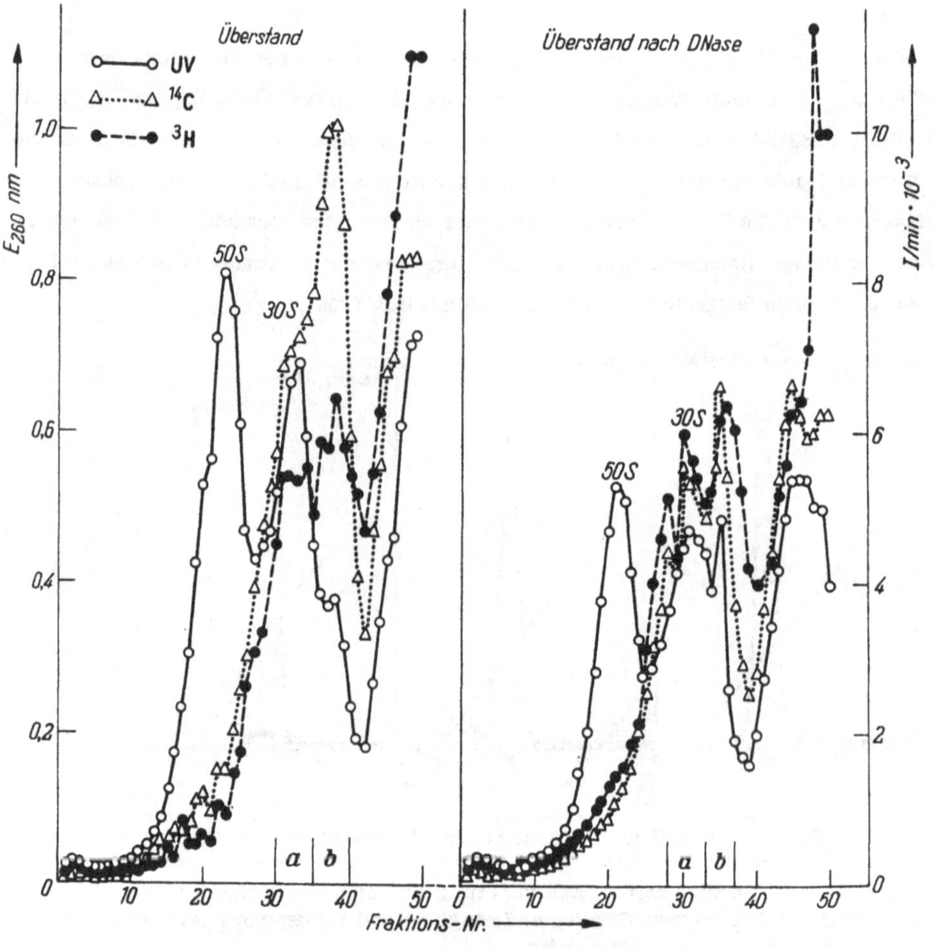

Abb. 3. Zellysat-Fraktionen CM-behandelter Bakterien nach Zentrifugation im Saccharose-Gradienten. Die Bakterien waren während der CM-Einwirkung (200 µg/ml) zunächst mit ^{14}C-Uracil und 15 Minuten später mit ^{3}H-Uracil für 1 Minute markiert worden. Überstandsfraktion nach Zentrifugation des Lysates für 15 Minuten bei 30 000 x g (links). Niederschlag mit DNase bei 0 °C behandelt und danach abermals für 15 Minuten bei 30 000 x g zentrifugiert (rechts). Gradienten: siehe Abb. 1.

o——o E_{260} nm; Δ-----Δ ^{14}C[Imp./Min]; ●-----● ^{3}H[Imp./Min]

gion und Umgebung, nicht aber in der 50 S - Region vorhanden. Zum Unterschied von den Extrakten zerriebener CM-behandelter Bakterien erscheinen hier aber auch nicht die typischen CM-Partikel, deren Sedimentationskonstanten bekanntlich 25 S bzw. 18 S betragen. Es ist der Abbildung weiterhin zu entnehmen, daß die Überstandsfraktion hauptsächlich nur zwei markierte Fraktionen in der 30 S - Region, die durch DNase frei gesetzte Fraktion aber drei markierte Fraktionen enthält, die mit etwa 33 S, 30 S bzw. 25 S sedimentieren. Auch die relative Markierung durch die beiden nacheinander eingesetzten Isotope ist für die Fraktionen verschieden. Die DNP-Fraktionen enthalten relativ mehr ^{3}H-Aktivität auf die ^{14}C-Aktivität bezogen, als die Überstandsfraktionen und damit relativ mehr von der zuletzt synthetisierten RNS.

Die in den Abbildungen 3 mit a und b bezeichneten Fraktionen wurden jeweils getrennt aufgefangen und die Dichten dieser Fraktionen bestimmt. Wie aus der Abbildung 4 zu entnehmen ist, findet sich hier im Unterschied zu der wachsenden Zelle kein Partikeltyp der Dichte 1,52 g/cm^3. Dafür wurden aber jetzt für die markierten Fraktionen der CM-behandelten Zellen Dichten von 1,67, 1,58 und 1,42 g/cm^3 erhalten.

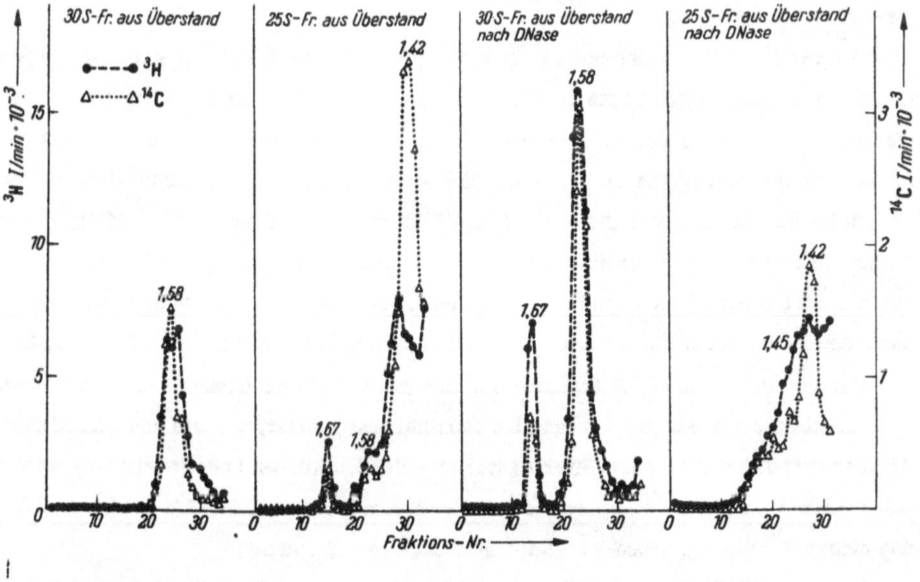

Abb. 4. Zentrifugation im CsCl-Dichte-Gradienten der Fraktionen a und b der Überstandsfraktion und der durch DNase-Einwirkung freigesetzten Fraktion von Abb. 3. Die nach Zentrifugation im Saccharose-Gradienten gewonnenen Fraktionen wurden formyliert und auf den vorgeformten Gradienten aufgetragen. Dichten in [g/cm^3].

●----● ^{3}H [Imp./Min] ; △----△ ^{14}C [Imp./Min]

Partikeln der Dichten 1,42 und 1,58 g/cm^3 werden demnach für die normale wie auch für die CM-behandelte Zelle gefunden. Ein Unterschied besteht jedoch darin, daß wir diese in beiden Zuständen der Zelle vorkommende Partikelarten im Falle der normalen Zelle bei Lyse in Gegenwart von 10^{-4} M Mg^{++} nicht in Form freier Partikel nachweisen konnten. Wir halten es daher für möglich, daß in der wachsenden Zelle diese Partikel-Typen fester an die Membran gebunden werden als während der CM-Einwirkung auf die Zelle.

Die für diese Versuche eingesetzten Bakterien waren während der CM-Einwirkung nacheinander mit ^{14}C-Uracil und ^{3}H-Uracil markiert worden. Die Abbildung 4 zeigt, daß die Partikel-Typen verschiedener Dichte auch unterschiedliche Markierungsverhältnisse durch die beiden Isotope aufweisen. Die relativ höchste Markierung für ^{3}H im Verhältnis zur ^{14}C-Markierung hat die Fraktion der Dichte 1,67 g/cm^3, gefolgt von der "1,58-Fraktion" und schließlich der "1,42-Fraktion". Fraktionen mit der Dichte 1,67 g/cm^3 hatte aber VENKER (1969) in der Polysomenfraktion CM-behandelter Bakterien gefunden und außerdem hat er gezeigt, daß die Polysomenfraktion CM-behandelter Bakterien CM-Partikel enthält. Daraus schließen wir, daß die erste faßbare ribosomale Vorstufe in der "1,67-Fraktion" enthalten ist, während die "1,42-Fraktion" als Endstufe der Ribosomen-Synthese in Gegenwart von CM anzusehen ist.

Bei der Lyse der Zellen bei 10^{-4}M Mg^{++} finden wir nach Reinigung der Membranfraktion durch Zentrifugation in einem Saccharosegradienten bei dieser niedrigen Mg^{++}-Konzentration nur noch wenig Vorstufen-Material an der Membranfraktion. Daher wurden zum Vergleich auch die Dichten für die Vorstufen der Membranfraktion von pulsmarkierten wachsenden Zellen wie auch von CM-behandelten Bakterien nach Lyse bei 10^{-2} M Mg^{++} bestimmt. Tatsächlich finden wir unter diesen Bedingungen (Abb. 5) große Mengen von markiertem Material der Dichte 1,43 - 1,44 g/cm^3 sowohl in der wachsenden, als auch in der CM-behandelten Zelle. Nach Zusatz von Natrium-Desoxycholat werden aus der 1,44 - 1,43-Fraktion Partikel der Dichte 1,66 frei gesetzt. Das gilt für die wachsende und die CM-behandelte Zelle gleichermaßen. Es werden also Partikel frei gesetzt, wie sie von VENKER in der Polysomenfraktion CM-behandelter Bakterien gefunden wurden und die wir außerdem durch DNase-Einwirkung frei setzen konnten. Außerdem war ja von VENKER gezeigt worden, daß dieser Partikeltyp neben Vorstufen auch Ribosomen enthält.

Daraus schließen wir, daß sich die mit Ribosomen beladene frühe Ribosomen-Vorstufe an die Membran anlagert, daß sie durch Einwirkung von Desoxycholat aber frei gesetzt werden kann.

Wenn diese Behauptung zutrifft, dann müssen sich bei aufeinanderfolgenden Doppelmarkierungen erst mit ^{14}C-Uracil und dann mit ^{3}H-Uracil, unterschiedliche Markierungsver-

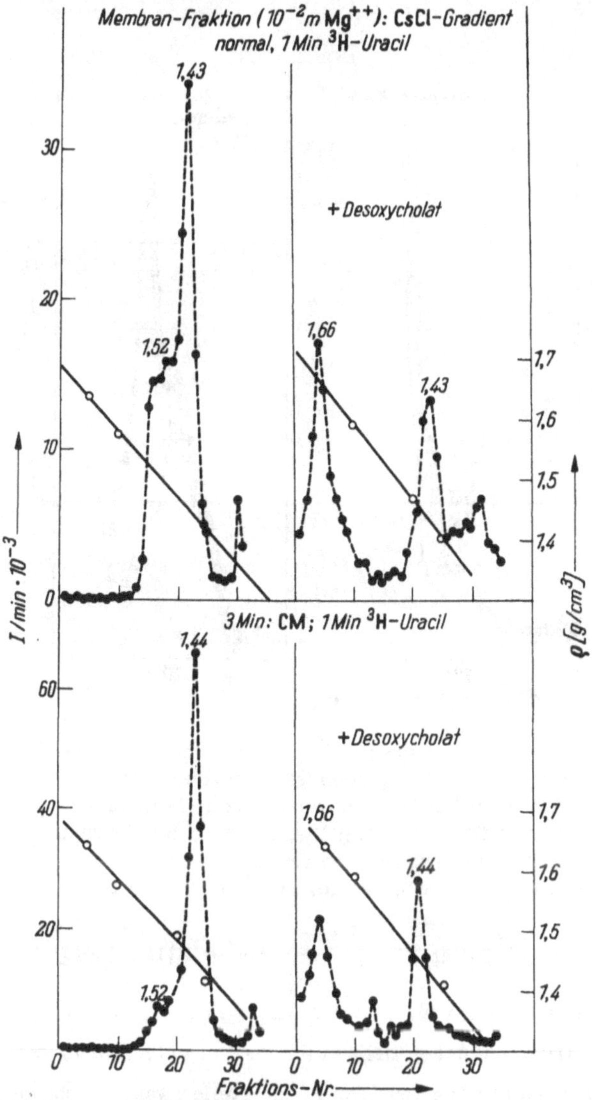

Abb. 5. ^3H-Uracil-markierte ribosomale Vorstufen der Membranfraktion log. wachsender Bakterien (oben) und der Membranfraktion CM-behandelter Zellen (unten). Die durch Lyse der Bakterien bei 10^{-2} M Mg^{++} gewonnenen Membranfraktionen wurden nach Formylierung auf den vorgeformten CsCl-Gradienten aufgetragen (links). Die Membranfraktionen wurden erst mit Natriumdesoxycholat behandelt, bevor sie mit Formaldehyd fixiert wurden (rechts).
●------● ^3H [Imp./Min].

hältnisse in den Vorstufen der Polysomen, des DNP und der Membran nachweisen lassen. Um das zu überprüfen, fraktionierten wir die Extrakte in der Weise, daß wir freie Polysomen, DNP-gebundene-Polysomen und membrangebundene Polysomen voneinander unterscheiden konnten. Tatsächlich fanden wir den relativ höchsten Anteil an ^3H-RNS zu ^{14}C-RNS in den Polysomen der DNP-Fraktion, gefolgt von den membrangebundenen Polysomen und schließlich den freien Polysomen (Abb. 6).

Auf Grund der hier von VENKER und mir mitgeteilten, wie auch nicht gezeigter Ergebnisse, kommen wir zu folgendem Schema der Ribosomenbiogenese (Abb. 7).

Am DNP wird die ribosomale Vorstufen-RNS mit Ribosomen belegt und bildet dabei einen Komplex der Dichte 1,67 g/cm^3 bzw. wenn Polysomen gebildet werden, einen Komplex der Dichte 1,64 g/cm^3. Der Vorstufen-Ribosomen-Komplex wird zur Membran trans-

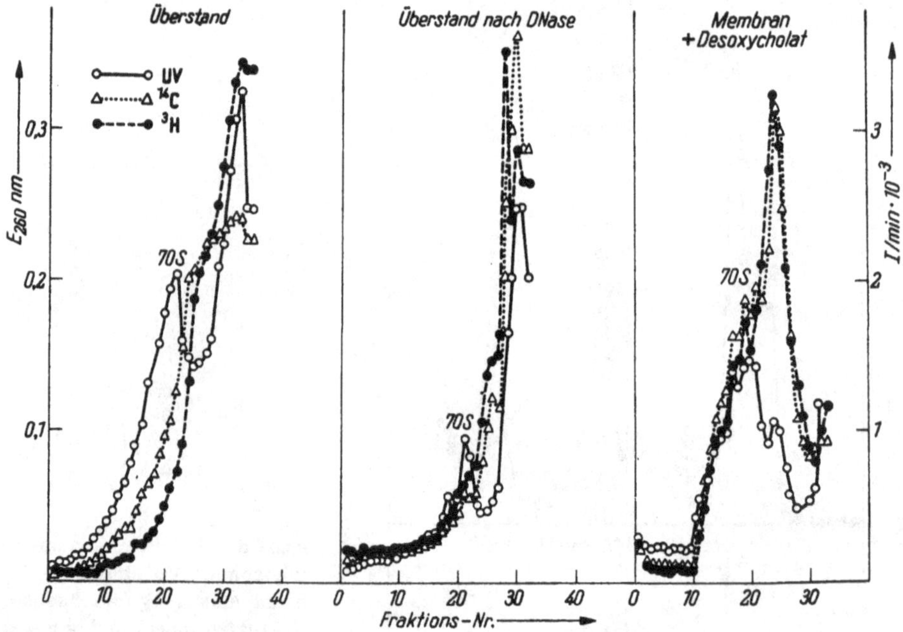

Abb. 6. Saccharose-Gradienten-Zentrifugation verschiedener Zellysat-Fraktionen (Zellysat 10^{-2} M Mg^{++} für 15 Minuten bei 15 000 x g sedimentiert; (Überstand: rechts); Niederschlag bei 0 °C mit DNase behandelt und danach für 15 Minuten bei 15 000 x g sedimentiert; (Überstand nach DNase: mitte); Niederschlag mit Natrium-desoxycholat (0,5 %) behandelt (rechts). Die Bakterien waren während der CM-Einwirkung zunächst mit ^{14}C-Uracil und 15 Minuten später mit ^{3}H-Uracil für eine Minute markiert worden.

○———○ $E_{260\,nm}$; △-----△ ^{14}C [Imp./Min]; ●-----● ^{3}H [Imp./Min]

portiert und bildet dort einen Assoziationskomplex mit Material der Membran, das wir bisher nicht näher definieren können. Dabei entstehen Dichten für die Vorstufen-Komplexe von 1,44 bis 1,42 g/cm^3. Die Komponenten der Dichten 1,58 g/cm^3 stellen wahrscheinlich einen Übergangszustand dar. In Gegenwart von CM stockt an sich der Prozess der Ribosomen-Synthese mit der Bildung des Ribosomen-Vorstufen-Membrankomplexes. So wird dann auch während der CM-Einwirkung ein beträchtlicher Anteil der CM-RNS in dieser Fraktion akkumuliert. Der Komplex scheint aber während der CM-Einwirkung nicht völlig stabil zu sein, sondern wird wieder in seine Komponenten zerlegt, die erneut dann in den Kreislauf eintreten können.

Die Erforschung des Membran-Ribosomen-Vorstufen-Komplexes halte ich für besonders aufschlußreich, weil ich glaube, daß dort Regulationsprozesse ablaufen, die für die Ribosomen-Biogenese von Bedeutung sind. Wahrscheinlich ist für diese Untersuchungen das CM sehr geeignet, da es diesen Komplex in der Zelle akkumuliert.

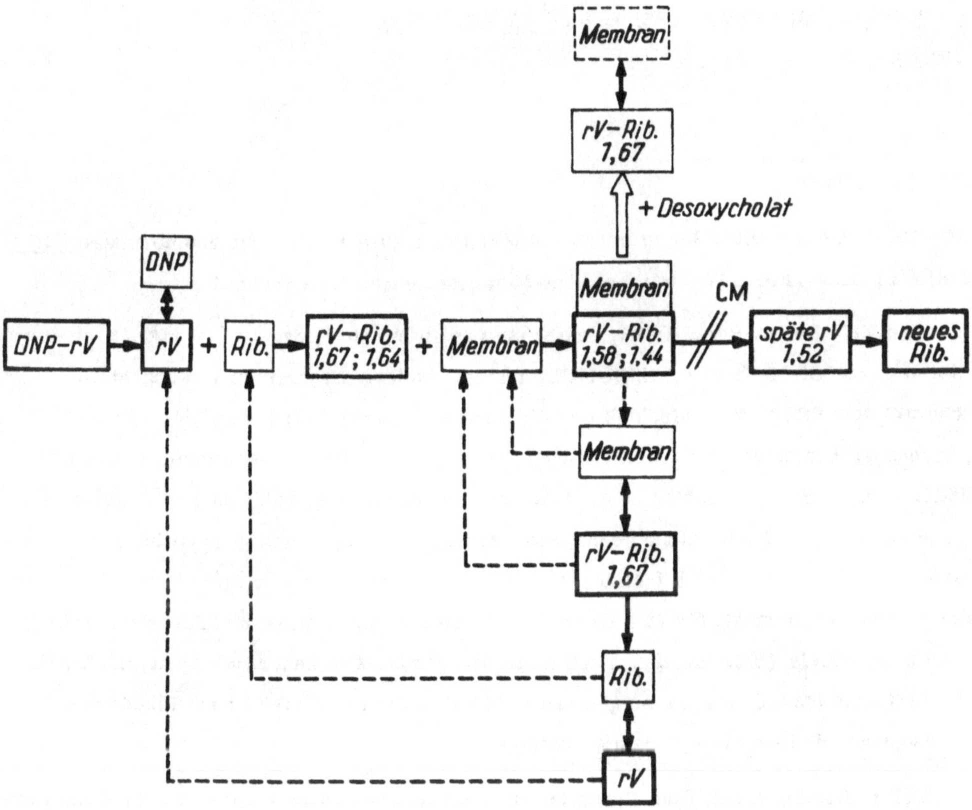

Abb. 7. Schema der Ribosomenbiogenese bei Bakterien.

LITERATUR

GODSON, N.; R. SINSHEIMER: Biochim. biophys. Acta 149, 489 (1967).

IZAWA, M.; K. KAWASHIMA: Biochim. biophys. Acta 174, 124 (1969).

SPIRIN, A.S.; N.V. BELITSINA; M. LERMAN: J.Mol.Biol. 14, 611 (1965).

YOSHIDA, K.; S. OSAWA: J. Mol. Biol. 33, 559 (1968).

VENKER, P.: diese Tagung.

DISKUSSION

GUMPERT (Jena, DDR): Sie sprachen von Membranfraktionen, die Sie aus normalen E. coli Zellen erhalten haben. Wie wurden diese Membranfraktionen gewonnen?

LINDIGKEIT (Berlin-Buch, DDR): Bakterien wurden bei 10^{-4} oder 10^{-2} M Mg^{++} nach der Methode von GODSON und SINSHEIMER lysiert, welche Lysozymeinwirkung in Gegenwart von EDTA und Aufschluß der Protoplasten durch Brij beinhaltet. Die so gewonnenen Lysate wurden zunächst bei 15 000 x g für 20 Minuten zentrifugiert, um DNP und Membran im Niederschlag zu gewinnen und diesen von den löslichen Bestandteilen der Zelle zu befreien. Nach Aufnahme des Niederschlages in Mg^{++}-haltigem Puffer wurde die DNS durch Einwirkung von DNase bei 0 °C abgebaut. Die so von der DNS befreite Membranfraktion wurde abermals für 20 Minuten bei 15 000 x g zentrifugiert und der Niederschlag dann noch mittels Zentrifugation durch einen Saccharose-Gradienten von verunreinigenden Zellbestandteilen befreit. Die so gewonnene Membranfraktion enthält noch Ribosomen, Polysomen und ribosomale Vorstufen gebunden.

RICHTER (Berlin, DDR): Eine Frage im Anschluß an die vorhergehende: Ist die Membranfraktion nach der Isolierung Desoxycholat-empfindlich?

LINDIGKEIT: Wir können aus der Membranfraktion durch Einwirkung von Natriumdesoxycholat Ribosomen, Polysomen und auch ribosomale Vorstufen freisetzen.

GIRBARDT (Jena, DDR): Bei den von Ihnen in Aussicht genommenen elektronenoptischen Untersuchungen sollte berücksichtigt werden, daß neben der cytoplasmatischen Membran auch mit intrazellulären Membranen gerechnet werden muß, die bisher nicht gefunden wurden, da die Dichte der Ribosomenpackung ihren Nachweis erschwert.

LINDIGKEIT: Ich halte es für möglich, daß die Vorstufen bzw. Ribosomen oder Polysomen nicht direkt mit der Zellmembran assoziiert sind, sondern mit membranähnlichen Strukturen innerhalb der Zelle.

MANN (Berlin, DDR): Schlesinger konnte elektronenoptisch in Bacillus megaterium cytoplasmatische Membrane nachweisen. Ebenfalls wurde von demselben Autor gezeigt, daß Ribosomen bei erhöhter Magnesium-Ionenkonzentration an die Membranen des gleichen Mikroorganismus gebunden werden.

LINDIGKEIT: Da wir bei aufeinanderfolgenden Doppelmarkierungen nit ^{14}C- und ^{3}H-Uracil unterschiedliche Markierungen durch diese Isotope für die freien, DNP- gebundenen und "Membran-gebundenen" Polysomen fanden, schließen wir, daß in der Zelle freie und gebundene Polysomen vorkommen.

ZUR HERKUNFT DES PROTEINS DER CHLORAMPHENICOL-PARTIKEL

W. HANDSCHACK

Institut für Zellphysiologie Berlin-Buch der Deutschen Akademie der Wissenschaften zu Berlin, Abteilung Zellregulation (DDR)

In Gegenwart von Chloramphenicol häuft sich in Bakterien ribosomale Vorstufen-RNS an. Lange Zeit wurde angenommen, daß diese ribosomale Vorstufen-RNS mit etwa 2/3 des Eiweiß-Anteils reifer Ribosomen in der Zelle assoziiert ist. Diese Vorstellung beruht darauf, daß die CM-RNS im Zellextrakt bei niedriger Mg-Ionen-Konzentration in Form der sogenannten CM-Partikel gefunden wird, die etwa 25 % Eiweiß enthalten und deren Sedimentationskonstanten 18 S bzw. 25 S betragen.

Später wurde in verschiedenen Laboratorien, so von NAKADA (1967), LERMAN u.a. (1967), FENSKE u.a. (1968) und von OSAWA u.a. (1967) das Eiweiß der CM-Partikel mit Hilfe der Polyacrylamidgelelektrophorese untersucht, und dabei tatsächlich ribosomales Eiweiß in diesen Partikel-Präparationen gefunden. Danach schien der Schluß gerechtfertigt, daß die CM-Partikel Vorstufen der Ribosomen sind, die bereits mit einem beträchtlichen Anteil ribosomalen Eiweißes assoziiert sind. Die Untersuchungen von YOSHIDA und OSAWA (1968) zu diesem Problem erbrachten jedoch völlig überraschende Ergebnisse, denn diese Autoren fanden, daß sich die CM-RNS erst während der Aufarbeitung mit Eiweiß assoziiert. Bei Auftrennung der Eiweiße der CM-Partikel wurde für die 25 S - Partikel ein Eiweiß-Muster gefunden, das von dem der ribosomalen 50 S - Untereinheiten kaum zu unterscheiden war. Für die 18 S - Partikel wurde neben Eiweiß, das dem der ribosomalen 30 S - Untereinheiten ähnelt, auch nichtribosomales Eiweiß gefunden. Obwohl aus diesen elektrophoretischen Untersuchungen auf das Vorhandensein von ribosomalem Eiweiß in den CM-Partikeln geschlossen werden könnte, kamen YOSHIDA und OSAWA (1968) zu der Aussage, daß das Eiweiß der CM-Partikel in der Hauptsache nicht ribosomal ist. Mit Ausnahme von LEVKOVITS und GIROLAMO (1969) wurde bei diesen Untersuchungen über das Eiweiß der CM-Partikel nicht berücksich-

---

Abkürzungen: CM = Chloramphenicol; CM-RNS = Ribonukleinsäure, die in Gegenwart von CM synthetisiert worden ist; DNS = Desoxyribonukleinsäure; DNase = Desoxyribonuklease; TKM (Tris/HCL-Puffer, pH 7,4; 0,01 M; Mg Cl_2 0,01 M; K Cl 0,5 M)

tigt, daß eventuell vorgebildete Ribosomen während der CM-Einwirkung auf die Bakterien zu Partikeln abgebaut werden könnten, die wie CM-Partikel sedimentieren, im Gegensatz zu diesen aber ribosomales Eiweiß enthalten. Da es Hinweise dafür gibt, daß diese Annahme zutrifft, wurde von uns ein anderer Weg beschritten, um Informationen über das Eiweiß der CM-Partikel zu gewinnen. Wir überprüften, ob sich ribosomales "Core" - bzw. "Split"-Eiweiß im Zellysat an CM-Partikel anlagern kann. Dabei kam es uns darauf an, zu untersuchen, ob ribosomale Vorstufen-RNS, die in Gegenwart von CM synthetisiert worden ist, prinzipiell in der Lage ist, ribosomale Eiweiße anzulagern und Informationen über die Festigkeit dieser Bindung zu erhalten. Zur Herstellung von Core- und Splitproteinen wurden gereinigte Ribosomen nach den Angaben von MESELON u.a. (1964) in einer Caesiumchloridlösung der Dichte 1,4 g/cm^3 inkubiert und die Core-Partikel von den Split-Proteinen durch Zentrifugation getrennt. Das Core-Eiweiß wurde in einer Lösung von 2 M LiCl und 4 M Harnstoff von der RNS abgespalten und in TKM-Puffer aufgenommen. Das Split-Eiweiß wurde nach Dialyse ebenfalls im gleichen Puffer gelöst. Die Mehrzahl der Versuche wurden mit Core- und Split-Proteinen einer spezifischen Aktivität von 9000 Imp/μg durchgeführt. Die Kultivierung der Bakterien erfolgte in Salznährlösung und die Lyse nach GODSON und SINSHEIMER (1967) mit Brij -35. Nach dem Abbau der DNS mit DNase wurden entsprechende Aliquote des Lysates mit den ^{35}S-radioaktiv markierten Proteinen gemischt, auf Saccharosegradienten gegeben und in dem Rotor SW 41 oder SW 25 einer Spinco L 2/65 B zentrifugiert. In den einzelnen Fraktionen der Gradienten wurden die Extinktionen bei 260 nm und die Radioaktivität bestimmt, um zu prüfen, ob eine Anlagerung von Eiweiß an Zellfraktionen stattgefunden hat.

Die Abbildung 1 zeigt die Auftrennung eines normalen Zellysates mit zugesetztem ^{35}S-Core-Eiweiß im Saccharosegradienten. Die Polysomen und Ribosomen haben eine geringfügige Menge des zugesetzten markierten Eiweißes angelagert. Die Hauptmenge liegt jedoch in freier Form vor.

Zur Anhäufung von CM-Partikeln in den Zellen wurden die Bakterien 30 Minuten mit 200 μg CM/ml inkubiert und nach Zentrifugieren wurden Lysate hergestellt. Die Auftrennung eines solchen Lysates (Abb. 2) mit zugesetztem ^{35}S-Core-Eiweiß zeigt eine wesentlich andere Verteilung. Das freie zugesetzte ^{35}S-Core-Eiweiß wird von den CM-Partikeln in starkem Ausmaß angelagert und es ist davon nur noch wenig in der Überstandsfraktion zu finden.

Ein ganz anderes Verhalten stellen wir für die ^{35}S-markierten Split-Proteine fest.

Die Abbildungen 3 und 4 zeigen das Anlagerungsvermögen von markiertem Split-Eiweiß an Zellysate von normalen und CM-Bakterien. Die zugesetzten Split-Proteine haben sich

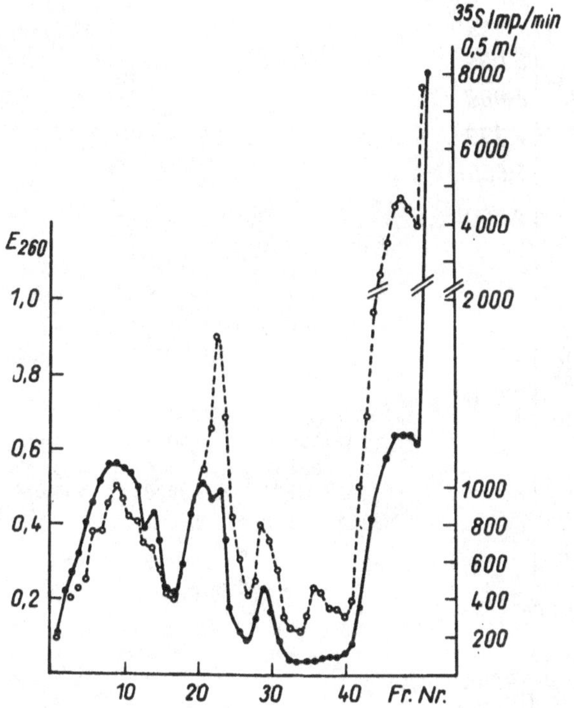

Abb. 1. Auftrennung eines Zell-Lysates mit ^{35}S-Core-Eiweiß im Saccharosegradienten 15-50 %, 10^{-2} Mg^{++}, 16 h 30000 U, Spinco, L 2 - 65 B; SW 41.
●———● E_{260} nm;
○- - - - -○ Imp./Min.

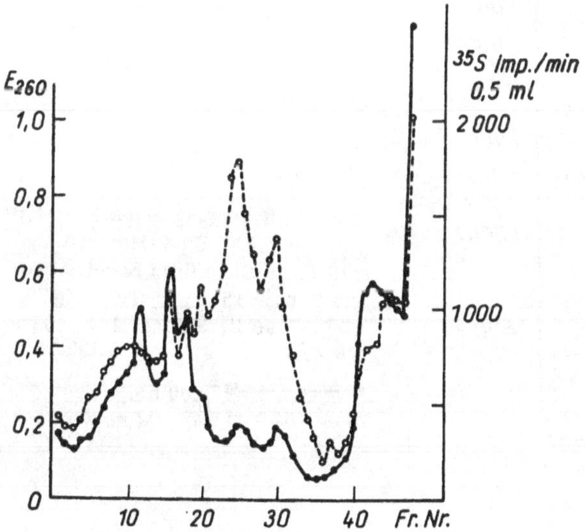

Abb. 2. Trennung eines Zell-Lysates von CM-Bakterien mit ^{35}S-Core-Eiweiß im Saccharosegradienten 15-50 %, 16 h 30000 U, Spinco. L 2 - 65 B; SW 41.
●———● E_{260} nm;
○- - - - -○ Imp./Min.

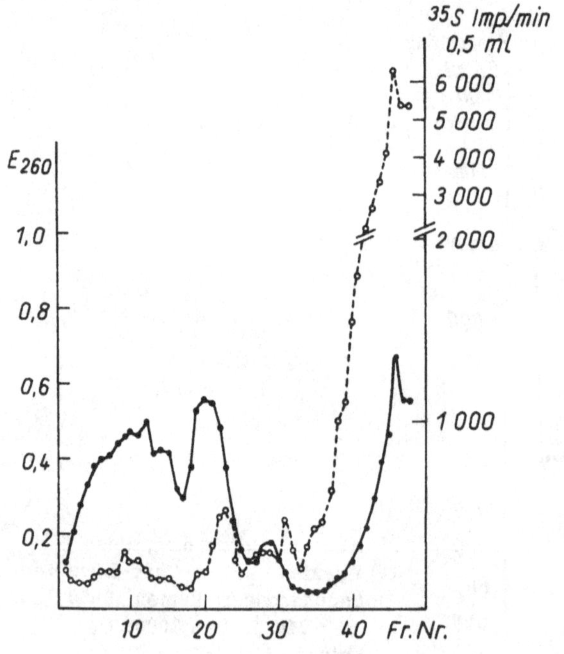

Abb. 3. Auftrennung eines Zell-Lysates mit ^{35}S-Split-Eiweiß im Saccharosegradienten 15-50 %, 10^{-2} Mg^{++}, 16 h 30000 U, Spinco, L 2 - 65 B; SW 41.
●———● $E_{260\ nm}$;
○- - - -○ Imp./Min.

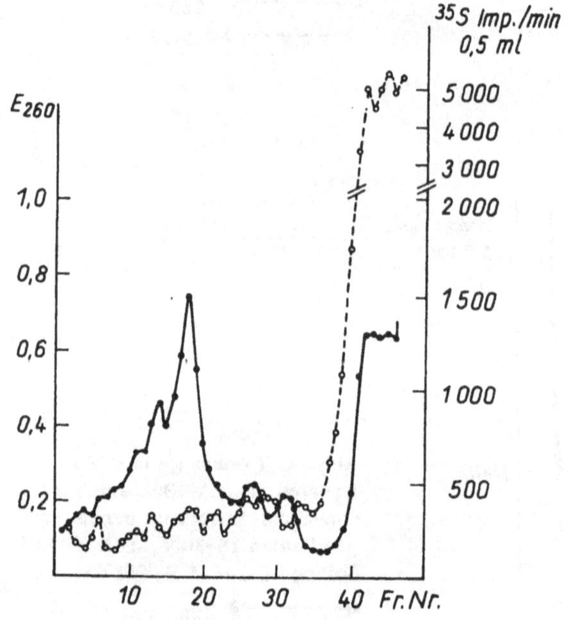

Abb. 4. Trennung eines Zell-Lysates von CM-Bakterien mit ^{35}S-Split-Eiweiß im Saccharosegradienten 15-50 %, 10^{-2} Mg^{++}, 16 h 30000 U, Spinco, L 2 - 65 B; SW 41.
●———● $E_{260\ nm}$;
○- - - -○ Imp./Min.

nur in unbedeutendem Ausmaß mit Polysomen, Ribosomen oder CM-Partikeln assoziiert und sedimentierten als freie Eiweiße am Meniskus. Wir können also feststellen, daß die CM-Partikel aus dem Lysat nur zugesetztes Core - aber kein Split-Eiweiß aufzunehmen vermögen.

Die bisher gezeigten Ergebnisse lassen noch keine Aussage über die Festigkeit der CM-Partikel-^{35}S-Core-Eiweißbindung zu. Wir isolierten die uns interessierenden Zellfraktionen und dialysierten sie gegen 10^{-4} M Mg^{++} Puffer. Die Abbildung 5 zeigt die Ribo-

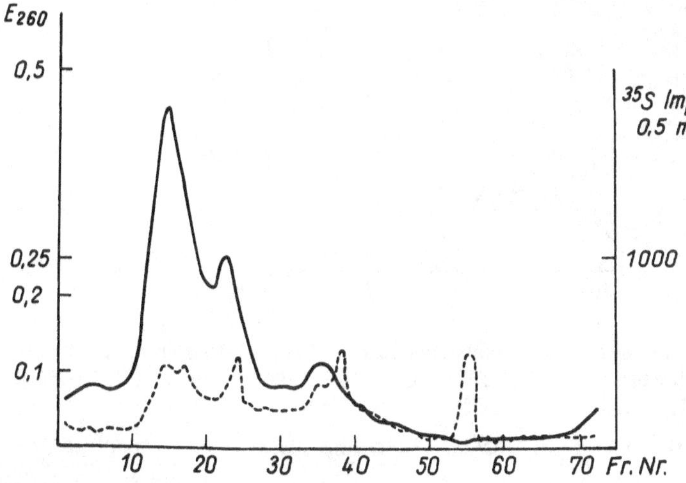

Abb. 5. Zentrifugation der herausgeschnittenen 70s Region nach Dialyse im Saccharosegradienten (10-40 %), 10^{-4} Mg^{++}, 18 h 25000 U, Spinco, L 2 - 65 B; SW 25/2.
●———● $E_{260\ nm}$; o------o Imp./Min.

somenregion nach Dialyse und erneuter Zentrifugation. Die 70 S Ribosomen sind in ihre Untereinheiten übergegangen. Die 50 S und die 30 S Untereinheiten haben nur eine geringe, die CM-Partikel aber eine starke Anlagerung von ^{35}S-Core-Eiweißen. Kein radioaktiv markiertes Core-Eiweiß ist von den ursprünglichen Anlagerungsorten abgelöst worden. Die Abbildung 6 zeigt die herausgeschnittene CM-Partikelregion nach Dialyse und Rezentrifugation. Fast das gesamte radioaktiv markierte Eiweiß ist an die CM-Partikel angelagert. Die entstandene Verbindung aus CM-Partikeln und ^{35}S-Core-Eiweiß ist demnach gegen Dialyse in die Untereinheiten und erneute Zentrifugation stabil. Im Verhältnis zu den Ribosomen lagern die CM-Partikel der Polysomen wenig zugesetztes Eiweiß an. Um auszuschließen, daß die CM-Partikel der Polysomen an der Assoziation mit Core-Eiweiß gehindert sind, isolierten wir die Polysomen aus einem Gradienten. Sie wurden gegen 10^{-4} M Mg^{++} dialysiert, ^{35}S-Core-Eiweiß zugesetzt und in einem Saccharosegradienten getrennt. Die Abbildung 7 zeigt die beiden Untereinheiten und daneben geringe Mengen von CM-Partikeln.

Das zugesetzte ^{35}S-Protein sedimentiert sowohl mit den beiden Untereinheiten als auch mit den CM-Partikeln, wobei die spezifische Aktivität der CM-Partikel höher ist.

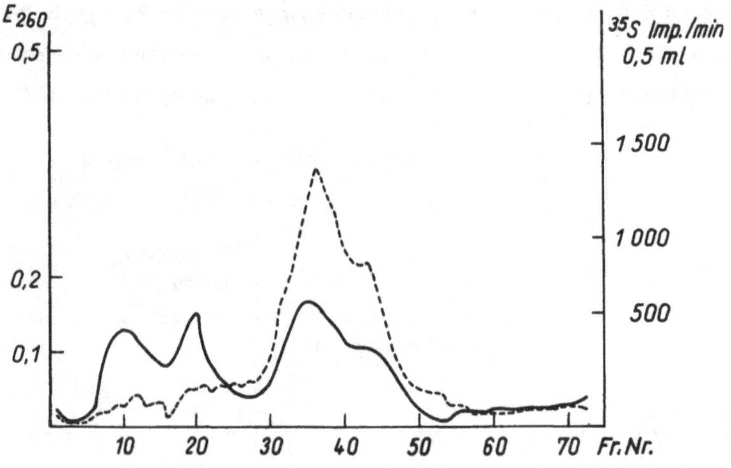

Abb. 6. Zentrifugation der herausgeschnittenen CM-Partikel-Region nach Dialyse im Saccharosegradienten (10-40 %), 10^{-4} Mg^{++}, 18 h 25000 U, Spinco, L 2 - 65 B; SW 25/2.

●———● E_{260} nm; o- - - -o Imp./Min.

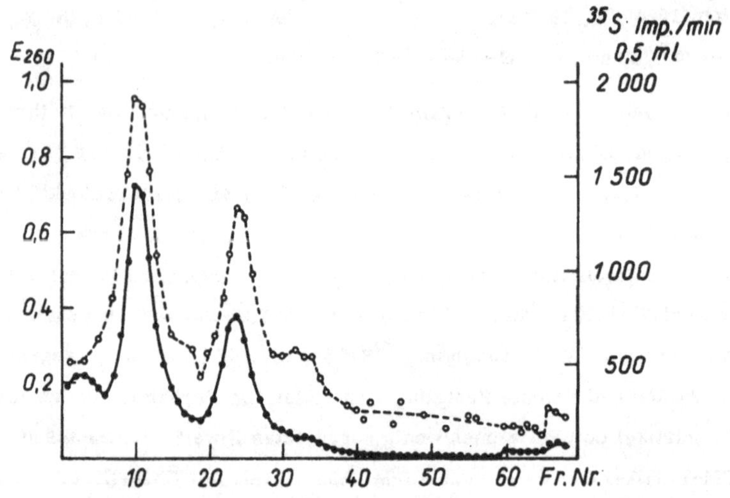

Abb. 7. Zentrifugation der herausgeschnittenen Polysomenregion nach Dialyse und Anlagerung von ^{35}S-Core-Eiweiß bei 10^{-4} Mg^{++} im Saccharosegradienten (10-40 %) 10^{-4} Mg^{++}, 18 h 25000 U, Spinco, L 2 - 65 B; SW 25/2.

Im weiteren untersuchten wir das Verhalten von CM-Partikeln nach Zusatz von Core-Eiweiß im Caesiumchloridgradienten. In diesem Falle wurden die Bakterien drei Generationen mit ^{35}S-Natriumsulfat inkubiert. Nach der Lyse wurden Ribosomen und CM-Partikel im Saccharosegradienten getrennt. Die Ribosomen spalten bei der Zentrifugation im Caesiumchlorid einen Teil des Proteins ab und gehen in definierte Partikel mit 25 % Eiweißgehalt über.

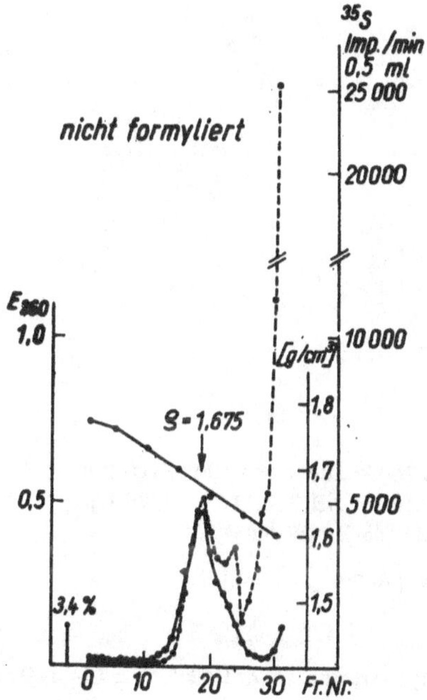

Abb. 8. CsCl-Gradient von Ribosomen in Phosphatpuffer pH 7,2, 16 h 35000 U, Spinco, L 2 - 65 B; SW 65.
●——● E_{260} nm; ○- - -○ Imp./Min.

Die Abbildung 8 zeigt, daß die Ribosomen im CsCl-Gradienten in Core-Partikel mit der Dichte 1,68 g/cm^3 übergegangen sind. Dabei wurde ein großer Teil des ^{35}S-markierten Proteins abgespalten und ist am Meniskus zu finden. Die isolierte CM-Partikelregion (Abb. 9) mit einem Anteil von 30 S gibt im CsCl-Gradienten eine Fraktion mit der Dichte 1,67 g/cm^3. Das entspricht der Dichte nach normalen Core-Partikeln, die aus Ribosomen durch Abstreifen der Split-Proteine entstehen. Daneben befindet sich eine kleine Fraktion mit der Dichte 1,72 g/cm^3, die Ribosomen mit 15 % Eiweiß entspricht. Am Boden des Bechers fanden wir 35 % der UV-Extinktion als nackte RNS, deren abgestreiftes Eiweiß am Meniskus lag.

Die isolierten CM-Partikel wurden entsprechend den Versuchen von LERMAN, ZIMMERMANN und SPIRIN (1967) durch Zusatz von inaktiven Core-Protein zu Core-Partikeln zu rekonstituieren versucht. Zu der CM-Partikellösung der Abbildung 9 wurde inaktives

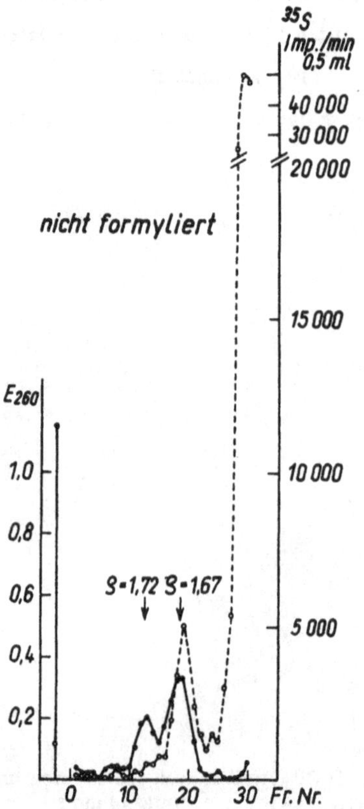

Abb. 9. CsCl-Gradient von CM-Partikeln in Phosphatpuffer pH 7,2, 16 h 35000 U, Spinco, L 2 - 65 B; SW 65.

ρ = Dichte [g/cm^3]

Core-Protein zugesetzt und gegen CsCl und KCl dialysiert und anschließend im CsCl-Gradienten zentrifugiert. Nach Zusatz des inaktiven Core-Eiweißes (Abb. 10) lagen nur noch 13 % der UV-Extinktion am Boden. Außerdem weisen die Partikel mit den Dichten 1,72 und 1,68 g/cm^3 eine geringere spezifische Aktivität als ohne Zusatz von Core-Protein auf.

Zusammenfassung:

Die Versuche haben ergeben, daß CM-Partikel aus dem Lysat spezifisch Core-Eiweiß anzulagern vermögen. Split-Proteine werden dagegen kaum gebunden.

Im CsCl-Gradienten streifen die CM-Partikel ihr Protein ab und sedimentieren als freie RNS. Unter Zusatz von ribosomalem Core-Eiweiß tauscht unter Rekonstitutionsbedingungen ein Teil der CM-Partikel sein Eiweiß gegen Core-Eiweiß aus und sedimentiert dann mit den Dichten 1,71 und 1,68 g/cm^3.

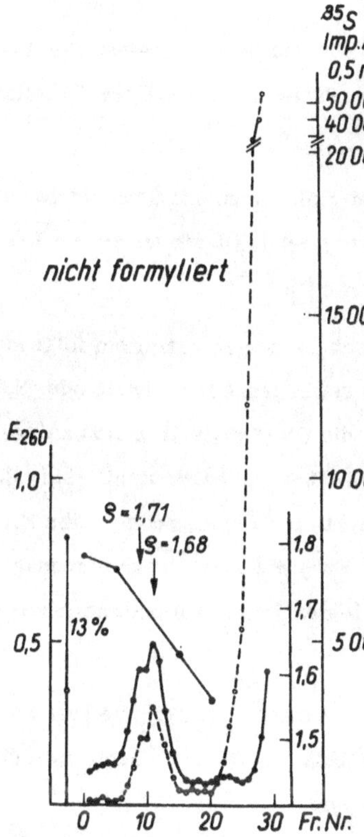

Abb. 10. CsCl-Gradient von CM-Partikeln mit zugesetztem Core-Eiweiß in Phosphatpuffer pH 7,2, 16 h 35000 U, Spinco, L 2 - 65 B; SW 65.
ϱ = Dichte $[g/cm^3]$

LITERATUR

FENSKE, H.; P. VENKER und R. LINDIGKEIT: Acta biol. med.germ. 20, K 5-8 (1968).

GODSON, N.; R. SINSHEIMER: Biochim.biophys.Acta 149, 489 (1967).

LERMAN, M.I.; R.A. ZIMMERMANN; L.P. GAVRILOVA and A.S. SPIRIN: Mol. Biol. (Moscow) 1, 12 (1967).

LEVKOVITS, I. and M.D. GIROLAMO: Biochim.biophys. Acta: 174, 561 (1969).

MESELSON, M.; M. NOMURA; S. BRENNER; C. DAVERN and D. SCHLESSINGER: J.Mol.Biol. 9, 696 (1964).

NAKADA, D.; J. Mol. Biol. 29, 473 (1967).

OSAWA, S.; E. OTAKA; A. MUTO; K. YOSHIDA and T. ITOH: 7. International congress of biochemistry, Tokyo 1967, Abstract I, Symp. II-3,6 p 117.

YOSHIDA, K. and S. OSAWA: J. Mol. Biol. 33, 559 (1968).

DISKUSSION

LANGEN (Berlin-Buch, DDR): Entstehen bei der Mischung von Core-Proteinen mit Lysaten Partikel, die ribosomale Vorstufen-RNS, unspezifische Proteine und die Core-Proteine enthalten?

HANDSCHACK (Berlin-Buch, DDR): Vorstufen- und CM-RNS bilden mit Core-Proteinen Partikel, die auch im CsCl-Gradienten teilweise beständig sind. Ob sie außerdem Fremdeiweiß enthalten, können wir noch nicht sagen.

VENKER (Berlin-Buch, DDR): Die Versuche von Handschack zeigen vor allem folgendes: Wenn in den Zellen ein pool von ribosomalem Eiweiß - sei es nun Core-Eiweiß oder Split-Eiweiß - bestehen würde, müßte sich dieses Eiweiß an die CM-Partikelfraktion anlagern und es müßten sich diese Core-Partikel bilden, die im CsCl-Gradienten stabil sind. Handschack hat aber gezeigt, daß die CM-Partikel selbst nicht stabil sind, sondern ihr Eiweiß abstreifen und zu Boden gehen. Wenn man jedoch Core-Eiweiß zusetzt, bekommt man diese Core-Partikel und man muß daraus folgern, daß in der Zelle kein pool an ribosomalen Eiweißen besteht.

PARTHIER (Halle/S., DDR): Haben Sie gereinigte Core-Proteine benutzt, die frei von jeder RNA-Verunreinigung waren? Was ist über die Spezifität der Bindung auch zellulärer (nicht ribosomaler) Proteine an die CM-Partikel zu sagen?

HANDSCHACK: Die Core-Proteine wurden aus Core-Partikeln durch Abspalten der RNS mit LiCl-Harnstoff gewonnen. Sie waren frei von RNS. Die Bindung nichtribosomaler Proteine an CM-Partikel haben wir noch nicht untersucht.

DER EINFLUSS EINER AKTINOMYCIN-VORBEHANDLUNG AUF DIE STRUKTURIERUNG VON ENDOPLASMATISCHEM RETIKULUM IN VITRO

H. LÖWE

Institut für Pharmakologie Berlin-Buch der Deutschen Akademie der Wissenschaften zu Berlin (DDR)

In zunehmendem Maße interessiert das Problem der Funktion des endoplasmatischen Retikulums in der Zelle. Seit den Studien von BORSOOK (1950) weiß man, daß ein Großteil der zellulären Proteinsynthese an membrangebundenen Polysomen abläuft. Daneben sind große Abschnitte des endoplasmatischen Retikulums für den enzymatischen Abbau körperfremder Substanzen verantwortlich. Eine wichtige Eigenschaft des endoplasmatischen Retikulums ist seine große Formvarianz, wie sie keine andere Zellorganelle unter physiologischen Bedingungen aufweist. Gewisse Grundformen sind zwar immer wieder anzutreffen, wie im Schnitt Membranstapel oder auch große Felder mit tubulär-formierten endoplasmatischem Retikulum. Jedoch variiert die Ausbildung dieser Form bereits zwischen den Zellen eines Organs außerordentlich stark. Auch bei der Homogenisierung der Säugerzellen und der anschließenden Differentialzentrifugation des Homogenats ist das endoplasmatische Retikulum die einzige Zellorganelle, die eine vollkommene Formänderung eingeht. In der Mikrosomenfraktion, in der im wesentlichen die Elemente des endoplasmatischen Retikulums zu finden sind, sind u.a. Membranvesikel verschiedener Durchmesser zu finden, nicht jedoch die typischen Formbilder des endoplasmatischen Retikulum, wie sie in der intakten Säugerzelle ausgebildet sind. Man kann dieser außerordentlichen Formvariabilität des endoplasmatischen Retikulum sicher eine physiologische Bedeutung zuschreiben. Wir interessieren uns seit Jahren für die Strukturierung des endoplasmatischen Retikulum, da hier möglicherweise wenig bekannte Regulationsmechanismen für Funktionsabläufe in der Zelle zu finden sind.

In früheren Studien sahen wir, daß Leberparenchymzellen in Zellschnitten, die in vitro unter dem Einfluß von 2,4-Dinitrophenol (DNP) (5×10^{-4}M) inkubiert wurden, auffällige Anhäufungen von ribosomenbesetzten Membranen im Zytoplasma zeigten (LÖWE und JUNG 1967). Die Mikrosomenfraktion so inkubierter Zellschnitte zeigte dagegen keine Zunahme des Protein- und Lipidgehaltes, während es zu einem signifikanten Anstieg einer von uns nicht näher identifizierten RNS kam (POLLAK 1967). Wir schlossen aus diesen Beobachtungen, daß es in der Zelle unter diesen Bedingungen zu einer Umstrukturierung der Elemente des endoplasmatischen Retikulum der Zelle kommt, nicht zu einer unmittelbaren Neusynthese, die mit einem Protein- und Lipidzuwachs in der Mikrosomenfraktion verbunden sein müßte.

Um diese Hypothese weiter zu belegen, behandelten wir Ratten 3 Tage mit Aktinomycin (100 μg/kg KG) vor, entnahmen nach der Vorbehandlung die Leber und zerlegten sie in Leberschnitte. Diese Schnitte inkubierten wir in vitro 30 - 40 min. in einem Krebs-Henseleit-Medium, dem wir 5 x 10^{-4} M Dinitrophenol zusetzten. Im Gegensatz zu den vorangegangenen Studien kam es bei der Inkubation in vitro zu einer auffälligen Anhäufung glatter endoplasmatischer Membrankomplexe im Zytoplasma der Leberparenchymzellen. Die Analyse der entsprechenden Mikrosomenfraktion ergab wiederum einen gleichbleibenden Proteingehalt, jedoch war RNS-Ansatz an die Mikrosomenfraktion, den wir unter der Dinitrophenol-Inkubation von Leberschnitten unvorbehandelter Tiere beobachtet hatten, nach einer Aktinomycin-Vorbehandlung nicht mehr zu finden. Diese Studien unterstützen unsere Arbeitshypothese, daß für die Neubildung endoplasmatischer Membranareale in der Zelle keine Neusynthese der Membranbausteine notwendig ist, sondern daß die Neubildung von endoplasmatischen Membranen in der Zelle ein Mehrschrittprozeß ist, wie das auch von anderen Autoren in anderem Zusammenhang diskutiert worden ist. Durch die Aktinomycin-Vorbehandlung wird zwar die Neusynthese von RNS blockiert und folglich die Neusynthese von Proteinen, also auch von Membranbausteinen begrenzt, jedoch erfolgt eine Neuformierung von Membrankomplexen unter dem unmittelbaren Einfluß der Dinitrophenol-Inkubation aus einem vorliegenden "Pool" an Membranbausteinen oder durch Umstrukturierung aus anderen Elementen des endoplasmatischen Retikulum. POLLAK (1967) hat in Hühnerembryozellen sog. Retikulosomen gefunden - ribosomenähnliche Partikel, die sich jedoch als Lipoproteidkomplexe erwiesen und aus dem Zytoplasma der Zellen verschwanden, wenn sich endoplasmatisches Retikulum formierte. Pollak diskutierte diese Retikulosomen als Membranbausteine. Inzwischen ist es uns auch gelungen, ähnliche Retikulosomen in der Leberparenchymzelle von Phenobarbital-vorbehandelten Ratten nachzuweisen. Diese Retikulosomenkomplexe, die zunächst als Glykogenkomplexe imponieren, bilden sich unter einer Inkubation in vitro in glatte Membrankomplexe um.

Zur Zeit beschäftigt uns die Frage nach den Bausteinen, die für die Strukturierung endoplasmatischer Membranen in der Zelle verantwortlich sind. Wie dahingehende Studien, die kurz vor dem Abschluß stehen, zu beweisen scheinen, ist der Spiegel an verschiedenen Adeninnukleotiden in der Zelle für diese Prozesse verantwortlich.

LITERATUR

BORSOOK, H.L., A.J. DEASY, HAGEN-SMIT, G. KEIGHLEY, P.H. LOWY: J. Biol.Chem. 187, 839, 1950.

LÖWE, H. und F. JUNG: Acta bioll.med.germ. 15, 302, 1965; dto. Acta biol. med.germ. 18, 359, 1967.

POLLAK, J.K.: Austr.J. exp.med.Sci. 45, 393, 1967.

DISKUSSION

RICHTER (Berlin, DDR): Im Anschluß auf die Frage nach möglichen Nebeneffekten des Actinomycin in Form einer direkten Wirkung auf das endoplasmatische Retikulum habe ich folgende Fragen:

1. Haben Sie den zeitlichen Verlauf der Veränderungen nach der Actinomycingabe untersucht?
2. Haben Sie das Verhältnis der freien Polysomen zu den membrangebundenen Polysomen unter diesen Bedingungen bestimmt?

Wir haben nach einer experimentellen Leberschädigung durch CCl_4 in der Regenerationsphase eine ausgeprägte Bildung von freien Polysomen mit relativ hohen Sedimentationskonstanten gefunden und anfangs nur wenig membrangebundene Polysomen. Zum gleichen Zeitpunkt zeigte die Mikrosomenfraktion eine Gesamtzusammensetzung, aus der auf das Vorliegen von relativ zahlreichen glatten Membranen geschlossen werden kann. Bestehen hier evtl. gewisse Parallelen zu Ihren Befunden?

LÖWE (Berlin, DDR): Zur 1. Frage: Wir haben 3 Tage mit 100 µg/kg Actinomycin C vorbehandelt. Zwischenzeiten haben wir nicht untersucht.
Zur 2. Frage: Wir haben die Ribosomen-Polysomenverteilung nach der Aktinomycinvorbehandlung nicht exakt untersucht. Wir haben jedoch in dem frischen Lebergewebe nach der Aktinomycinvorbehandlung weder eine auffällige Zunahme freier Polysomen, noch eine Zunahme von glatten Membranen gesehen. Die Befunde nach einer CCl_4-Schädigung würde ich teilweise als eine Ablösung der Polysomen von den rough-Membranen deuten. Jedenfalls ist die Zunahme an glatten Membranen so zu deuten, nicht als eine Neubildung.

MANN (Berlin, DDR): In Ihren Experimenten wird durch Inkubation mit DNP das Verhältnis von RNS zu Protein der Membranfraktion erhöht. Haben Sie eine Erklärung hierfür, da z.B. bekannt ist, daß durch Inkubation von E. coli mit DNP die endogene mRNS schnell zerstört wird?

LÖWE: DieZunahme der RNS in der Mikrosomenfraktion nach einer Inkubation mit DNP ist meiner Meinung nach ein Ausdruck der Umbildung Ribosomen-besetzter Membranen. Die zusätzliche RNS kann dabei nur aus dem Überstand nach der üblichen Zentrifugation bei 100 000 g kommen. Da Ribosomen hier mit in das Zentrifugat gehen (Mikrosomenfraktion) kann es sich nur um eine lösliche RNS oder um ribosomale Untereinheiten handeln, die bei 100 000 g noch nicht sedimentieren. Wir haben das nicht näher untersucht.

MANN: Sollte man erwarten, daß durch eine erhöhte Anheftung von Ribosomen an die Membranen das RNS zu Protein-Verhältnis verändert wird?

LÖWE: Ja, wenn die Ribosomen der Membran aus Untereinheiten resultieren, oder wenn eine sonst lösliche RNS vermehrt an die neugebildeten rough-Membranen gebunden wird.

CHANDRA (Frankfurt/M., DBR): I would like to comment on the phenobarbital effect as observed by Dr. Löwe. Studies in our laboratory have shown that a single injection to rats of phenobarbital (80 mg/kg) stimulates protein synthesis. However, this stimulation is observed more strongly on microsomal system, rather than on ribosomes. This agrees very well with the microscopic picture of Dr. Löwe, where he found more "reticulosomes" after this treatment - am I right?

LÖWE: "Retikulosomen" finden wir nach Phenobarbitalvorbehandlung vermehrt, wenn die Tiere ad libitum gefüttert werden. Wenn die Tiere in der Vorbehandlungsperiode ohne Nahrungszufuhr belassen werden, bilden sich vermehrt die bekannten smoothmembran-Komplexe. Die vermehrte Proteinsynthese bei einer Enzyminduktion läuft bevorzugt an rough-Membranen ab, die vermutlich vermehrt gebildet werden. Wie sich die vermehrt zu beobachtenden "Retikulosomen" in dieses System einfügen, kann ich bisher nicht sagen. Sie können sowohl Vorstufen der rough-Membranbildung sein, als auch Intermediate zwischen rough- und smoth-Membranen, die sich nach den Befunden von Dallner bei der Enzyminduktion ineinander umwandeln.

CHANDRA: There is one general question above endoplasmic reticulum. Microscopic pictures show that a part of ribosoms lies free in the cell; whereas a part of ribosomes are bound to endoplasmic reticulum. Do you believe that these two typs of RNP-particles have different regulatory functions?

LÖWE: Eine Proteinsynthese an membran-gebundenen Ribosomen ist energetisch bevorzugt, wie viele Befunde der letzten Jahre beweisen. Wir vermuten in der Bindung von Ribosomen an Membranen, die sich sehr schnell bilden können, eine bisher nicht näher bekannte Regulationsmöglichkeit der Proteinsynthese in der Zelle.

RICHTER: Zur Diskussionsbemerkung von Dr. Chandra:
Wir nehmen auf Grund unserer Untersuchungen bei der Regeneration nach experimenteller Leberschädigung an, daß die freien Polysomen Protein für den Eigenbedarf der Zelle synthetisieren, während die membrangebundenen Polysomen Protein für den Export bilden.

LÖWE: Letztlich wurde in Marburg eine Synthese von mitochondrialem Cytochrom C an ribosomenbesetzten Membranen nachgewiesen. Damit scheint die Hypothese, daß Proteinsynthese für den extrazellulären Bedarf an membrangebundener Proteinsynthese für den intrazellulären Bedarf an freien Polysomen abläuft, widerlegt.

PARTHIER (Halle, DDR): Welche Vorstellungen bestehen über die molekulare Bindung der Ribosomen an die "rough-membranes" der Rattenleberzelle? Gibt es Hinweise auf die Beteiligung von RNS, die in den Membranen lokalisiert ist?

LÖWE: Es werden folgende Möglichkeiten der Bindung diskutiert:
1. über Mg^{++}-Brücken
2. elektrostatische Bindungen
3. über Komplexbindungen zwischen Proteinen der Polysomen und der Membranen.

Eine endgültige Aussage ist jedoch noch nicht zu treffen. An smooth-Membranen ist eine RNS nachgewiesen, über deren genaue Charakteristik ich augenblicklich nichts sagen kann. Eine Bindung der Ribosomen über Membran-RNS ist bisher nicht bekannt.

NEBENWIRKUNGEN VON CHLORAMPHENICOL IN DER PFLANZENZELLE

E. MÜLLER und E. REISS

Institut für Biochemie der Pflanzen, Halle/S., der Deutschen Akademie der Wissenschaften zu Berlin (DDR)

Während man die Anwendung von Chloramphenicol (CAP) wegen der auftretenden Nebenwirkungen beim Menschen einschränken will, wird dieses Antibiotikum in zunehmendem Maße bei Pflanzenmaterial im Labor und in Intensivkultur zum Schutz vor Bakterienbefall verwendet (LEAVER und EDELMAN 1965).

Auch hier haben wir uns mit Nebenwirkungen auseinanderzusetzen. Zunächst bedeutet die Einsatzmöglichkeit bei Pflanzen, daß diese ebenso wie Tiere im allgemeinen höhere Konzentrationen dieses Antibiotikums vertragen müssen als Bakterien. Vielfach ist nun festgestellt worden, daß sich die weitgehende Unempfindlichkeit gegenüber dem Antibiotikum nur auf die Cytoplasmaribosomen der Eukaryontenzelle bezieht. Bei Ribosomen der Mitochondrien und Chloroplasten wird die Eiweißsynthese gehemmt (HUANG et al. 1966; NIKOLAEVA et al. 1967; FIRKIN und LINNANE 1968; MAHLER et al. 1968). Chloroplastenribosomen zeigen dabei auch die gleiche Stereospezifität wie Bakterienribosomen (ELLIS 1968).

Bei höheren CAP-Konzentrationen treten eine Reihe weiterer Wirkungen auf, die sich nur zum Teil als Folge einer gehemmten Eiweißsynthese verstehen lassen (MORRIS 1966). Unabhängig von der Eiweißsynthese ist z.B. die Blockierung der oxydativen Phosphorylierung bei Pflanzenmitochondrien (HANSON u. KRUEGER 1966) oder die Hemmung der mitochondrialen NADH-Oxydation bei Säugern (FREEMAN und HALDAR 1968 a und b). Die damit auftretende Beeinträchtigung der Energieversorgung hat ihrerseits wieder eine Vielzahl von Folgen, die sich im einzelnen nur schwer entwirren lassen (MÜLLER und PASCHINGER 1969).

Neben diesen großen Wirkungskomplexen, die mit gehemmter Eiweißsynthese oder blockierter Energieproduktion in Verbindung stehen, gibt es andere direkte und durchaus spezifische Wirkungen von CAP (z.B. CZYGAN 1966; RAMSEY 1966). Wir haben selbst eine Hemmung der Harnstoffspaltung durch CAP gefunden (MÜLLER 1967). Eine Untersuchung dieser Hemmwirkung in vitro ergab, daß eine Reaktion von CAP mit Urease stattfindet; kinetisch verläuft diese nach der Gleichung

$$k = \frac{1}{t} \cdot \frac{1}{[G]} \cdot \ln \frac{[U]}{[U] - [CU]},$$

dabei sind k - die Geschwindigkeitskonstante der Reaktion, t - die Reaktionszeit vom Zeitpunkt des Startes an, C - die CAP-Konzentration, U - die Gesamtkonzentration an Urease und CU - die Konzentration der durch CAP blockierten Urease zum Zeitpunkt t.

Infolge des großen Überschusses an CAP, dessen Konzentration während der Reaktion praktisch unverändert bleibt, ergibt sich ein kinetischer Reaktionstyp von der 1. Ordnung. In der Gleichung tritt die CAP-Konzentration als Konstante auf. Die Reaktion verläuft im Vergleich mit anderen Enzym-Inhibitor-Wechselwirkungen sehr langsam. Die Halbwertszeit liegt bei 10^{-3} Mol/l CAP im Bereich von 30 Minuten (Abb. 1). Da diese Werte in unseren bisherigen Versuchen noch schwanken, betrachten wir diese Angabe als Charakterisierung der Größenordnung. Über die Spezifität der Reaktion liegen ausgedehnte Untersuchungen vor, die hier nicht behandelt werden sollen.

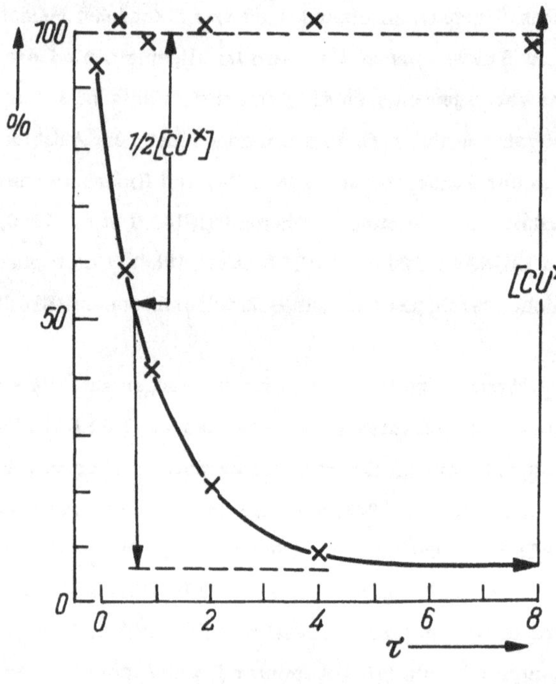

Abb. 1. Hemmung der Ureaseaktivität in vitro durch Chloramphenicol
Ureasekonzentration etwa 10^{-10} Mol/l,
CAP-Konzentration (Mol/l).
Ordinate: Ureaseaktivität zum Zeitpunkt t in Prozenten der Ureaseaktivität der Kontrolle
Abszisse: Zeit in Stunden
--- Ureaseaktivität ohne CAP-Einwirkung
CU^x Konzentration der inaktivierten Urease im Gleichgewicht
τ Halbwertszeit.

Aus der angegebenen Gleichung ist zu entnehmen, daß man bei bekanntem k und dem Zeitgesetz der Reaktion (etwa der Halbwertszeit τ) die CAP-Konzentration im Ansatz ermitteln kann, falls diese unbekannt ist.

Im folgenden soll gezeigt werden, wie Nebenwirkungen von der vorliegenden Art nicht immer nur als störende Begleiterscheinungen betrachtet zu werden brauchen, sondern wie sie als methodische Hilfsmittel benutzt werden können, die es gestatten, Probleme des Haupteffektes - in diesem Falle der antibiotischen Wirkung - besser zu bearbeiten. Wir gehen damit von der Betrachtung des in vitro-Systems zum Studium der lebenden Zelle über. Eine sehr allgemeine Schwierigkeit bei quantitativen Wirkstoffversuchen besteht darin, daß es bisher kaum möglich ist, die effektive Wirkstoffkonzentration am Ort der Wirkung in der lebenden Zelle anzugeben; bestenfalls sind pauschale Gehaltsangaben möglich, die sich auf die Gesamtzelle beziehen, aber eine Charakterisierung der Kompartimente nicht zulassen.

Unseren weiteren Versuchen liegt der Gedanke zugrunde, aus der Hemmungskinetik der Ureasereaktion in vivo Rückschlüsse auf die effektive CAP-Konzentration im Plasma zu ziehen (MÜLLER 1968). Zwei entscheidende Voraussetzungen dafür sind gegeben:

1. Die Urease reagiert bezüglich der kinetischen Parameter der Harnstoffspaltung in der lebenden Zelle quantitativ ebenso wie in einem in vitro-System (MÜLLER 1963). Daraus kann der Schluß gezogen werden, daß das in der lebenden Zelle vorliegende Ureasemolekül im Vergleich mit in vitro-Bedingungen in seinen Eigenschaften unverändert ist. Das schafft die Möglichkeit, auch andere kinetische Parameter des Ureasemoleküls, z.B. seine Reaktion mit CAP in vivo und in vitro zu vergleichen.

2. Es ist nachgewiesen, daß sich Urease nicht partikelgebunden im Grundplasma der Pflanzenzelle befindet (MÜLLER 1966). Alle Aussagen, die wir aus dem Verhalten der Urease in vivo ableiten, beziehen sich also auf dieses Kompartiment.

Der Grundversuch, der über die Reaktion von CAP mit Urease in vivo Auskunft geben soll, verläuft in der folgenden Weise: Gewebestückchen des zu untersuchenden Materials schwimmen in Harnstofflösung, so daß die ureatische Harnstoffspaltung unter Bedingungen von Substratsättigung abläuft (MÜLLER 1966). Diese Versuche wurden mit Stücken der Blattstiele von Nymphaea alba und der Blütenstandsschäfte von Taraxacum officinale durchgeführt. Die Geschwindigkeit der Harnstoffspaltung, also die Ureaseaktivität, wird aus Stickstoffbilanzen ermittelt, wie hier im einzelnen nicht dargestellt werden kann.

In einer parallelen Versuchsreihe wird CAP in einer Konzentration von 5×10^{-3} Mol/l Versuchslösung hinzugefügt und die Wirkung auf die Harnstoffspaltung registriert. Die

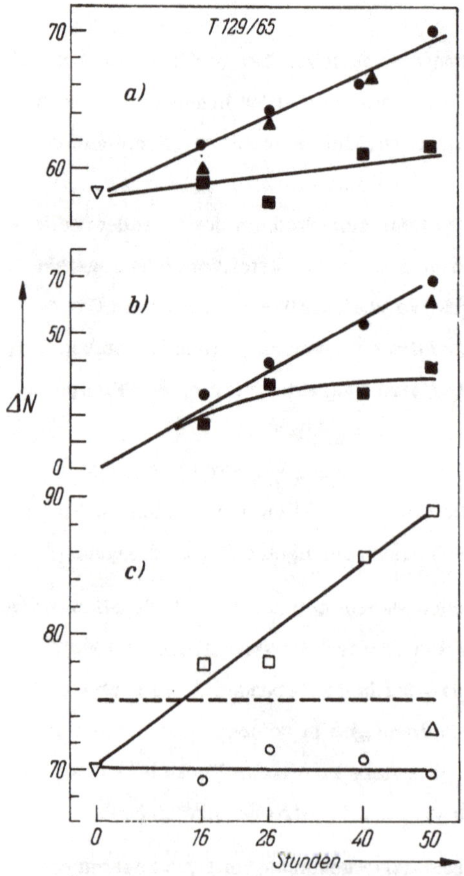

Abb. 2. Wirkung von Chloramphenicol in vivo (Taraxacum officinale)
Abszisse: Inkubationszeit in Stunden
Ordinate: Aus Stickstoffbilanzen errechnete Werte

a) Zunahme von Trichloressigsäure-unlöslichem Stickstoff
▽ Ausgangswert
Inkubationsmedium: 0,1 Mol/l Harnstoff
● Kontrolle ohne weiteren Zusatz
▲ Zusatz von Chloramphenicol, Endkonzentration 3×10^{-4} Mol/l
■ Zusatz von Chloramphenicol, Endkonzentration 5×10^{-3} Mol/l

b) Hemmung der Ureaseaktivität durch Chloramphenicol
Zeichen wie bei a).

c) Zunahme von Gesamt-Stickstoff im Gewebe durch Chloramphenicol
Inkubationsmedium ohne Harnstoff,
Chloramphenicol-Konzentrationen wie in a),
gestrichelte Linie: zu erwartender Stickstoffwert bei Annahme einer Chloramphenicol-Konzentration im Gewebe von 5×10^{-3} Mol/l.

Temperatur: 22 °C, Beleuchtung durch Tageslicht bzw. Glühlampen.

Abbildung Mitte zeigt den Verlauf der ureatischen Harnstoffspaltung. Diese kommt bei CAP-Gegenwart nach einiger Zeit zum Stillstand. Die Halbwertszeit, mit der sich die Hemmung entwickelt, beträgt etwa 18 Stunden bei Nymphaea alba und etwa 20 Stunden bei Taraxacum officinale. Daraus läßt sich die Größenordnung der effektiven CAP-Konzentration am Ort der Urease, also im Grundplasma, abschätzen: sie liegt sicher unter 10^{-4} Mol/l, also deutlich unterhalb der Konzentration der das Gewebe umgebenden Versuchslösung mit 5×10^{-3} Mol CAP/l.

Wir möchten nicht behaupten, daß diese Methode die Konzentrationsbestimmung schon in der gegenwärtigen Form zu genauen quantitativen Angaben führen kann. Die Größenordnung der Konzentration läßt sich jedoch charakterisieren. Im Prinzip deutet sich damit eine Möglichkeit an, wie man Wirkstoffkonzentrationen in einem Kompartiment der lebenden Zelle sehr spezifisch bestimmen kann. Das ist ja ein Grundproblem der gegenwärtigen Wirkstoffphysiologie.

Einige z.T. offene Fragen sollen noch angedeutet werden:

1. Es muß bekannt sein, was eine durch CAP gehemmte Eiweißsynthese für Folgen für die Ureaseaktivität hat, wenn man die direkte CAP-Wirkung auf Urease außer Betracht läßt.
   Unsere bisherigen Versuche zeigen, daß die Ureaseaktivität innerhalb der von uns untersuchten Zeiträume fast unverändert bleibt, selbst unter Bedingungen einer durch Atmungsgifte gehemmten (bei Nymphaea) oder durch Harnstoff stimulierten Eiweißsynthese (MÜLLER 1961).
   Wenn neben der direkten Wirkung von CAP auf Urease in unseren Versuchen noch eine Aktivitätssenkung durch gehemmte Eiweißsynthese hinzutreten sollte, würde sich die berechnete CAP-Konzentration in vivo nicht erhöhen und damit etwa in den Bereich der Außenkonzentration kommen, sondern sie müßte dann noch niedriger liegen.

2. Die niedrige Effektivität von CAP in der Zelle könnte dadurch hervorgerufen sein, daß das Antibiotikum gar nicht genügend schnell in die Zellen eindringt. Abbildung 2 unten zeigt aber, daß ein Eindringen tatsächlich erfolgt. Die durch offene Vierecke gekennzeichnete untere Kurve zeigt die Zunahme von CAP-Stickstoff im Gewebe.
   Es ist bekannt, daß CAP nicht aktiv transportiert wird, sondern durch passive Permeation in die Zellen eindringt. Dieser Prozeß kann nur bis zum Erreichen des Konzentrationsgleichgewichtes ablaufen. Die dabei zu erwartenden Stickstoffwerte sind durch die gestrichelte Linie angedeutet. Wenn - wie die Abbildung zeigt -, die Stickstoffwerte trotzdem höher gehen, kann dies nur auf einen Umsatz, auf einen biochemischen Abbau von CAP zurückzuführen sein. Auch andere Autoren haben bereits früher eine

Abnahme von antibiotischer Aktivität in Blattmaterial bzw. einen Abbau von CAP in Pflanzenzellen festgestellt (CZYGAN 1964; PARTHIER 1965). Damit deutet sich bereits an, in welcher Weise die niedrige CAP-Konzentration im Innern der Zellen zu verstehen ist: Der Umsatz erfolgt offenbar so rasch, daß er im Wettlauf mit dem Nachstrom von CAP aus der Außenlösung die Innenkonzentration niedrig halten kann.

Ein Abbau von CAP läßt sich nun tatsächlich auch in allen von uns daraufhin untersuchten Objekten aus dem Bereich der höheren Pflanzen nachweisen.

Bei Nymphaea beginnt der Abbau des CAP mit der Spaltung der Säureamidbindung. Es folgt ein weiterer Abbau des entstandenen p-Nitro-phenyl-amino-propandiols zur p-Nitrobenzoesäure, wobei Äthanolamin freigesetzt wird. Eine Reduktion der Nitrogruppe wird bei diesem Objekt nicht gefunden.

Um sicher zu sein, daß dieser Abbau nicht durch Bakterien vorgetäuscht wird, haben wir Versuche mit steril kultivierten Wolffia durchgeführt. Auch hier läßt sich ein CAP-Abbau nachweisen, der allerdings über andere Stufen verläuft als bei Nymphaea.

LITERATUR

CZYGAN, F.-Ch.: Naturwiss. 51, 541 (1964).

CZYGAN, F.-Ch.: Nature 212, 960 (1966).

ELLIS, R.J.: Bioch.J. 110, 42 P (1968).

FIRKIN, F.C. and A.W. LINNANE: Biochem.Biophys.Res.Commun. 32, 398-402 (1968).

FREEMAN, K.B. and D. HALDAR: Canad. J. Bioch. 46, 1003-8 (1968).

HALDAR, D. and K.B. FREEMAN: Canad.J.Bioch. 46, 1009-17 (1968).

HANSON, J.B. and W.A. KRUEGER: Nature 211, 1322 (1966).

HUANG, M., D.R. BIGGS, G.D. CLARK-WALKER and A.W. LINNANE: Biophys.Biochem. Acta 114, 434-436 (1966).

LEAVER, C.J. and J. EDELMAN: Nature 207, 1000-1001 (1965).

MAHLER, H.R., Ph. PERLMAN, C. HENSON and C. WEBER: Biochem.Biophys.Res. Commun. 31, 474-480 (1968).

MORRIS, J.: Arch. Mikrobiol. 54, 160-68, 169-76 (1966).

MÜLLER, E.: Novo Acta Leopoldina 24, Nr. 155 (1961).

- : Protoplasma 57, 611 (1963).

- : Habilschrift Martin-Luther-Universität Halle, 1966.

- : Naturwiss. 54, 226 (1967).

- : Springer-Verlag Berlin, 151 (1968).

MÜLLER, E. und H. PASCHINGER: Nature 1969 (im Druck).
NIKOLAEVA, M.K., O.P. OSIPOVA and J.V. KRYLOV: Doklady 175, 487-490 (1967).
PARTHIER, B.: Z.Naturforsch. 20b, 1191-97 (1965).
RAMSEY, H.H.: Biochem.Biophys.Res.Commun. 23, 353 (1966).

DISKUSSION

PARTHIER (Halle/S., DDR): Sind in der in-vitro-Reaktion der Urease auch Abbauprodukte des Chloramphenicols, z.B. Dichloracetamid eingesetzt worden? Bei der Langsamkeit der Reaktion könnte an die Hemmung durch solche Produkte gedacht werden, zumal wenn das Urease-Präparat nicht ganz sauber war.

MÜLLER (Halle/S., DDR): Die Hemmwirkung wird aufgehoben, wenn die Säureamidbindung gespalten ist. Beide Spaltprodukte - die "Base" und das Dichloracetat - sind bis zu der von uns getesteten Konzentration (10^{-3} Mol/l) inaktiv, auch bei gleichzeitiger Gabe. Das gilt auch für das Dichloracetamid. Von den Stereoisomeren sind die trans-Isomeren (D- und L-threo) gleich aktiv, während die cis-Isomeren (D- und L-erythro) schwächer wirken.

LYR (Eberswalde, DDR): Grundsätzlich ist es sehr interessant, Informationen über Nebenwirkungen auch von bereits lange bekannten Wirkstoffen zu erhalten, da sie oft Komplikationen bei der praktischen Anwendung hervorrufen.
Urease ist bei Mikroorganismen weit verbreitet. Danach müßte Chloramphenicol im Medium bei resistenten Bakterien oder bei Pilzen die Harnstoffverwertung unmöglich machen. Gibt es dazu experimentelle Beweise bzw. in welchen Konzentrationen ist Chloramphenicol in dieser Beziehung wirksam?

MÜLLER: Bei Chloramphenicol ist die zur vollständigen Ureasehemmung notwendige Konzentration so hoch, daß bei Bakterien auch die Proteinsynthese vollständig blockiert ist. Zur Ureasehemmung bei Bakterien eignen sich besonders Hydroxamate, die auch schon therapeutisch eingesetzt worden sind, um die Ammoniakproduktion von Darmbakterien bei Harnstoffgegenwart zu hemmen.

LYR: Welcher Hemmungstyp liegt der Urease-Hemmung zugrunde?

MÜLLER: Aus der Wichtigkeit der Säureamidbindung für die Hemmwirkung des Chloramphenicols ergibt sich die Vermutung, daß es sich um eine Kompetition am aktiven Zentrum handeln könnte. Kompetitionsversuche mit wechselnden Konzentrationen von Chloramphenicol und Hemmstoff zeigen, daß kein kompetitiver Hemmungstyp vorliegt. Eine gegenseitige Beeinflussung von Harnstoff und Chloramphenicol besteht, sie ist jedoch nicht mit einem kompetitiven Hemmungsmechanismus zu erklären, sondern wahrscheinlich mit einer Beeinflussung der Tertiärstruktur der Urease evtl. mit mehr unspezifischen physiologisch-chemischen Reaktionen verbunden.

VENKER (Berlin-Buch, DDR): Ich wollte noch darauf hinweisen, daß das Chloramphenicol-Molekül ja zwei asymmetrische C-Atome besitzt und demnach mehrere optische Isomere bestehen. Vielleicht darf ich noch ergänzen, daß in Bakterien die D-Threo-Form die Eiweißsynthese hemmt, die L-Threo-Form dagegen hemmt den Einbau von D-Aminosäuren in die Zellwand, nicht aber die Eiweißsynthese im allgemeinen. Hier haben wir also eine hohe Spezifität einerseits im Einbau von D-Aminosäuren und zum anderen der L-Aminosäuren.

CHANDRA (Frankfurt/M., DBR): In this connection I find some observations of KROON (Amsterdam) very interesting. He has recently shown that chloramphenicol selectively inhibits cytochrom oxidase. Can one explain the in-vivo inhibition observed by you on this basis?

MÜLLER: The inhibition of urease in vitro is very specific. In vivo the urease-reaction is independent of the oxydative metabolism, thus it seems to be independent of the inhibition of energy production by the mitochondria.

III. WIRKUNGEN AUF MEMBRANEN UND MEMBRANFUNKTIONEN

ON THE MECHANISM OF ACTION OF HEXACHLOROCYCLOHEXANES IN YEAST CELLS

H. LYR and G. RITTER

Institut für Forstwissenschaften Eberswalde der Deutschen Akademie der Landwirtschaftswissenschaften zu Berlin (DDR)

Among the isomers of hexachlorocyclohexane (HCH = BCH) the δ-isomer is the most toxic for microorganisms and plants, whereas γ-HCH (lindane) is a well known, highly effective insecticide. At present there exists no theory to explain these effects satisfactorily. The mechanism of action of these compounds is especially interesting because they have the same steric configuration as some inositols (fig. 1).

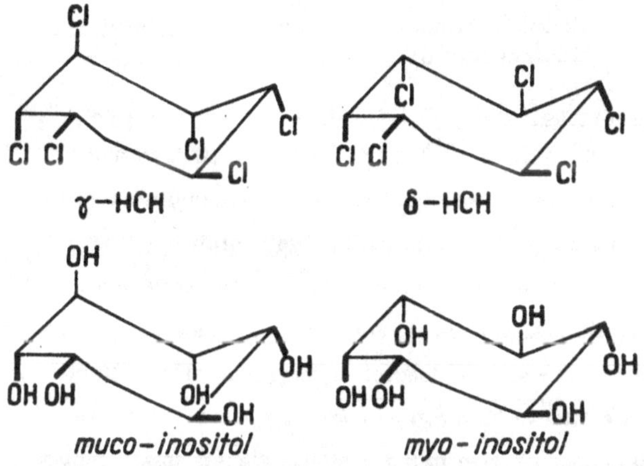

Fig. 1. Steric configuration of δ- and γ-HCH and of myo- and muco-inositol.

In spite of several investigations and speculations on the mechanism of action of HCH-isomers the results are contradictory (for literature see BARNES and SAGAR 1954, HITZ 1963, LYR 1967, 1969).

At first it was necessary to investigate whether the differences in toxicity of the HCH-isomers in microorganisms are not an effect of differences in accumulation. From figure

2 can be seen the course of uptake of ^{14}C-labelled HCH-isomers by resting cells of Saccharomyces cerevisiae in K-phosphate buffer. After 20 hours the uptake of α-, β-, γ-, δ-isomer was 60 %, 18 %, 40 % and 23 % of the available amount, or related to δ-HCH as 1.0 the α-, β-, and γ-isomers were accumulated by the yeast cells 2.6, 0.8, and 1,7 fold.

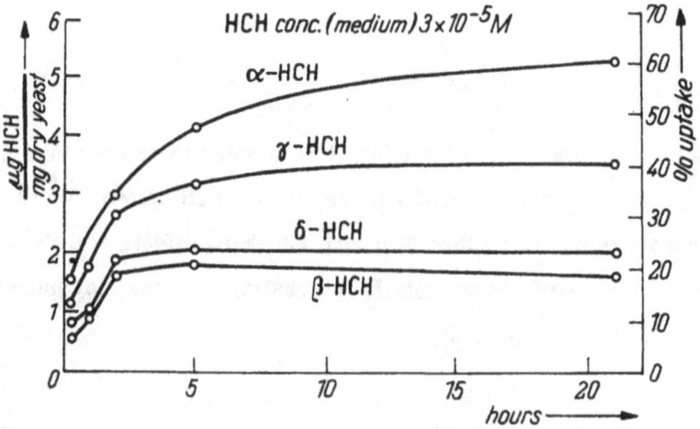

Fig. 2. Accumulation of ^{14}C-labelled HCH-isomers in nongrowing Saccharomyces cerevisiae cells in the course of 21 hours (25 °C).

But growth inhibition in Saccharomyces cerevisiae at about the same concentration (4×10^{-5} M HCH) amounts to about 7, 13, 18 and 50 % by α-, β-, γ- and δ-HCH LYR und RITTER 1969). This means, that there is no direct correlation between the accumulation of the isomers in yeast cells and their toxic action. Therefore it is highly probable, that the steric configuration is important for the differences in effectivity. Quite different effects can be measured in insects (Drosophila melanogaster). Here the γ - and the β -isomer have the highest activity, whereas the α- and δ -isomer have weaker effects (table 1).

All compounds have a fungistatic effect which can be overcome after some time of incubation - depending on the initial concentration in the medium. Yeasts in a complex medium (malt solution) are less sensitive to δ - and γ -HCH than in a synthetic medium. We can confirm the results of BARNES and SAGAR (1954), that inositol dependent (heterotrophic) yeasts f.i. Kloeckera brevis are more sensitive to δ -HCH than Saccharomyces cerevisiae.

Addition of myo-inositol can eliminate in some cases the growth inhibiting effect of γ - and δ-HCH. This effect seems to be demonstrable only in organisms dependent in growth on inositol (f.i. Kloeckera brevis, Neurospora crassa - inositol-less) (FULLER, BARRATT and TATUM 1950, BARNES and SAGAR 1954, HITZ 1963). But from these results it is not yet possible to construct a specific antagonistic interrelation between δ -HCH and

Table 1

Accumulation of ^{14}C-labelled HCH-isomers from a saturated gas phase in Drosophila melanogaster

Isomer	Absorption in 1.5 hours (= LT_{50} for γ-HCH) µg HCH/g fr.wght	LT_{50} of isomers (hours)	Absorbed dosis at LT_{50}	
			µg HCH/g fr.wght	µg HCH/fly
α-HCH	3.70	28	17.2	18.4×10^{-3}
β-HCH	2.58	21	8.9	9.5×10^{-3}
γ-HCH	6.10	1.5	6.0	6.4×10^{-3}
δ-HCH	2.11	24	16.8	18.0×10^{-3}

myo-inositol because some other explanations are still possible.

Therefore we investigated whether δ-HCH can displace specifically myo-inositol from resting cells of Kloeckera previously grown with tritium labelled myo-inositol (6 or 20 µg/ml medium). The results are given in fig. 3. A leakage of lipid soluble inositol

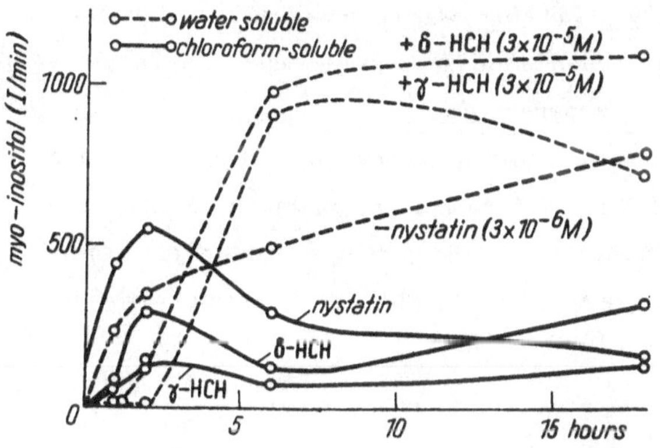

Fig. 3. Exudation of tritium labelled myo-inositol into the medium from Kloeckera brevis cells under the influence of nystatin, γ- and δ-HCH.

derivatives probably from the cell membrane and an exudation of water soluble inositol (or its metabolites) can be observed. δ-HCH is more effective than γ-HCH in this respect, but nystatin induces the highest loss of lipid soluble material. Unfortunately ^{14}C-glycine loaded yeast cells give a similar pattern of leakage of radioactivity. Therefore it may be that the exudation of inositol is not specifically induced by HCH, but the expression of a general disturbance of permeability.

Δ-HCH is inhibitory to fermentation of yeasts in the absence of potassium ions in the external medium (LYR 1967, 1969). This effect can be anulled by addition of K^+ or NH_4^+-ions just as in nystatin (LYR 1967, MARINI, ARNOW and LAMPEN 1961). The K^+-loss from yeast cells under the influence of δ-HCH is much weaker and sets in later than that caused by nystatin, Cu^{++} or Ag^{+} ions. Therefore it seemed doubtful whether this effect is sufficient to explain the inhibition of fermentation. As figure 4 shows, the leakage of potassium from the cell is much higher in the presence of glucose, because glucose itself

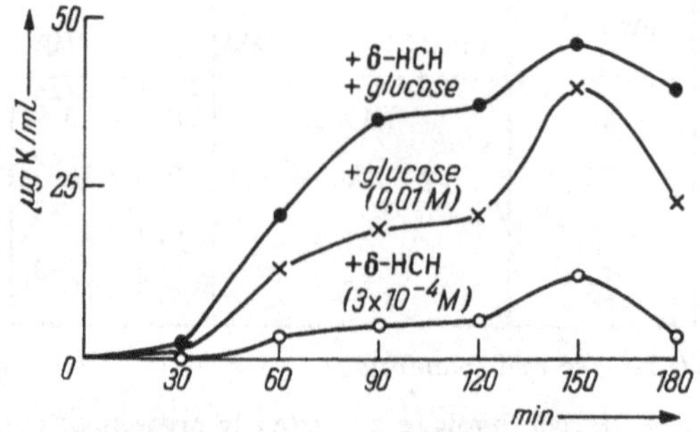

Fig. 4. Loss of potassium from Saccharomyces cerevisiae (RD-mutant) under the influence of δ-HCH, glucose and the combination of both. (Incubation at 25 °C in 0.1 M Na-phosphate buffer).

induces a strong K^{+}-loss (ROTHSTEIN and BRUCE 1958). Not yet elucidated is the reason of the autonomic reversion of the inhibition of fermentation under the influence of δ-HCH in Saccharomyces cerevisiae. In Kloeckera this effect was not observed up to 180 min. It may be, that it reflects a repair effect of membrane functions, because after some time (180 min) potassium is reabsorbed from the medium (fig. 4).

In order to investigate, whether additional inositol has any effect on the inhibition of fermentation by δ-HCH, Kloeckera cells grown in suboptimal amounts of inositol were preincubated in Na-phosphate buffer without and with additional myo-inositol (4 μg/ml) for 4 hours. The effects on fermentation shows figure 5. Although the results varied to

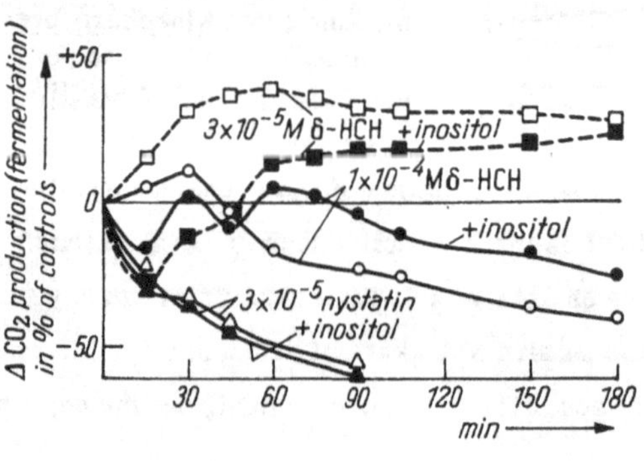

Fig. 5. Influence of δ-HCH and nystatin on anaerobic fermentation of Kloeckera brevis with and without preincubation with myo-inositol (4 μg/ml) in K-phosphate buffer for 4 hours.

some degree, in most cases additional inositol diminished the inhibiting effect of 10^{-4} M and the stimulating effect of $3x10^{-5}$M δ-HCH. With nystatin no differences could be found.

This could be an expression of a specific influence of inositol on the δ -HCH induced changes of metabolism.

Endogenous respiration of starved yeasts can be strongly enhanced by addition of ADP, whereas ATP depresses 0_2-consumption. When endogenous respiration has reached low values (after aerobic starvation in K-phosphate buffer up to 36 hours) intact cells seem tó be comparable with isolated mitochondria at state 4 "resting state", which is characterized by low concentrations of ADP. In this state ADP is rate limiting for respiration intensity (CHANCE and WILLIAMS 1956). Δ-HCH at higher concentrations inhibits the ADP induced respiration, at lower concentrations (below $3x10^{-6}$M) a stimulation often can be observed. Adenosin in the same concentration as ADP is without any effect (fig. 6). Whether δ -HCH

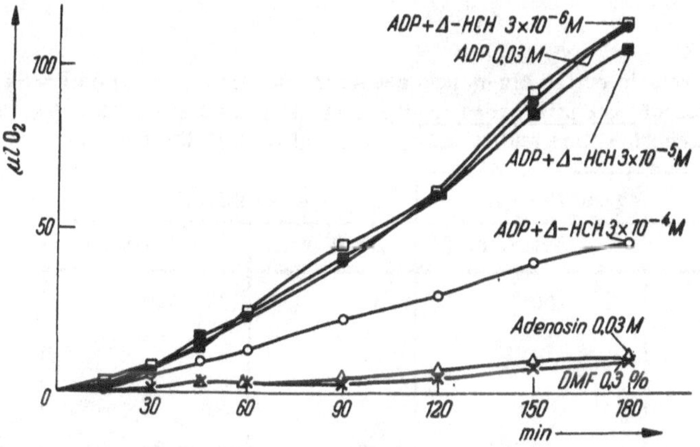

Fig. 6. Effect of δ -HCH on ADP induced respiration of starved yeast cells (S. cerevisiae). (DMF = dimethylformamide, control as solvent).

acts primary on the cytoplasmatic membrane and inhibits ADP uptake or has a direct effect on the mitochondrial respiration is not yet experimentally investigated. An inhibition of permeation seems possible, because according to preliminary results δ -HCH at similar concentrations inhibits the uptake of inositol into the cell. Dodine (Cyprex) ($3x10^{-4}$M) depresses ADP induced respiration completely, whereas ouabain (10^{-3}M) has a stimulating effect.

Several results point to the fact, that HCH-isomers interact with the ATP-ase system of the cytoplasmatic membrane. An increased ATP-ase activity can be demonstrated, when intact cells are incubated with decreasing concentrations of δ -HCH or nystatin (unpublished results), regardless whether a normal strain of S. cerevisiae or a RD-mutant is used. But in whole cells at longer incubation times (30-60 min), an effect of other cell systems cannot be excluded. Therefore we used isolated "lysosomes" (of the yeast Saccharomyces fragilis) which were separated from other cell constituents by centrifugation. As electronic microscopic photos showed; the fraction contained still some mitochondriae.

In accordance with the results of HAFKENSCHEID and BONTING (1969) in E.coli we found a Mg-dependent ATP-ase which is significantly stimulated by potassium ions. The optimal concentration of K^+ was 120 mM in the incubation medium. Other monovalent ions were less effective in activation of the ATP-ase (K^+ 33 %, Rb^+ 27 %, Na^+ 4 %, NH_4^+ 1 %). In contrast to the ATP-ase system of animal cells (PORTIUS and REPKE 1967) till now no distinct Na/K-ATP-ase activity could be detected. Addition of Na-ions (135 mM) to K^+-activated ATP-ase lowered the activity. According to HAFKENSCHEID and BONTING in E.coli only 7.8 % of the total activity was a Na/K-ATP-ase which is sensitive to ouabain.

Table 2

Effect of δ-HCH and nystatin on the Mg-dependent ATP-ase (I) and the K-ATP-ase (II) of isolated "lysosomes" of Saccharomyces fragilis. (Activity is expressed in µg P/ml liberated after 60 min reaction time and 30 min preincubation with the poisons

Compound (Mol)	Mg-ATPase(I)		K-ATPase(II)	
	µg P	Activ. in %	µg P	Activ. in %
H_2O	24	100	18	100
δ-HCH				
$3x10^{-4}$	25	104	5	28
$3x10^{-5}$	26	108	6	33
$3x10^{-6}$	27	112	5	28
$3x10^{-7}$	27	112	5	28
nystatin				
$3x10^{-5}$	30	125	3	17
$3x10^{-6}$	24	100	10	56

The effect of δ-HCH on the "lysosomal" ATP-ase is demonstrated in table 2. One can see, that δ-HCH enhance ATP-ase activity. This is true especially for the Mg-dependent one (ATP-ase I). The K^+ activated (ATP-ase II) is inhibited by δ-HCH. Nystatin gives a stimulation in ATP-ase I activity. The ATP-ases are nearly insensitive to ouabain. The properties of the "lysosomal" ATP-ase are still under investigation in more detail. HCH does not disturbe considerably the carrier mediated glucose transport (table 3) as it is known of nystatin according to CIRILLO, HARSCH and LAMPEN (1964). Sorbose loaded cells show a slight leakage of sorbose only at higher concentrations ($1x10^{-4}$M) of δ-HCH. The glucose induced inhibition of sorbose uptake (competition for the carrier system) is not abolished by γ- or δ-HCH as it is by certain concentrations of nystatin. This means, that HCH-isomers do not inhibit the facilitated sugar transport. Whether they inhibit active transport processes is still under investigation. In contrast to nystatin δ-HCH induces (even in high concentrations) no lysis of yeast protoplasts. This shows, that the action of HCH-isomers does not result in a drastic damage of the cytoplasmatic membrane, but is more specific (LYR and RITTER 1969).

At present there exists not yet a general theory on the mechanism of action of HCH-isomers. Their interaction with inositols resp. phosphoinositides is possible, but not yet proven. The most important effects are those on membranes. It is highly probable, that herein lies the primary mechanism of action. The inhibition of oxidative phosphorylation in isolated liver mitochondria (LYR 1967) and the interaction with a membrane ATP-ase

Table 3

Effect of γ-, δ-HCH and nystatin on sorbose retention (4 °C) and glucose inhibited sorbose uptake (30 °C) in Candida albicans. (Test conditions as in CIRILLO, HARSCH and LAMPEN 1964).

fin. conc. (Mol)	sorbose		sorbose + glucose	
	µg sorbose per 2.5 mg yeast	leakage in %	µg sorbose per 2.5 mg yeast	inhibition of uptake in %
H_2O	174	0	10	94
δ-HCH $1x10^{-4}$	150	14	9	94
$1x10^{-5}$	176	0	10	94
γ-HCH $1x10^{-4}$	174	0	11	95
$1x10^{-5}$	174	0	10	94
nystatin				
$1x10^{-5}$	64	63	36	44

of "lysosomes" point to this direction. Other effects as induction of K^+ leakage, inhibition of fermentation and enzyme induction are secondary or tertiary. Whether δ-HCH influences besides the K^+-H^+ ionic pump still other active transport processes is still under investigation. The situation is complicated by the fact, that vital yeast cells can reverse the effect of HCH after some time probably by repair processes. It may be, that the inhibition of transport processes is the main reason for the fungistatic effect in vivo, because a RD-mutant of Sacch. cerevisiae is nearly equally inhibited by δ-HCH as the normal strain. The RQ-values are not significantly altered under the influence of δ-HCH. Therefore it is questionable, whether the measured action on isolated mitochondria is of significance in vivo too, but smaller side effects on the oxidative phosphorylation cannot be excluded till now.

LITERATURE

BARNES, W.N. and P. SAGAR: J.gen.Microbiol. 10, 475 (1954).

CHANCE, B. and G.R. WILLIAMS: Adv. in Enzymol. 17, 65 (1956).

CIRILLO, V.P., M. HARSCH and J.O. LAMPEN: J.gen.Microbiol. 35, 249 (1964).

FULLER, R.C., R.W. BARRATT and E.L. TATUM: J.biol.Chem. 186, 823 (1950).

HAFKENSCHEID, J.C.M. and S.L. BONTING: Bioch. et Biophys.Acta 178, 128 (1969).

HITZ, H.R.: Arch.Mikrobiol. 45, 217 (1963).

LYR, H.: Z.f.Allgem.Mikrobiol. 7, 373 (1967).

LYR, H.: Z.f.Allgem.Mikrobiol. 9, 197 (1969).

LYR, H. und G. RITTER: Z.f.Allgem.Mikrobiol. (in press) (1969).

MARINI, F., P. ARNOW and J.O. LAMPEN: J.gen.Microbiol. 24, 51 (1961).

PORTIUS, H.J. und K.R.H. REPKE: Acta biol.med.german. 19, 907 (1967).

ROTHSTEIN, A. and M. BRUCE: J.gen.comp.Physiol. 51, 439 (1958).

DISKUSSION

HOFMANN (Leipzig, DDR): Welchen Beweis haben Sie, daß in vivo eine Aktivierung von ATP-asen vorliegt?

LYR (Eberswalde, DDR): Man kann eine Aktivierung von Membran-ATP-asen nach dem Verfahren von CIRILLO, HARSCH und LAMPEN (1964) direkt an intakten Zellen unter Zusatz von ATP messen. Δ-HCH und Nystatin geben eine erhöhte ATP-Spaltung noch bei niedrigen Konzentrationen (1×10^{-6} Mol) und zwar sowohl bei normaler Hefe wie bei der RD-Mutante.

RAPOPORT (Berlin, DDR): Ist der Mechanismus der Gärungshemmung bei K^+-Austritt bekannt? Entsprechen die K^+-Konzentrationen in der Hefezelle den Befunden an gereinigten K^+ abhängigen Enzymen?

LYR: Unter dem Einfluß polyener Antibiotika, die bisher am besten untersucht wurden, kann bei höheren Konzentrationen fast das gesamte intrazelluläre Kalium austreten. Unter geeigneten Bedingungen ist die Gärungshemmung ebenso wie bei der δ-HCH Wirkung durch Zusatz von K^+ oder noch besser durch NH_4^+ Ionen aufzuheben. Das spricht, wie auch die Ergebnisse von BOROWSKI auf dem letzten Symposium in Reinhardsbrunn zeigten, für eine Kalium-Mangelwirkung und für eine indirekte Hemmung einiger Gärungsenzyme. Die intrazelluläre Konzentrationsverteilung von Kalium ist natürlich schwer zu ermitteln.

HOFMANN: Die Phosphofruktokinase aus Hefe hat eine sehr hohe Affinität zu K^+, so daß es nicht sicher ist, ob eine durch Nystatin verursachte Gärungshemmung die Folge einer Aktivitätsverminderung der Phosphofruktokinase ist. Allerdings spricht einiges dafür, da NH_4^+ ein besserer Aktivator als K^+ ist, was gut zu den Angaben von LYR und anderen passen würde, wonach auch die Reaktivierung der Gärung stärker ist durch NH_4- als durch K-Ionen.

SAMPSON (Bracknell, England): Did you find a glucose effect and was this reinforced when cells growing in the presence of glucose were challanged with δ-HCH? Could this be attributed to an enhanced glucose uptake? Is it possible, that HCH makes "leaky" cell membranes?

LYR: We had some effects in former investigations which pointed to the fact, that δ-HCH enhanced uptake of glucose and glucosamine, but this had been only indirect indications (LYR 1969). In a more specific test no influence on the facilitated transport of sorbose could be found. In contrast to nystatin δ-HCH does not damage the stability of isolated yeast protoplasts.

LANGEN (Berlin, DDR): α-HCH induziert nach Literatur-Angaben Mitosen in normaler Leber, d.h. es beeinflußt die DNS-Synthese mit allen dazu notwendigen Enzymen. Die Leber vergrößert sich, die Veränderungen sind jedoch reversibel. Die Induktion der Mitose kommt ohne erkennbare Schädigung der Leber zustande. Die anderen Isomeren des HCH sind unwirksam.

LYR: Das wäre ein sehr bemerkenswerter Effekt, da bisher α-HCH als wenig wirksam gilt. Besonders interessant erscheint mir die Unwirksamkeit der anderen Isomeren, so daß hier ein sehr spezifischer Effekt vorliegen müßte.

SOME CONTRIBUTIONS TO THE ACTION OF NYSTATIN ON YEASTS

I. BEREK and E.K. NOVAK

Institute of Plant Physiology and Microbiology, Attila József University of Sciences, Szeged, and Department of Mycology, Natiolnal Institute of Public Health, Budapest (Hungary)

The cell membrane damaging effect of polyene antibiotics as the supposed ground of their antifungal action was shown in the last decade (cf. KINSKY 1967). The membrane damage manifests itself in the leakage of metabolically important substances such as K^+, PO_4^{3-}, amino acids etc. As regards nystatin it was demonstrated, however, that it prevents the glucose accumulation in Procandida albicans (NOVAK 1967).

Methodically the ion leakage caused by polyenes was mainly studied by flame photometry and by other chemical or radiochemical procedures. These methods are, however, laborious and time consuming thus limiting the possibilities to vary the experimental conditions. At the same time conductometry provides a more convenient method for such quantitative studies. This method does not need sampling followed by a separate chemical analysis, and the characteristic values can immediately be read or recorded automatically. Using this method the action of nystatin on the yeast Procandida albicans was compared to that of other substances. The caused conductivity alterations were measured in micro-Siemen /µS/ and were converted to nano equivalent ion liberation per mg dry weight of yeast /nE ion per mg d.w./ by the use of a calibration curve prepared with KCl solutions.

Figure 1 demonstrates the ion leakage of a suspension of Pc. albicans under the effect of 10, 20 and 40 µg per ml nystatin as well as of 3 per cent of methanol, ethanol, acetone and dimethyl sulfoxyde, resp. As it is seen, nystatin caused a considerable leakage of ions proportionally to its concentration while of the others only acetone caused a weak but comparable effect.

Thereafter the effect of nystatin was compared to that of digitonin and on the other hand both substances were paralelly given to cooled suspensions which were heated to room temperature only after 30 or 60 minutes. As it is shown in Figure 2 three remarkable facts were observed: 1. 200 µg per ml digitonin acted more strongly than 40 µg per ml nystatin, 2. the action of digitonin showed a lag period of ca. 30 minutes, while nystatin seems to act promptly as supposed earlier (SLAYMAN and SLAYMAN 1962), although in some other respects nystatin required a longer lag (NOVAK 1967), 3. both substances acted

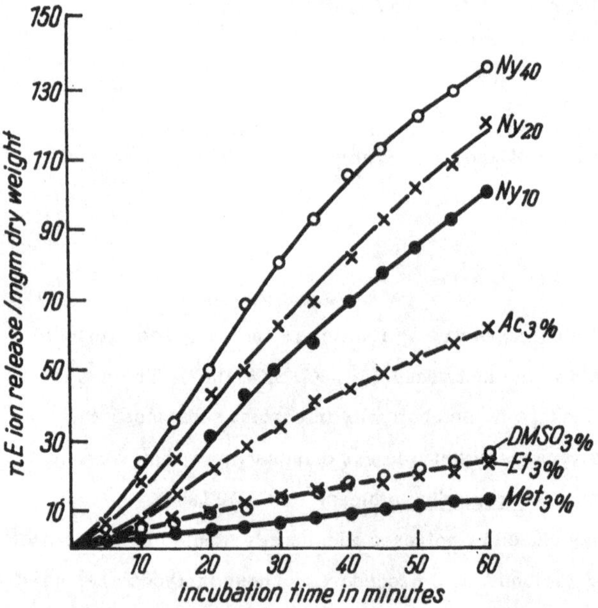

Abb. 1. Ion release in Procandida albicans suspensions caused by nystatin, methanol, ethanol, acetone and dimethylsulfoxyde. (Index numbers indicate the concentration in µg/ml or in per cent).

more strongly when they were preincubated with the cells in the cold.

On ground of the observed effects with nystatin other polyenes were investigated too. Figure 3 shows a comparison of the effects of 40 µg per ml nystatin, 100 µg per ml amphotericin B and 100 µg per ml pimaricin. Surprisingly amphotericin B acted more weakly than nystatin, while pimaricin proved to be practically inactive in this respect. For further comparison other substances were also investigated, out of which cethyl pyridinium bromide had a moderate effect, while Tween 80 and actidion were ineffective (Fig. 4).

According to the literature the molecular basis of membrane damage caused by polyenes is nothing else than the irreversible alteration of microdispersity and microstructure of ergosterol in the membrane (KINSKY 1967). The results obtained with repeatedly heated and cooled systems, however, do not support this explanation, as in each cold period the ion leakage broke, contradictory to stable and irreversible alterations (Fig. 5).

The increased rate of ion leakage in suspensions preincubated in the cold with nystatin suggests a time-requiring adsorption phase prior to membrane damage in the mechanism of action. Although the nystatin adsorption of susceptible cells has been known before (LAMPEN et al. 1959), the rate limiting role of this step is clearly demonstrated now.

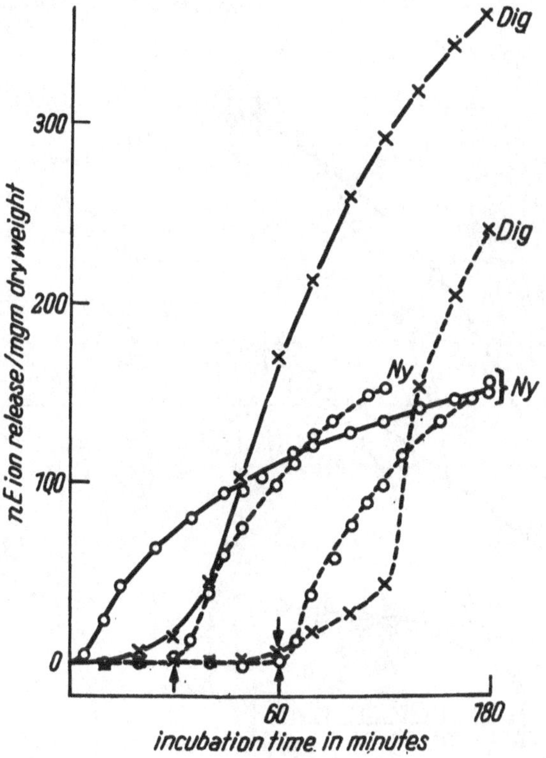

Abb. 2. Ion release in Procandida albican suspensions caused by 40 µg/ml nystatin an 200 µg/ml digitonin.
(in experimenta platted by dotted lines suspensions were cooled up to time indicated by the arrows).

For further confirmation in other experiments nystatin was added to the suspension in the cold and after a period of incubation an aliquot was taken out and washed repeatedly by centrifuging in the cold with a nystatin solution of the same concentration as initially the incubation mixture had been, and was resuspended in a cold nystatin solution of the same concentration as initially. Paralelly to this a second aliquot was taken and treated by the same manner, howovor, instead of nystatin solution distilled water was used both for washing and resuspending. At the end of these operations all the three suspensions were heated rapidly to room temperature and incubated for additional 50 minutes. Throughout the whole procedure, excluding centrifugations, the conductancies were measured (Fig. 6). The results unequi vocally confirm, that the cells bind appreciable amounts of nystatin in the cold. The nystatin bound by the surrounding solution, causing an increased effect on cells incubated again with new nystatin solution, while decreased on cells incubated after

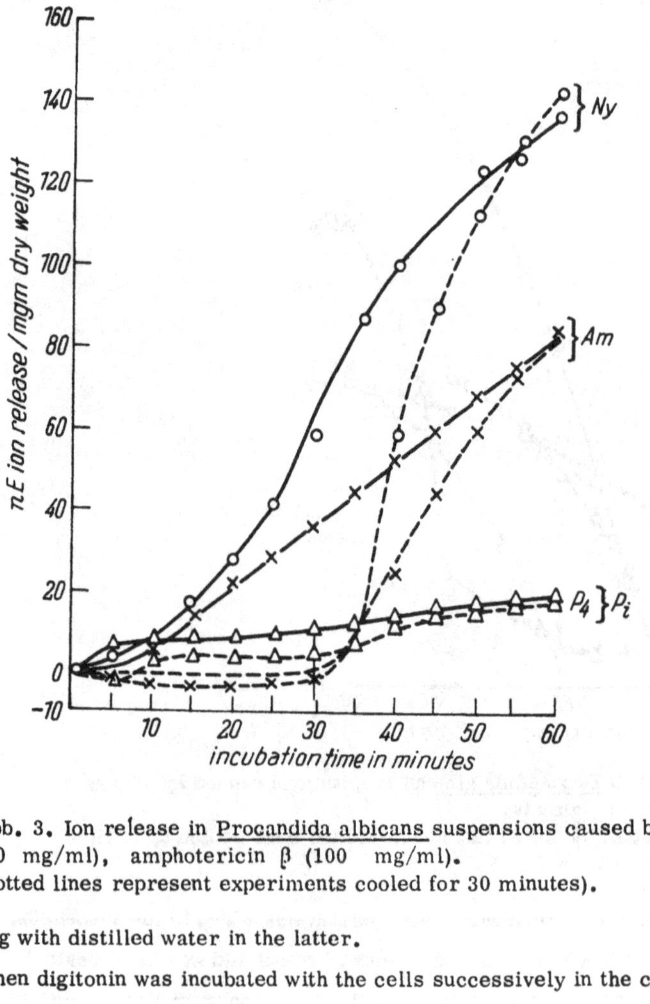

Abb. 3. Ion release in Procandida albicans suspensions caused by nystatin (40 mg/ml), amphotericin β (100 mg/ml).
(dotted lines represent experiments cooled for 30 minutes).

washing with distilled water in the latter.

When digitonin was incubated with the cells successively in the cold and at room temperature or vice versa, breaks in ion leakage not as marked as with nystatin were observed, although the curves were similar (Fig. 7). This may explained by the fact, that digitonin has a weak but definite action also in the cold.

The digitonin adsorption of the cells was confirmed by a similar manner to that of nystatin mentioned above (Fig. 8).

As a conclusion the following can shortly be said: 1. conductometry provides a new and very convenient tool for studying membrane damaging substances, and broadens the experimental possibilities and efficiency, 2. the actions of polyenes, although being similar in many respects, show strong differences (see above nystatin and pimaricin), 3. the membrane damage caused by nystatin is not a simple irreversible alteration of the sterol parts

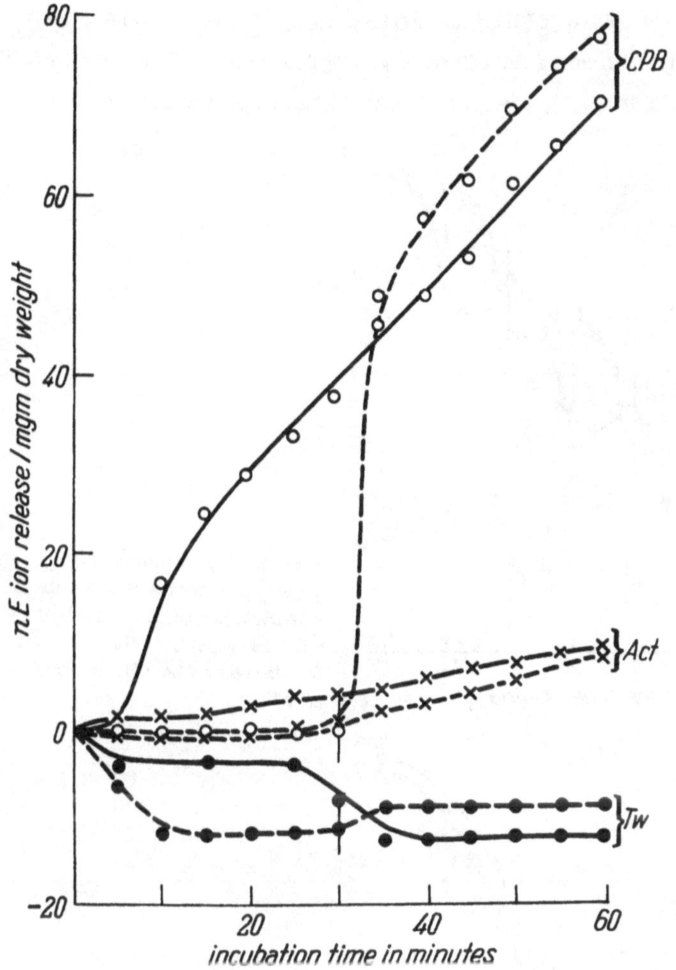

Fig. 4. Ion release in Procandida albicans suspensions caused by 3 % tween 80, 500 µg/ml actidion and 1 mg/ml cethylpyridinium bromide. (dotted lines represent experiments cooled for 30 min).

of cell membrane as has been supposed recently, but our results rather support the earlier view of the LAMPEN's school (LAMPEN 1062, CIRILLO 1063, CIRILLO et al. 1961), in the mechanism of action of nystatin and similarly of digitonin a time-requiring adsorption step preceeds the membrane damage and ion leakage, of which the former proceeds also in the cold, thus differing quantitatively a little from LAMPEN's results on Saccharomyces cerevisiae (LAMPEN et al. 1962), 5. whether the observed breaks in ion leakage at cooling the suspensions are results of physicochemical or biochemical alterations can not be answered yet, it is a question for further investigations, 6. methanol, ethanol and acetone in 3 % solutions caused no or very weak ion liberation although in 1 % solutions they have some effect on D-arabinose uptake (TEREN and NOVAK 1969), 7. cethyl pyridinium bromide acted moderately confirming the effectiveness of detergents (GHOSH and GHOSH 1963, WEISSMANN and SESSA 1967), however, Tween 80 had no or a weakly inversed

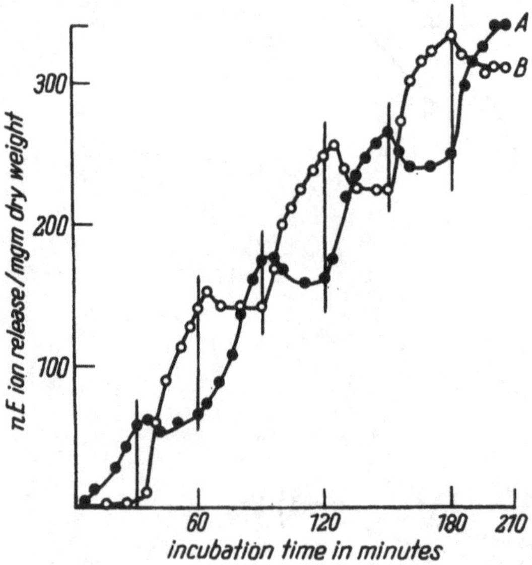

Abb. 5. Ion release in Procandida albicans suspensions incubated alternatively at 4 °C and 24 °C with 40 µg/ml nystatin.
(A started at 24 °C, B started at 4 °C).

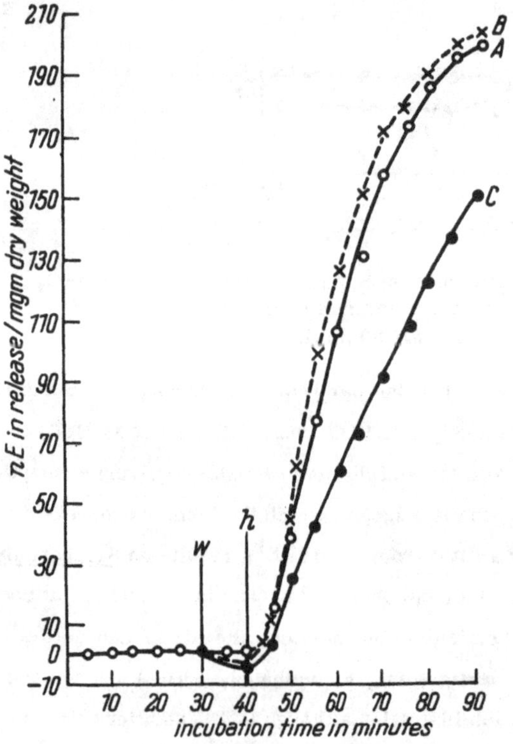

Abb. 6. Ion release in Procandida albicans suspensions caused by nystatin (40 µg/ml).
(ẇ = washing B with 40 µg/ml nystatin, C with dist, water; h = time of heating).

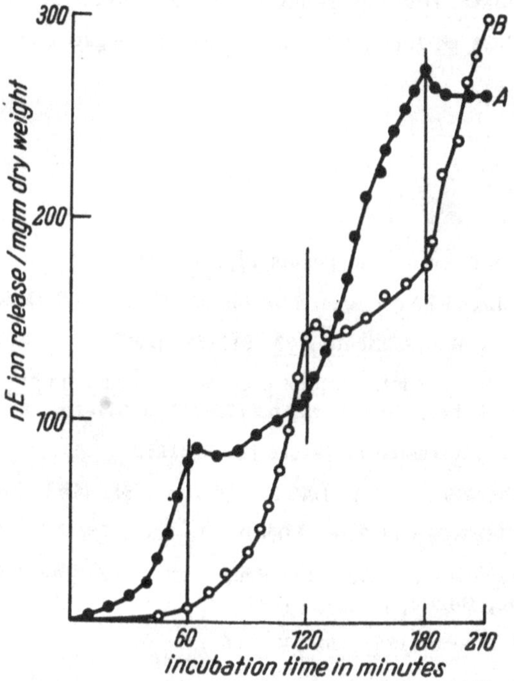

Abb. 7. Ion release in Procandida albicans suspensions incubated alternatively at 4 °C and 24 °C with 200 μg/ml digitonin.
(A started at 24 °C, B started at 4 °C).

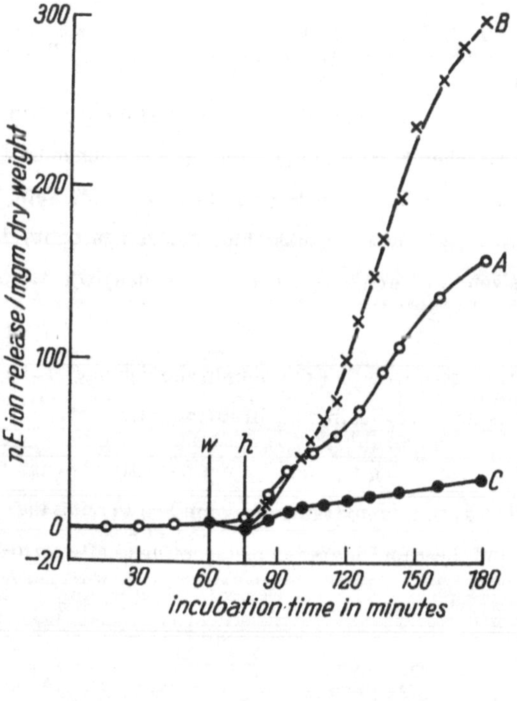

Abb. 8. Ion release in Procandida albicans suspensions caused by digitonin (200 μg/ml).
(w = washing B with 200 μg/ml digitonin, while C with dist. water, h = time of heating).

effect in this relation, although it stimulated D-arabinose uptake similarly to the above mentioned lipoid solvents (TEREN and NOVAK 1969), 8. actidion used as a negative control was without any effect as supposed.

LITERATURE

CIRILLO, V.P.: News Letter to Persons Interested in Yeasts 12, 7 (1963).

CIRILLO, V.P., M. HIRSCH and J.O. LAMPEN: J. gen. Microbiol. 35, 249-259 (1964).

GHOSH, A. and J.J. GHOSH: Ann. Exptl. Med./Calcutta/ 23, 611-626 (1963).

KINSKY, S.C.: In Gottlieb D. and Shaw P.D. (eds): Antibiotics. vol. I Mechanism of action. Springer Verlag, Berlin-Heidelberg-New York, p. 122-141 (1967).

LAMPEN, J.O.: News Letter to Persons Interested in Yeasts 11, 23 (1962).

LAMPEN, J.O, P.M. ARNOW, Z. BOROWSKA and A. LASKIN: J. Bact. 84, 1152-1160 (1962).

LAMPEN, J.O., E.R. MORGAN, A. SLOCUM and P.M. ARNOW: J. Bact. 78, 282-289 (1959).

NOVAK, E.K.: Intern. Symp. on the Mechanism of Action of Fungicides and Antibiotics/ Reinhardsbrunn 1966/ Akad. Verlag, Berlin, p. 51-57 (1967).

SLAYMAN, C.L. and C.W. SLAYMAN: Science 136, 876-877 (1962).

TEREN, J. and E.K. NOVAK: This Symposium (1969).

WEISSMANN, G. and G. SESSA: J. Biol. Chem. 242, 616-625 (1967).

DISKUSSION

LYR (Eberswalde, DDR): Nystatin soll nach FINKELSTEIN und CASS (1968) durch Ringbildung zu einer Durchlöcherung von synthetischen Membranen führen. Die von Ihnen beschriebene Temperaturabhängigkeit dürfte keine einfache Steigerung der Diffusionsrate sein, sondern deutet auf eine Stimulierung physiologischer Prozesse hin. Allerdings sollte die physikalische Änderung in Abhängigkeit von der Temperatur gesehen werden, wie sie auch an synthetischen Membranen auftrat.

NOVAK (Budapest, Ungarn): It should be emphasized that the membrane damage caused by nystatin and at least partly by digitonin is not irreversible as previously thought.

GIRBARDT (Jena, DDR): Is the method of measuring ion release not sensitive enough to detect leakage at 4 ^{o}C or do you think that at this temperature no ions are leaving the cell? In the latter case I do not understand the rapid increase of ion release after pre-cooling the specimen.

NOVAK: The conductometric curves were corrected for the ca. 20 % decrease of conductancies measured in the cold (4 °C). Therefore the curves confirm the supposition that ion leakage stops when the suspension is cooled to 4 °C. On the base of the increased rate of ion release in suspensions preincubated for a period with the agent in the cold, we suppose the mechanism of ion leakage consists of two successive parts. First of which, probably an adsorption on the membrane, does not depend on temperature, while the second phase, the alteration of membrane structure takes place only at higher, at least at room temperatures. Thus when the first phase was left to proceed under cooling, the rate of ion leakage depends only on the second phase.

KRAEPELIN (Braunschweig, DBR): Die Glucose-induzierte (aktive) Exkretion bei 260 nm absorbierender Zellprodukte ist ebenfalls bei + 4 °C fast vollständig unterdrückt.

HOFMANN (Leipzig, DDR): Are there qualitative differences among different cations and anions under conditions used in your experiments?

NOVAK: In conductometry there is no qualitative differency between cations and anions, however their motility could be different according to their size. But when the ions are liberated by a cell, a more complex situation should be taken into consideration.

THE ACTION OF LUCENSOMYCIN ON SOME MICROORGANISMS

A. GREIN and A. SANFILIPPO

"FARMITALTA" Instituto Ricerche, Milano (Italy)

Lucensomycin (also known as etruscomycin) is an antifungal polyene antibiotic isolated from the culture broth of Streptomyces lucensis (ARCAMONE et al. 1957).

It belongs to the tetraene group of these antibiotics (ARCAMONE and PEREGO, 1959) and its complete structure has been elucidated by GAUDIANO et al. (1964, 1966a and 1966b).

Its close similarity with the tetraene antibiotic pimaricin (PATRICK et al. 1958a and 1958b) is shown in Figure 1. The antimycotic activity of lucensomycin has been studied extensively by GRAESSLE et al. (1962) while its inhibiting activity against Entamoeba histolytica and Trichomonas vaginalis had been previously reported by Di MARCO and GHIONE (1957).

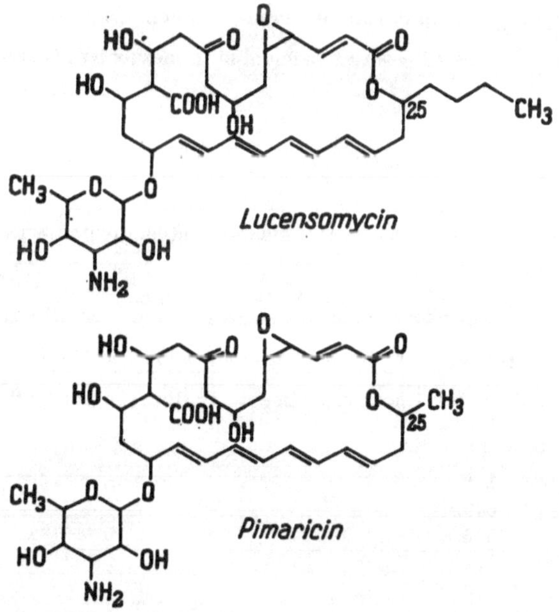

Fig. 1.

Among the polyene antibiotics those possessing a tetraene chromophore have been the most widely investigated, due to their usefulness in chemotherapy, with regard to the mechanism of action upon various microorganisms. A recent review of these studies is given by KINSKY (1967); the mechanism of action of lucensomycin upon yeasts was investigated by GHIONE et al. (1961) who confirmed what already known for the other tetraenic polyenes, like nystatin, amphotericin B and filipin, that it is an interaction with steroid compounds. The permeability alterations caused by the polyene antibiotics in sensitive fungi led to the hypothesis that the steroid compounds present in the cell membrane of those organisms and not pretent in bacteria, were the binding sites of the polyenes. This hypothesis has been largely confirmed for the fungi, for higher algae and to some extent for the protozoa (KINSKY, 1967).

Among the protozoa Leishamania donovani only has been extensively investigated with regard to its sensitivity to nystatin (GHOSH et al., 1960, 1961, 1962a, 1963a, 1963b).

In order to acquire more information about the effect of polyenes upon protozoa, we studied the activity of lucensomycin upon the protozoan Entamoeba histolytica, an organism known to contain cholesterol in its cellular structures and which is able to take it up from the substrate (SNYDER and MELENEY, 1943; GRIFFIN and Mc CARTEN, 1949; LATOUR, REBUES and GUIDRY, 1965).

Furthermore parallel experiments were carried out with two gram positive bacteria, Bacillus sphaericus and Bacillus subtilis, both devoid of any steroid compound in their cell structures, the former of which however known as being able to metabolize these substances (GAUL et al., 1961).

Materials and methods

Entamoeba histolytica strain F22 was grown in Pavlova[(o)] medium supplemented with cholesterol at 0, 1, 4 and 16 μg/ml.

After 48 hours' incubation at 37 °C, the protozoan was harversted in a small volume of culture medium and lucensomycin was added at concentration of 0, 50 and 100 μg/ml.

The cultures were incubated at 37 °C for 1 hour and observed microscopically in order

---

(0) = $Na_2HPO_4 \cdot 2H_2O$	g	1.5
KH_2PO_4	"	0.38
NaCl	"	6.6
Yeast extract	"	0.9
horse serum	ml	100.0
H_2O to	"	1000
pH = 7.2		

to determine the number of the intact protozoa in the different experimental conditions.

B. subtilis strain 6633 ATCC and B.sphaericus strain 7055 ATCC were grown in nutrient broth with or without cholesterol 50 µg/ml. After 24 hours' incubation at 37 °C with shaking the cultures were centrifuged, washed with sterile saline and resuspended into nutrient broth with or without the addition of 100 µg/ml of lucensomycin. After 1 hour's incubation at 37 °C the number of the viable microorganisms present was determined by plate counting.

Results

The cholesterol at the concentrations of 1 and 4 µg/ml does not modify the growth of E.histolytica (Tab. 1) significantly.

Table 1

Effect of cholesterol on the growth of E.histolytica.
Number of cells x 10^3/ml.

Exp. N.	Cholesterol µg / ml		
	0	1	4
1	240	264	288
2	245	274	226

The lucensomycin determines the lysis of the cells of E.histolytica cultured either in the presence or in the absence of cholesterol, but the lysis caused by a constant concentration of lucensomycin is proportional to the quantity of the cholesterol added to the preculture medium (Fig. 2).

On the contrary, B.sphaericus and B.subtilis are not affected at all by the action of lucensomycin, whether they were grown in the presence or absence of cholesterol.

In fact the number of viable bacterial cells for both cultures after contact with lucensomycin, is practically the same of the control, which was kept without the antibiotic (Tables 2 and 3).

Discussion

As shown by the experimental data here reported, lucensomycin exerts a lytic action upon. E.histolytica : the higher the cholesterol concentration of the culture medium used for the growth of the protozoan, the stronger the action of the antibiotic.

On the other hand lucensomycin did not show any activity upon the two schizomycetes,

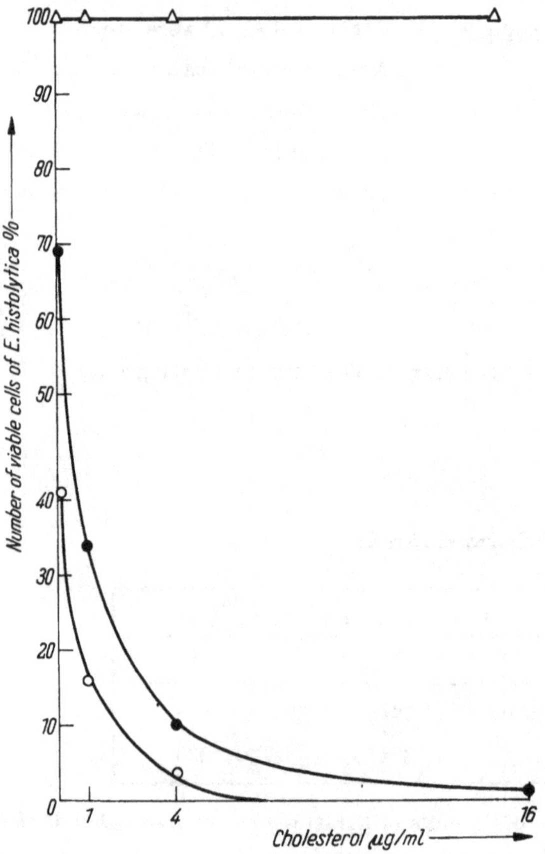

Fig. 2. Effect of lucensomycin on E. histolytica grown in the presence of various concentrations of cholesterol.

△——△ no lucensomycin
●——● lucensomycin 50 µg/ml
○——○ lucensomycin 100 µg/ml

Table 2

Effect of lucensomycin on B. sphaericus grown in the presence of cholesterol. Number of viable cells x 10^5/ml.

Lucensomycin µg/ml	Cholesterol µg/ml in the preculture medium 0	50
100	484	473
0	470	586

Table 3

Effect of lucensomycin on B.subtilis grown in the presence of cholesterol. Number of viable cells x 10^6/ml.

Lucensomycin µg/ml	Cholesterol µg/ml in the preculture medium	
	0	50
100	119	128
0	100	102

B.sphaericus and B.subtilis, even when both were grown in the presence of cholesterol.

The microorganisms investigated here show different behaviors towards steroid compounds.

E.histolytica utilizes and incorporates exogenous steroids into its cellular structures (membranes). B.sphaericus metabolizes exogenous steroids whitout using them up for building essential cell constituents. Finally B.subtilis neither takes up nor metabolizes steroids of any kind.

We may therefore presume that these different behaviors are determinant for the different sensitivities to lucensomycin of the tested microorganisms.

The behavior of E.histolytica is somehow comparable to that one shown by the microorganism Mycoplasma laidlawii which was the subject of brilliant studies in regard to its response to the action of the polyene antibiotics (WEBER and KINSKY, 1965; FEINGOLD, 1965). This latter microorganism will grow in the presence and in the absence of exogenous steroids almost as well; it is inhibited by polyenic antibiotics but when grown in a medium supplemented with steroid compounds; however when it grows in the absence of those compounds which, as already mentioned, are not essential for its growth and are not synthetized with its own biosynthetic mechanism, the microorganism will not be sensitive to the action of the antibiotic.

Similarly, the cells of E.histolytica, if precultured in a medium supplemented with steroids, may become more sensitive to the action of lucensomycin due to an enhanced incorporation of cholesterol into its cellular structures, and in consequence to an encreased size of the target of the antibiotic.

As far as the schizomycetes are concerned, steroids may or may not be metabolized substances for them, but in spite of this possibility, they will in no way become building stones of their structures. The lack of sensitivity to lucensomycin shown by B.sphaericus, even after preculutre in a medium supplemented with steroids is a quite good evidence that lucensomycin, like the other antibiotics of this group, has a lethal action but on those micro-organisms endowed with structures showing suitable binding-sites.

LITERATURE

ARCAMONE, F., C. BERTAZZOLI, G. CANEVAZZI, A. Di MARCO, M. GHIONE and A. GREIN: Giorn.Microbiol. 4, 119-128 (1957).

ARCAMONE, F. and M.A. PEREGO: Ann.di Chimica 49, 345-351 (1959).

DI MARCO, A. and M. GHIONE: Comun. at the 5th Nat.Congress of Chemotherapy, Turin, Juni 1957.

FEINGOLD, D.S.: Biochem.Biophys.Research Comm. 19, 261-267 (1965).

GAUDIANO, G., P. BRAVO and A. QUILICO: Atti Accad. Naz. Lincei (VIII), 36, 589-595 (1964).

GAUDIANO, G., P. BRAVO and A. QUILICO: Tetrahedron Letters, N. 30, pp. 3559-3565 (1966a).

GAUDIANO, G., P. BRAVO, A. QUILICO, B.T. GOLDING and R.W. RICKARDS: Tetrahedron Letters, N. 30, pp. 3567-3571 (1966b).

GAUL, C., S.R. STITCH, M. GUT and R.I. DORFMAN: J.Org.Chem. 24, 418-419 (1959).

GAUL, C., R.I. DORFMAN and S.R. STITCH: Biochim.Biophys.Acta 49, 387-389 (1961).

GHIONE, M., A. SANFILIPPO, R. MAZZOLENI and A. MIGLIACCI: Giorn.Microbiol. 9, 73-82 (1961).

GHOSH, B.K., D. HALDER and A.N. CHATTERJEE: Ann.Biochem.and Exptl.Med. (Calcutta) 20, 55-56 (1960).

GHOSH, B.K. and A.M. CHATTERJEE: Ann.Biochem. and Exptl.Med. (Calcutta) 21, 343-354 (1961).

GHOSH, B.K. and A.N. CHATTERJEE: Antibiotics and Chemotherapy 12, 204-206 (1962a).

GHOSH, B.K. and A.N. CHATTERJEE: Ann.Biochem. and Exptl.Med. (Calcutta) 23, 173-186 (1963a).

GHOSH, B.K. and A.N. CHATTERJEE: Ann.Biochem. and Exptl.Med. (Calcutta) 23, 309-318 (1963b).

GRAESSLE, O.E., H.F. PHARES and H.J. ROBINSON: Antibiotics and Chemotherapy, vol. XII, n.10, 608-617 (1962).

GRIFFIN, A.M. and W.G. Mc CARTEN: Proc.Soc.Expt.Biol.Med. 72, 645-648 (1949).

KINSKY, S.C, in: D. GOTTLIEB and P.D. SHAW "Antibiotics I. Mechanism of action". Springer Verlag, Berlin (1967).

LATOUR, N.G., R.E. REBUES and M.A. GUIDRY: Expt.Parasitology 16, 18-22 (1965).

PATRICK, J.B., R.P. WILLIAMS, C.F. WOLF and J.S. WEBB: J.Am.Chem.Soc. 80, 6688 (1958a).

PATRICK, J.B., R.P. WILLIAMS and J.S. WEBB: J.Am.Chem.Soc. 80, 6689 (1958b).

SNYDER, T.L. and H.E. MELENEY: J.Parasitology 29, 278-284 (1943).

WEBER, M.M. and S.C. KINSKY: J.Bact. 89, 306-312 (1965).

DISKUSSION

WACKER (Frankfurt/M., DBR): Induziert man bei Streptomyces hydrogenans Enzyme mit Steroiden, so werden diese Steroide in die Zellmembran eingebaut.

GREIN (Milano, Italien): Dies ist eine interessante Feststellung. Es wäre von Bedeutung, zu prüfen, ob der so induzierte S. hydrogenans für polyene Antibiotika ansprechbar wird.

LYR (Eberswalde, DDR): Sterols seem to be no essential constituents of cytoplasmatic membranes although they have a stabilizing effect in many cases. The example of Pythium and related fungi shows that sterols, normally absent in the membrane, can be incorporated after addition to the medium and then make the fungi sensitive to nystatin (SCHLOSSER, E. and D. GOTTLIEB, J. Bact. 91, 1080 (1966). But the content of sterols is not in all cases sufficient to make an organelle sensitive to polyenes (f.i. mitochondria). It could perhaps be that the sensitivity against polyenic antibiotics is masked by a high phospholipid/sterol ration (KINSKI, S.C. et al. Mol. Pharmakol. 1, 190 (1965).

SOME NEW DATA ON THE ANTIFUNGAL EFFECTS OF STEROID GLYCOSIDES

L. FERENCZY, F. KEVEI, I. BEREK and J. TEREN

Institute of Plant Physiology and Microbiology,
József A. University of Szeged (Hungary)

The antifungal steroid glycosides are membrane-active compounds; the fungicidal effect being due to their ability to form complexes with ergosterol in the cell membrane (FERENCZY and KEVEI 1967 a-c). Two aspects of this problem will be dealt with:

(1) Structure-activity relationships,

(2) the reason for the relative insensivity of the cells to steroid glycosides at low temperature.

(1) Structure-activity relationships

The composition of the sugar moiety of the molecules is a decisive factor in fungicidal activity (FERENCZY and KEVEI 1967 a-b). The effects of some alterations in the steroid moiety have also been studied. To examine the possible influence of changing the steric position of the N-atom in the F-ring, tomatin was compared with soladulcidin-tetraoside and β-solamarin with solamargin. To study the role of Δ^5 double bond, solamargin was hydrogenated and its activity compared with that of solamargin. Dioscin, in which 0 replaces N in the F-ring, was isolated and its microbiological activity compared with solamargin. All compounds were of p.u.sc. grade. Their structures are given in Figure 1.

The glycosides were dissolved in ethanol. Two-thirds dilution series were made using Sabouraud culture medium (pH 7,0) containing 2 % agar as a dilutant. The final concentration of ethanol was 1 %. Conidia of Actinomucor repens and Syncephalastrum racemosum and budding cells of Candida albicans and Hansenula anomala were applied to the surface of the solidified medium (10^3 cells/cm^2), and incubated for 36 hours at 30 °C, then assayed for growth.

The intensity of complex-formation with ergosterol has also been measured. Ergosterol (2×10^{-3}M) and glycosides (10^{-3}M) were dissolved in 90 % ethanol, and incubated for 12 hours at 20 °C. Complex-crystals (1:1 molar ratios) were formed. The level of ergosterol remaining in solution was measured at 281 nm, from which intensity of glycosides to form a complex was calculated.

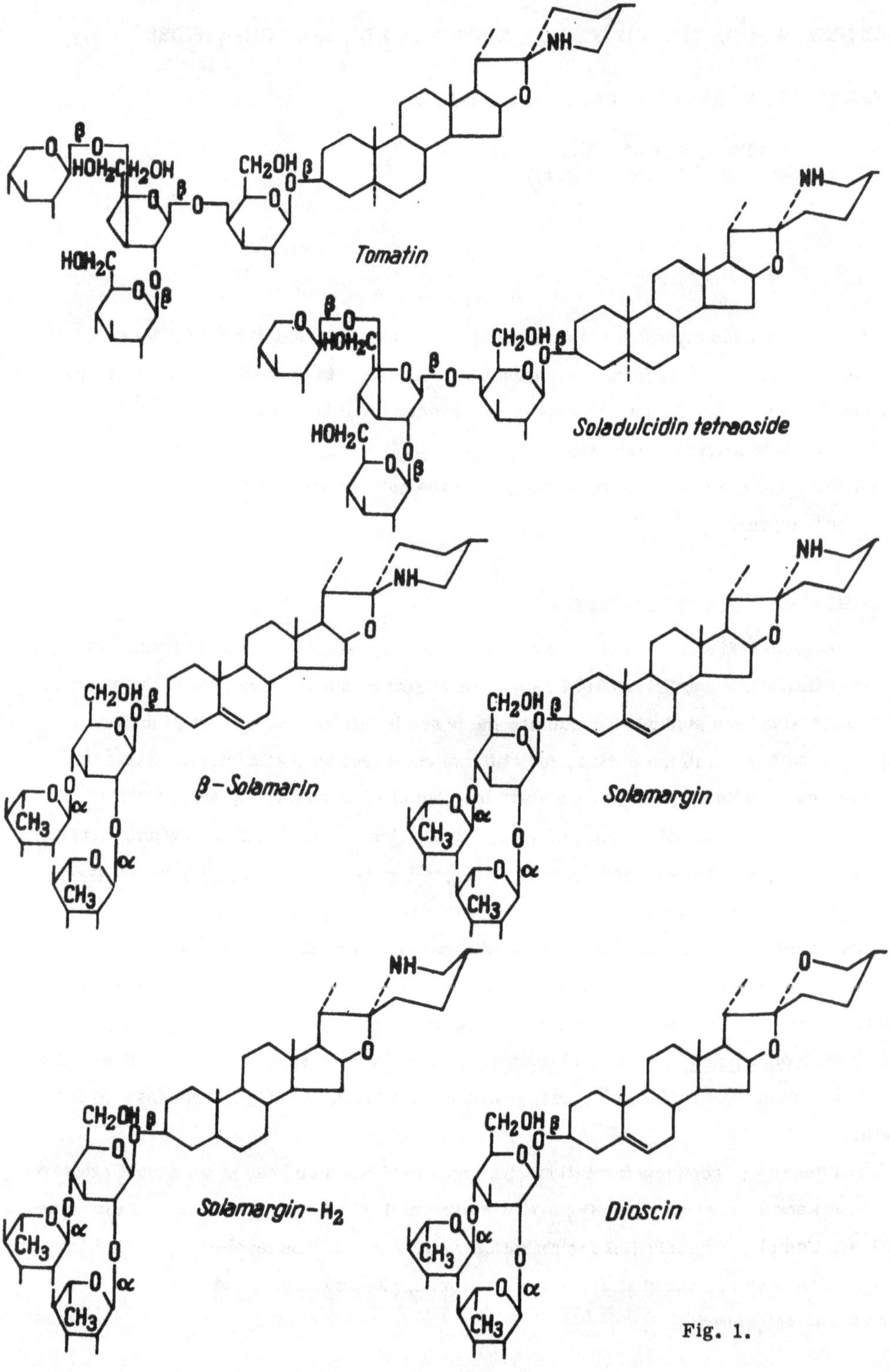
Tomatin
Soladulcidin tetraoside
β-Solamarin
Solamargin
Solamargin-H2
Dioscin

Fig. 1.

The results of the microbiological assay and the intensity of complex-formation are recorded in Table 1.

Table 1

Antifungal activity and complex-forming intensity of steroid glycosides.
A: Actinomucor repens; S: Syncephalastrum racemosum; C: Candida albicans;
H: Hansenula anomala. CX: complex-forming intensity.

Compounds	minimum inhibitory conc., µg/ml				CX %
	A	S	C	H	
tomatin	3.0	4.2	16.5	4.8	86.4
soladulcidin tetraoside	2.7	3.7	16.5	4.1	99.0
β-solamarin	16.4	16.4	>100	13.0	40.9
solamargin	13.0	10.8	33.5	13.0	43.4
solamargin-H_2	27.0	36.7	>100	36.7	14.6
dioscin	44.0	>100	>100	2.7	98.0

From the data presented in Table 1 the following conclusions can be drawn:

(a) The steric position of the N atom in the F-ring is not decisive factor for microbiological activity. The fungicidal activity of tomatin resembles that of soladulcidin tetraoside, and the activity of β-solomarin is similar to that of solamargin.

(b) Removing the Δ^5 double bond in solamargin, i.e. changing the position of the A-ring considerably reduces fungicidal activity.

(c) The fungicidal effect of dioscin on Hansenula anomala is both high and consistent with the intensity of complex-formation, while other fungi are relatively insensitive. The presence of 0 instead of N in the F-ring influences fungicidal activity. Whether fungicidal activity is enhanced or decreased depends on the fungal species tested.

(d) Good correlations exist between the fungicidal activity and the ability to form a complex. The grater the tendency to enter into complex-formation the grater is the microbiological activity.

(2) Insensitivity at low temperature

Intensively budding cells of Pichia saitoi (2×10^4 cells/ml) were treated with tomatin (100 µg/ml) and solamargin (200 µg/ml) in phosphate buffer (M/15, pH 7,0) at 20 °C and at 0 °C. Samples were taken and viable cell counts were made by plating (Fig. 2).

At 0 °C tomatin has no effect upon the number of viable cells, while solamargin causes

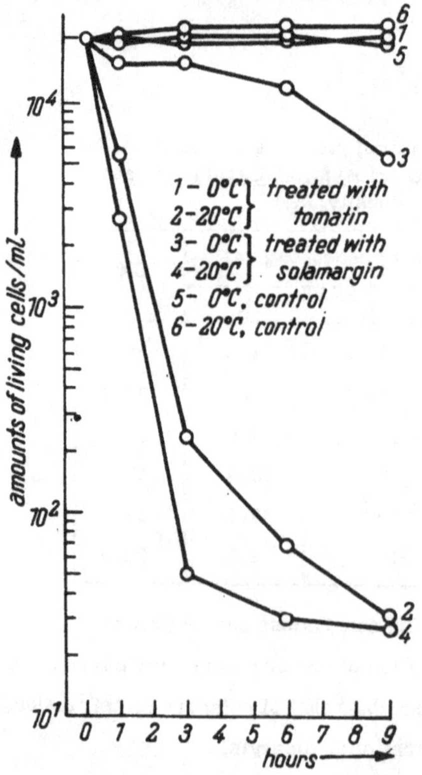

Fig. 2. Fungicidal activity of tomatin and solamargin on Pichia saitoi cells.

only a marginal decrease. In contrast, at 20 °C few cells survive treatment with either compound.

The fungicidal effect parallels the rapid release of amino acids from the cells, indicating the disorganization of the cell membrane. To measure this release, cell suspensions of Pichia saitoi (10^7 cells/ml) were used (FERENCZY and KEVEI 1967 a).

The results, shown in Figure 3, indicate that the cell membrane is heavily damaged at 20 °C but not at 0 °C.

We may also ask, whether the cell wall is a protective layer at 0 °C or whether the cell membrane becomes resistant. To answer this question, protoplasts were produced from Syncephalastrum racemosum and their sensitivity compared with that of intact cells. The procedure for producing pure protoplast suspensoin is given in Figure 4.

Protoplasts (2×10^3/ml) were treated at 20 °C and at 0 °C in equi-osmotic medium (pH 7,0) with tomatin and solamargin. Samples were taken at 10-minute intervals and 50 µl gently mixed into the semi-solid regenerating medium. The inoculated areas were

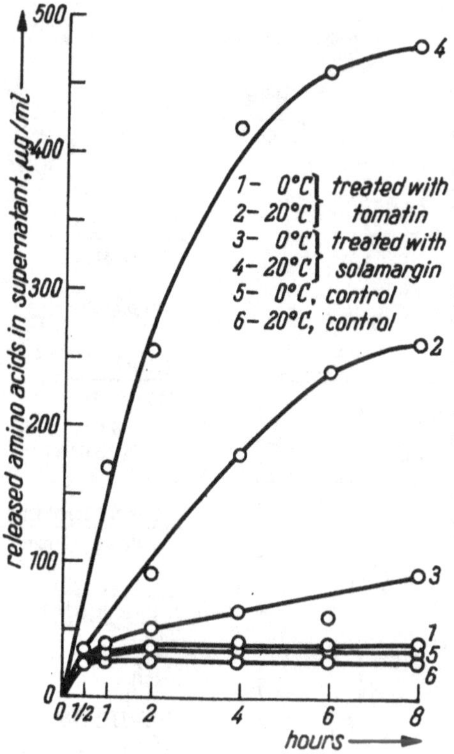

Fig. 3. Release of amino acids from Pichia saitoi cells.

2 cm in diameter and 2 mm in depth. Living protoplasts regenerate in 24 hours at 30 °C. Colony counts were made microscopically at an early stage of development. At later stages colonies were readily visible.

To make comparisons with the sensitivity of protoplasts, germinating conidia were used. Uniformity was achieved by allowing the conidia to germinate in Sabouraud liquid medium for 10 hours at 30 °C, then by filtration (glass filter G_2) and subsequent germination for 4 hours. Other conditions were as used for protoplast culture. The results are given in Figuro 5.

Both protoplasts and intact cells were similarly sensitive to tomatin and solamargin at 20 °C and resistant at 0 °C. These results indicate that the cell wall do not take part in rendering the cells resistant at 0 °C, but that the membrane itself becomes resistant.

A new problem arises at this point. There is reason to belive that the structure of the cell membrane is more compact and the ergosterol molecules are more covered or fixed at 0 °C than at 20 °C. If glycosides can intensively react with membrane ergosterol

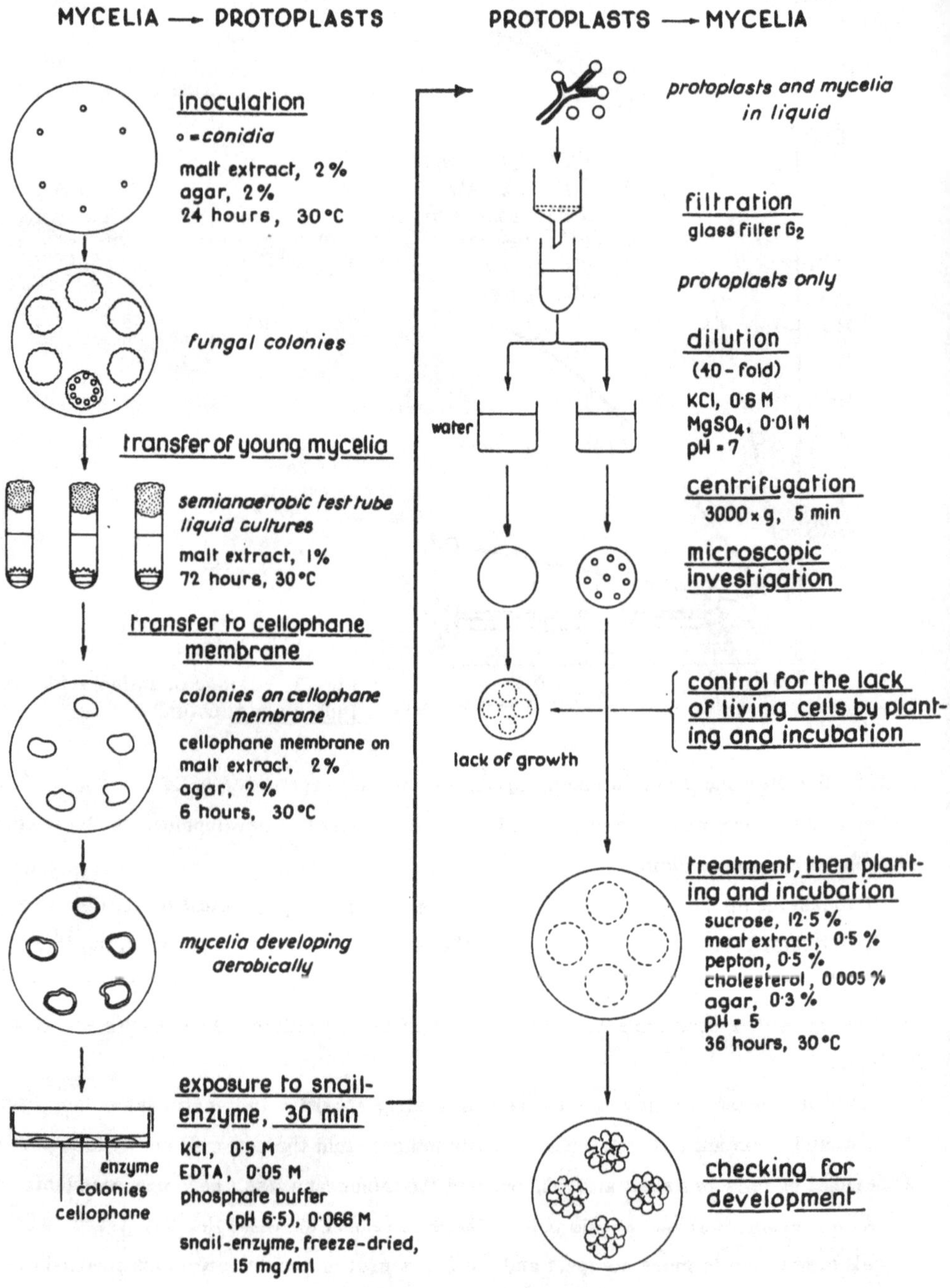

Fig. 4. The scheme of protoplast production and regeneration of Syncephalastrum racemosum.

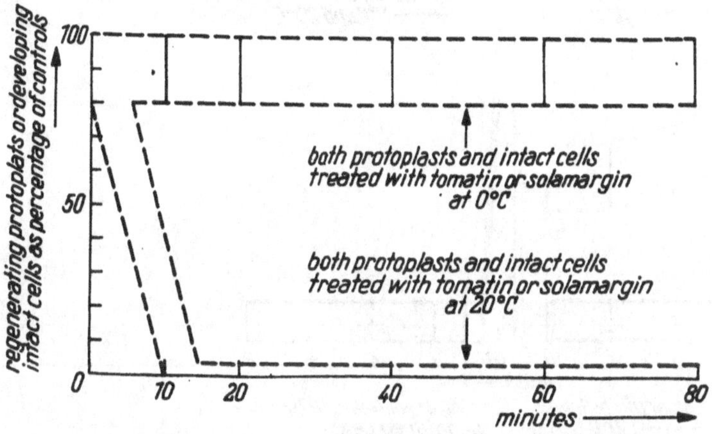

Fig. 5. Sensitivity of protoplasts and intact cells of Syncephalastrum racemosum to tomatin and solamargin. Vertical lines: confidence limits.

in such circumstances, the cause of resistance could be that - despite the existence of complex-formation - the characteristic system of holes can not form in the compacted membrane. If they can not, the lack of disorganization is due to the inability of the fixed membrane ergosterol to react freely with glycosides.

Pichia saitoi cells (10^9/ml) were treated in phosphate buffer (M/15, pH 7,0) with tomatin (100 µg/ml) and with solamargin (200 µg/ml) at 20 °C and at 0 °C. Samples were taken, centrifuged, and the amount of steroid glycosides remaining in the supermatant determined by quantitative thin-layer chromatography. Before treatment an aliquot was heat-denatured for comparison between the binding capacites of living and dead cells. The results are given in Figure 6.

It would appear that the insensitivity at 0 °C is the result of a lessened availability of membrane sterols to glycosides. At 20 °C the binding of glycosides is rapid and almost complete. The binding capacity of denatured cells is especially intensive and - in contrast to the living cells - not heat-dependent at all. The structural reasons for ergosterol molecules in the membrane binding the steroid glycosides intensively at 20 °C and poorly at 0 °C remains to be elucidated.

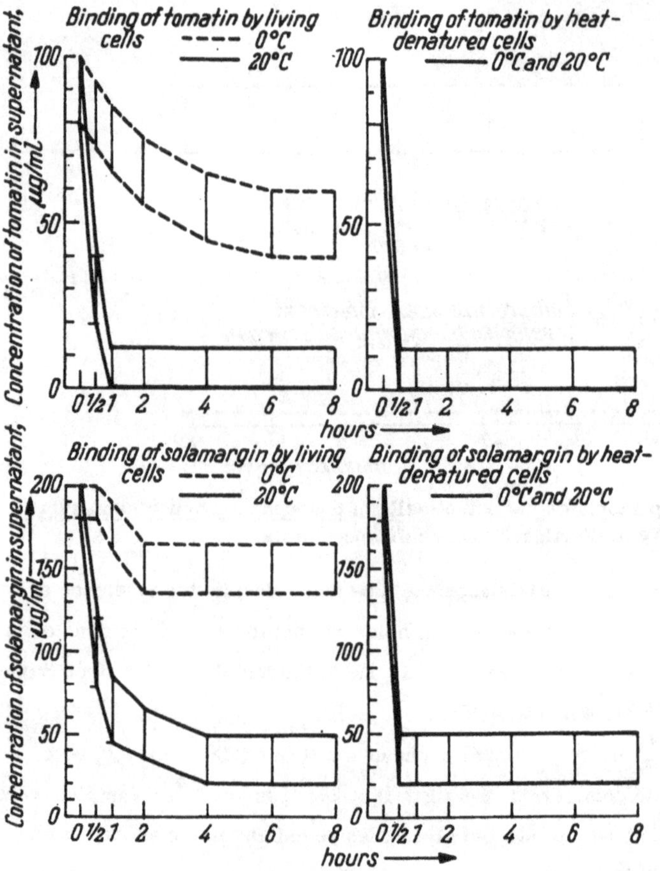

Fig. 6. The rate of binding tomatin and solamargin by Pichia saitoi cells. Vertical lines: confidence limits.

LITERATURE

FERENCZY, L. and F. KEVEI: Symp. on Mechanisms of Action of Fungicides, Akad. Verl., Berlin, 1967. p. 59 (1967 a).

FERENCZY, L. and F. KEVEI: Acta Microbiol. Acad. Sci. Hung., 14, 127 (1967 b).

FERENCZY, L. and F. KEVEI: Annual Meeting of Hung. Chem. Soc., Sec. Biochem., (2), 1 (1967 c).

DISKUSSION

LYR (Eberswalde, DDR): Your results present an explanation of the effects reported here by NOVAK. Obsiously configurational alterations in the membranes occur at low temperatures leading to lowered steroid-binding. According to KINSKI the phospholipid-sterol ratio plays an important role for the sensitivity of cells and organell)s. Alterations of this ratio here too might be the reason for the lowered capacity of (omplex formation.

FERENCZY (Szeged, Ungarn): It is very probable that the structure of the membranes is changed at low temperatures. This mag be the reason, why the availability of membrane ergosterol for steroid glycosides is so significantly decreased. The proportion of sterols and phospholipides was not investigated, however.

MÜLLER (Halle/S., DDR): Some slowly permeating anelectrolytes show extremely high temperature coefficients in plant cells, pointing to structural changes in the membranes. Pure lipids too show structural alterations at certain temperatures. The results support the opinion that between 4 °C and 24 °C membrane alterations take place. Then a changed reaction against the antibiotics seems possible.

PRZELECKA (Warschau, Polen): For EM studies we always fix the cells at 0 - 4 °C. I wonder if there would be differences in the picture of ultrastructure if the fixation would be performed at higher temperature. being more proper for a given organism.

FERENCZY: I quite agree with you. When treating at higher temperature and then fixing at low temperature one can hardly judge, whether the changes in membrane structure is really due to the treatment at higher temperature.

LYR: You stated that certain fungi show different sensitivity against steroid glycosides. Are there differences in the sterol contents or in the lipid-sterol ratios?

FERENCZY: The amount of ergosterol was determined in each microorganism tested. We could not find any relationship between the sensitivity and the amount of ergosterol.

ACTION OF ANTIMETABOLITES ON THE SUGAR TRANSPORT OF PROCANDIDA ALBICANS

E.K. NOVAK and T. DEAK

Department of Mycology, National Institute of Public Health, Budapest, and
Department of Food Technology and Microbiology, University of Horticulture,
Budapest (Hungary)

For evaluating the effect of various antibiotics on the metabolism of fungal cells two reasons make it necessary to investigate other metabolic inhibitors too. The first one is to get more an detailed data on the nature of metabolic processes *per se*, while the second one is to characterize by a comparison the type of inhibition caused by antibiotics. The effect of the antimetabolites on the basic metabolic processes are well studied, however, in relation to the transport phenomena the consequences of their inhibitory effects open new fields for further investigations.

At early stages the sugar transport of yeasts was studied in *Saccharomyces cerevisiae* or simply baker's yeast strains and on the base of these investigations the uptake of non-metabolizable sugars - in this case e.g. D-xylose (dX), D- and L-arabinose (dA, lA) L-sorbose (lSo) - was found to be a passive carrier mediated facilitated diffusion (CIRILLO 1961a). At the same time, however, the uptake of metabolizable sugars, e.g. D-glucose and some oligosaccharides, was considered upon indirect proofs as an active metabolic energy bound process (CIRILLO 1961b). The direct proof, namely the uphill transport of them cannot be observed because of their metabolic breakdown. That is the reason why glucose transport appears as a downhill process, although it is considered as an active on (ROTH-STEIN and van STEVENINCK 1966). The inhibition of metabolism, however, with the generally used antimetabolites is unsuccessfully suppressing the energy generation being the basic condition for the active nature of the process. Recently investigating other species than *S. cerevisiae*, e.g. *Rhodotorula gracilis*, *Candida beverwijkii* and *Procandida albicans*, an active metabolic energy bound transport of some of the above sugars was demonstrated (KOTYK and HÖFER 1965, DEAK and KOTYK 1968, DEAK and NOVAK 1969a), some of those started passively and turned to be active upon induction. Thus concerning the effect of the inhibitors of the intermediary metabolism the following suppositions can be made: 1. they do not alter the passive process, 2. they decrease the intracellular level of actively transported non-metabolizable sugars, 3. they increase the intracellular level of actively transported metabolizable sugars, and 4. they do not allow the passive transport to turn to an active process by inhibiting the energy generation necessary for both the induction and the asymmetric sugar distribution.

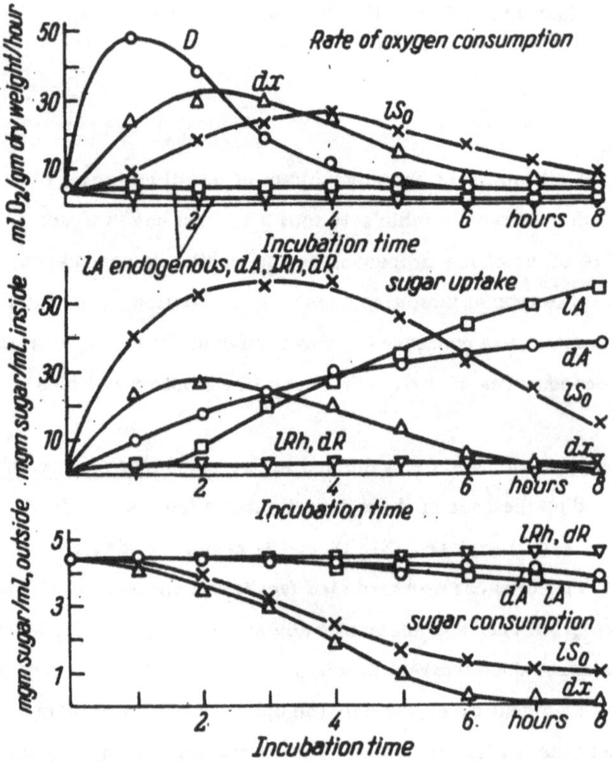

Fig. 1. Rate of sugar oxidation of Procandida albicans compared to the internal and external sugar levels (0,5 per cent initial sugar concentrations).

As the first example the sugar transport and respiration of Pc. albicans is shown (Fig. 1). According to DEAK and NOVAK (1969a) this species transports L-rhamnose, D-ribose and L-xylose passively equilibrating to the half of the sugar space of the cells, while the remaining sugars, dX, lSo, dA and lA are transported actively, however, the transport of the latter proves to be inductive. In Fig. 1 an inductive oxidative metabolism of dX and lSo is also seen. Thus each of the above mentioned groups can be studied in this model. DEAK and NOVAK (1969a) have shown that the uptake of dX could be suppressed by NaN_3 and iodoacetate (IAA) to the level of passive transport proceeding into the total sugar space, while the same inhibitors caused the lA uptake to remain at the initial passive transport level proceeding into the half of the sugar space.

In Fig. 2 the effects of various inhibitors on the uptake of dA are summarized. As it is seen, with inhibitor concentrations high enough, the uptake of dA can be suppressed to the passive transport level giving an equilibrium to the half of the sugar space, however, the dose-response curves decline differently. The effect of sorbic acid is di-cussed in details separately (DEAK and NOVAK 1969b).

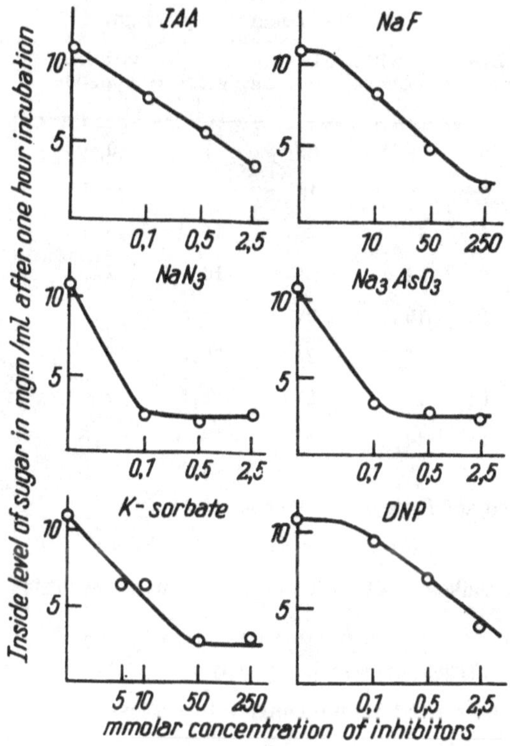

Fig. 2. Effect of inhibitors on the D-arabinose transport of Procandida albicans (initial sugar concentration 0,5 per cent).

Some aspects of the action of inhibitors on the glucose transport of Pc. albicans were published in 1966 by us at the first Reinhardsbrunn Symposium (NOVAK 1967). The transport of glucose and trehalose are constitutive while that of sucrose and methyl-alpha-glucoside were characterized as processes induced only aerobically in Pc. albicans (NOVAK and DEAK 1969). In the followings the effect of IAA is demonstrated on the constitutive glucose and trehalose and on the inductive sucrose and methyl-alpha-glucoside transport and respiration of Pc. albicans. As it is seen in Table 1 both the constitutive oxidation of glucose and the inductive one of sucrose were inhibited. Parallel to this an increase in the internal glucose level and the failure of sucrose transport were found under the effect of IAA. Fig. 3 showes a similarity in the behaviour of trehalose to glucose and of methyl-

Table 1

The uptake and the rate of oxidation of glucose and sucrose by Procandida albicans with and without 1 mmolar iodoacetate
(initial sugar concentration 2 per cent)

Time in minutes	Oxygen consumption rate ml 0_2/g d.w./hour				Sugar uptake mg sugar/g dry weight			
	without IAA		with IAA		without IAA		with IAA	
	glucose	sucrose	glucose	sucrose	glucose	sucrose	glucose	sucrose
20	36	3	0	0	6	3	7	0
40	42	9	0	0	9	13	11	0,5
60	36	45	0	0	11	26	14	-
80	33	48	0	0	12	29	16,5	1
100	24	42	0	0	13	27	18,5	-
120	21	36	3	6	13,5	24	20,5	2
140	18	30	6	6	14	21	22,5	-
160	15	24	9	9	14,5	17	24,5	2,5

alpha-glucoside to sucrose both in inhibited and in un-inhibited conditions.

In Pc. tropicalis both glucose and sucrose transport are constitutive (NOVAK and DEAK 1969) and hence the addition of IAA causes an elevation of the internal level of both sugars while inhibiting their oxidation.

In Pc. stellatoidea TEREN and NOVAK (1969) showed an initially passive transport of glucose turning to an "active" one after a lag period of 90 minutes followed by an increased respiration. The active parts of both processes were also sensitive to IAA.

As a summary it can be concluded that in the case of Pc. albicans the active transport processes of non-metabolizable sugars are suppressed to the level of their basic passive transport under the action of antimetabolites investigated. In some other yeasts, however, by inhibiting the energy supply of the active transport, the transport including also its basic passive part is damaged as a whole because of its tight metabolic coupling (KOTYK and HÖFER 1965, DEAK and KOTYK 1968). As regards the actively transported metabolizable sugars in Pc. albicans, by the use of antimetabolites a constant level of internal sugar equal to the diffusion equilibrium can be achieved.

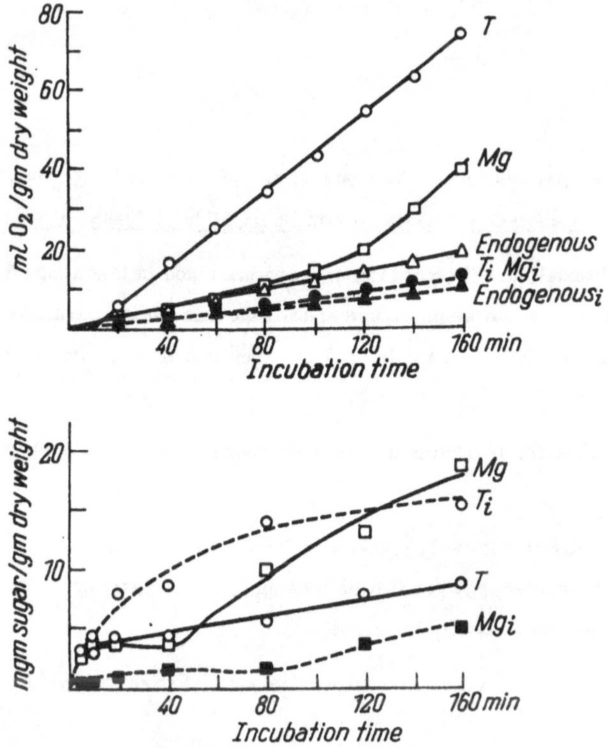

Fig. 3. Oxidation and uptake of trehalose (T) and methyl - α - glucoside (Mg) by Procandida albicans, with and without iodoacetate (i).

LITERATURE

CIRILLO, V.P.: Trans. N.Y. Acad. Sci. ser. II. 23, 725-734 (1961a).

CIRILLO, V.P.: Ann. Rev. Microbiol. 15, 197-218 (1961b).

DEAK, T. and A. KOTYK: Folia microbiol., Prague 13, 205-211 (1968).

DEAK, T. and E.K. NOVAK: Abstr. 3rd Intern. Symp. on Yeasts, Delft, in press (1969a).

DEAK, T. and E.K. NOVAK: Publ. of the Intern. Symp. on Modes of Action of Fungicides, Antibiotics and Cytostatics (Reinhardsbrunn 1969) in press (1969b).

KOTYK, A. and M. HÖFER: Biochim. Biophys. Acta 102, 410-422 (1965).

NOVAK, E.K.: Publ. of the Intern. Symp. on the Mechanism of Action of Fungicides and Antibiotics (Reinhardsbrunn 1966), Akad. Verlag, Berlin, p. 51-57 (1967).

NOVAK, E.K. and T. DEAK: Abstr. 3rd Intern. Symp. on Yeast, Delft, in press (1969).
ROTHSTEIN, A. and van J. STEVENINCK: Ann. N.Y Acad. Sci. 137, 606-623 (1966).
TEREN, J. and E.K. NOVAK: (to be published, 1969).

DISKUSSION

HOFMANN (Leipzig, DDR): Have you any idea, why iodoacetate does not inhibit glucose or endogenous respiration in Saccharomyces cerevisiae but in Procandida albicans?

NOVAK (Budapest, Ungarn): Although direct comparisons were not made in this respect, many data support a definite difference between the two species at least in the parallel possibilities in oxidizing substrates. However by the lack of exact data it would be too early to express speculations now.

HOFMANN: What do you think about the mechanism of inhibition of sucrose transport into these cells caused by iodoacetate.

NOVAK: As in our experiments with the actively uptaken not metabolizable sugars (e.g. D-arabinose) IAA inhibits endogenous energy generation or supply. The induction of the sucrose transporting system could be evidently inhibited.

GRUNICKE (Freiburg, DBR): Is your induction of transport sensitive for actinomycin or puromycin?

NOVAK: Up to date only p-fluorophenylalanin was used to confirm the inductive nature of the shown active l-arabinose transport, and of D-xylose metabolization.

CHANDRA (Frankfurt/M., DBR): Some recent results have shown that adenosine (3'5') cyclic phosphate plays an important role in the regulation of sugar transport, and glycolysis in bacterial cells. Do you know whether such studies have been made in yeast cells?

NOVAK: There are indirect data with yeasts making probable other mechanisms such as these mentioned above, however, regarding the cyclic adenosine phosphate we have no information.

THE EFFECT OF VARIOUS FUNGICIDES ON THE ACTIVE TRANSPORT OF D-ARABINOSE IN PROCANDÍDA ALBICANS

J. TEREN and E.K. NOVAK

Institute of Plant Physiology and Microbiology, Attila Jozsef University of Sciences, Szeged, and Department of Mycology, National Institute of Public Health, Budapest (Hungary)

The metabolic inhibitory effect of the fungicides are important from two points of view. In suitable concentrations on the one hand the mechanism of their antifungal effect, while on the other hand the mechanism of the metabolism of fungi can be studied by the *in vitro* use of them. In some respects the active sugar transport processes, recently demonstrated in yeasts (KOTYK and HÖFER 1965, DEAK and KOTYK 1968, DEAK and NOVAK 1969) fullfill these criteria, however, the effect of antifungal substances, including antibiotics has not yet been widely studied in this relation. CIRILLO et al (1964) observed an increased release of previously uptaken L-sorbose in nystatin treated baker's yeast cells. NOVAK (1967) investigated the action of nystatin and of potassium sorbate on the glucose transport of *Procandida albicans*.

In the following we present the action of a series of substances on the D-arabinose (dA) uptake of *Pc. albicans*, not considering whether the effects are indirect or direct. dA is constitutively and actively taken up by this yeast and this process is not disturbed by metabolism (DEAK and NOVAK 1969).

In Figure 1 the effect of propyl-paraben (VEB Chemisch-Pharmazeutisches Werk Oranienburg) is compared to that of nystatin (Squibb, Mycostatin), amphotericin B (Squibb, Fungizone), pimaricin (Mycofarm) and trichothecin (Filaxia). As it is seen, propyl-paraben gives an inhibition proportional to its concentration in the range of 50 and 150 μg per ml. Above the latter concentration the extent of inhibition does not raise any more. This limit of inhibition is characterized by a suppression of dA uptake giving a steady-state equal to a diffusion equilibrium when the sugar is passively transported into the total sugar space of the cells. Nystatin in the range of 2,5 - 20,0 μg per ml and amphotericin B at 10 μg per ml, however, cut down the active transport to a level of facilitated diffusion corresponding an equilibrium with the half of the sugar space. The same level is reached by using commercial antimetabolites (NOVAK and DEAK 1969). Pimaricin and trichothecin at 10 μg per ml concentration were completely inactive. The effect of propyl-paraben is of interest when compared to other inhibitors. This substance allows only the passive, carrier medi-

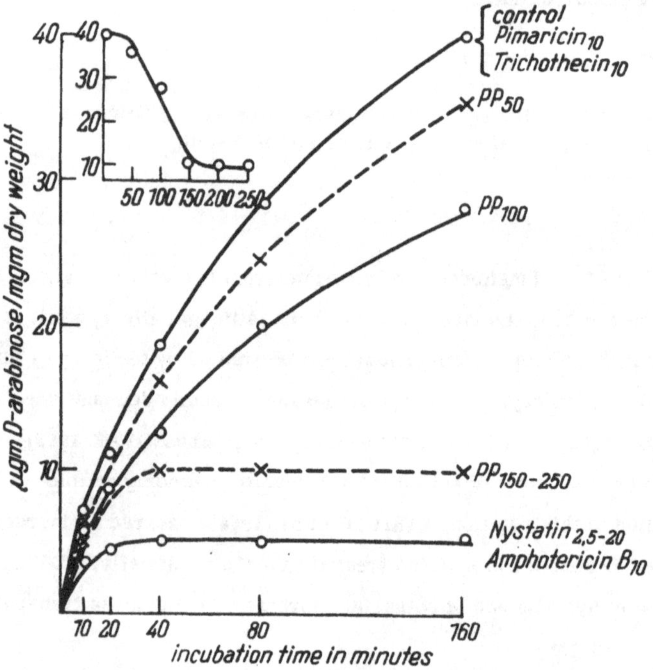

Fig. 1. Effect of some antifungal antibiotics and various concentrations of propyl-paraben on the active transport of D-arabinose of Procandida albicans. (Index numbers indicate the concentrations in µg/ml).

ated facilitated diffusion to functionate, that means in the case of dA in Pc. albicans an equilibrium between the incubation mixture and half of the sugar space (NOVAK and DEAK 1969). Thus the effect of propyl-paraben, as we hope, will provide a new tool for studying the sugar transport of yeasts.

Nystatin, as we found in 1966, counteracts to glucose transport (NOVAK 1967) and in the present experiments it suppresses the dA uptake to the passive level corresponding an equilibrium to half of the sugar space. Amphotericin B gave similar results. Both polyenes as the others are known to damage cell membranes (KINSKY 1967) although they do not seem to cause real "holes" (BEREK and NOVAK 1969), a view previously suggested by the LAMPEN laboratory (LAMPEN 1962) on the base of the effect of N-acetylcandidin on the active K^+ transport in Saccharomyces cerevisiae. In our experiments, however, the intracellular dA level, remaining in the cells after a brief washing on membrane filter, contradicts to the results observed also by LAMPEN's school (CIRILLO 1963, CIRILLO et al. 1964), on the action of filipin on the steady state level of passively transported L-sorbose.

The inactivity of the third polyene, pimaricin, in contrast to the other two, gives no surprise as it was inactive also in our conductometric experiments (BEREK and NOVAK 1969).

Stilbamidin inhibits dA uptake similarly to propyl-paraben, i.e. proportionally to its concentration. At 500 μg per ml concentration, however, the sugar level is near to a diffusion equilibrium corresponding to half of the sugar space, althcugh after 40 minutes it seems to decrease more lower (Fig. 2).

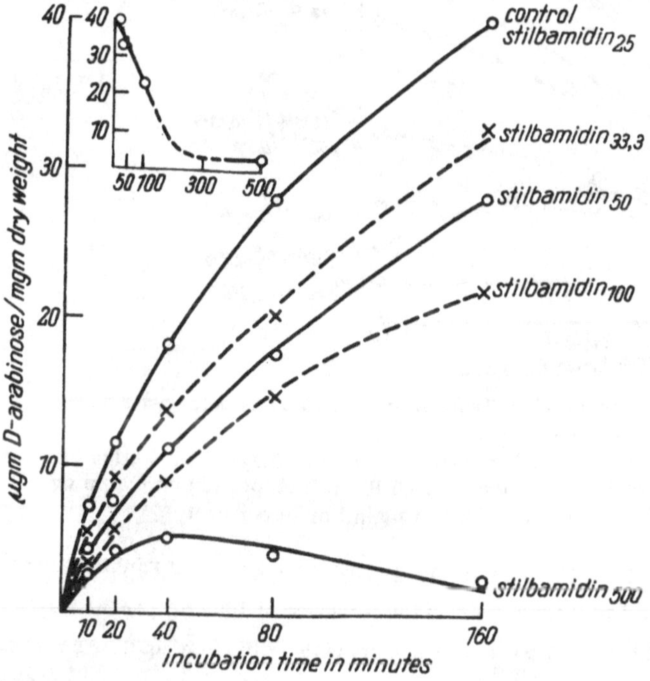

Fig. 2. Effect of stilbamidin on the active transport of D-arabinose of Procandida albicans
(Index numbers indicate the concentrations in μg/ml).

The remaining substances fall into three groups (Fig. 3). In the first there are lipoid solvents, i.e. ethanol and acetone and a detergent Tween 80. They cause a marked stimulation of the dA transport depending on the concentration used. The second group consists of substances comletely or partially inactive, such as flavofungin (Biogal) and ethyl vanilate (Wander) as well as methyl-paraben (VEB Chemisch-Pharmazeutisches Werk). They are ineffective in simple solution or they cause only a more or less pronounced decrease in the stimulation caused by their solvents. As the third group, cethyl-pyridinium-bromide

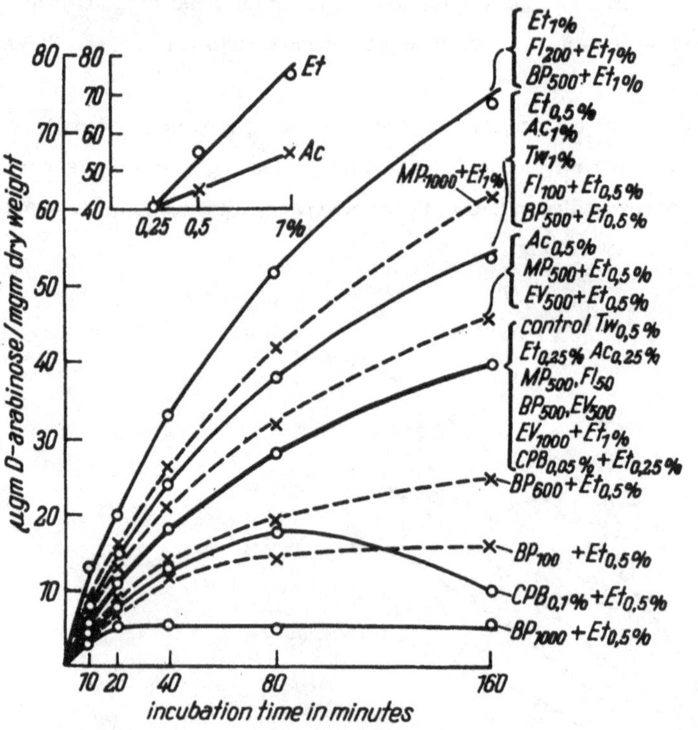

Fig. 3. Effect of various fungicides, their solvents and some detergents on the active transport of D-arabinose of Procandida albicans
(MP = methyl-paraben, BP = buthyl-paraben, Fl = flavo-fungin, EV = ethyl vanilate, Et = ethanol, Ac = acetone, TW = tween 80, CPB = cethyl-pyridinium-bromida. Index numbers indicate the concentrations in µg/ml or in per cent.

(Wander) and butyl-paraben (Biogal) cause in the dA transport a marked inhibition not disturbed by their solvents. The uptake of dA in the presence of 1000 µg per ml butyl-paraben is suppressed to the level of passive transport with a diffusion equilibrium to half of the sugar space. The inhibition caused by cethyl-pyridinium-bromide, however, does not lead to a steady state i.e. the previously reached dA level decreases after 80 minutes thus referring to the membrane damaging effect of the substance (BEREK and NOVAK 1969).

From the results the following can be concluded:

1. Some lipoid solvents and a non-ionic detergent were found to increase, in low concentrations, the uptake of dA. This effect is peculiar as they are not metabolized and excluding acetone they had no or very weak effect on the cell membrane of the yeast investigated (BEREK and NOVAK 1969). As dA itself is not metabolised too, the increased sugar level can not be interpreted on the base of inhibition of its breakdown. Up to date, however, no

agent is known, exluding energy yielding substrates, to stimulate transport processes especially the active uptake of a sugar.

2. The passive transport into the total sugar space caused by the suppression of the active process under the effect of 150 or more µg per ml propyl-paraben is unique, as the passive transport caused by other inhibitors corresponds to a diffusion equilibrium to half of the sugar space. This difference, however, provides new possibilities in such studies.

3. On the base of the results obtained with the above mentioned substances or with antimetabolites (NOVAL and DEAK 1969) the existance of more than one dA transporting system seems probable.

LITERATURE

BENEK, I. and E.K. NOVAK: Publ. of the Intern. Symp. on Modes of Action of Fungicides, Antibiotics and Cytostatics, Reinhardsbrunn (1969).

CIRILLO, V.P.: News Letter to Persons Interested in Yeasts 12, 7 (1963).

CIRILLO, V.P., M. HIRSCH and J.O. LAMPEN: J. gen. Microbiol. 35, 249-259 (1964).

DEAK, T. and A. KOTYK: Folia microbiol., Prague 13, 205-211 (1968).

DEAK, T. and E.K. NOVAK: Abstr. 3rd Intern. Symp. on Yeasts. Delft. in press (1969).

KINSKY, S.C.: In Gottlieb, D. and Shaw, P.D., (eds.): Antibiotics. vol. I. Mechanism of action. Springer Verlag Berlin-Heidelberg-New York, p. 122-141 (1967).

KOTYK, A. and M. HÖFER: Biochem. Biophys. Acta 102, 410-422 (1965).

LAMPEN, J.O.: News Letter to Persons Interested in Yeasts. 11, 23 (1962).

NOVAK, E.K.: Publ. of the Intern. Symp. on the Mechanism of Action of Fungicides and Antibiotics, Reinhardsbrunn 1966, Akad. Verlag Berlin, p. 51-57 (1967).

NOVAK, E.K. and T. DEAK: Publ. of the Intern. Symp. on the Modes of Action of Fugicides, Antibiotics and Cytostatics, Reinhardsbrunn (1969).

DISKUSSION

CHANDRA (Frankfurt/M., DBR): Organic solvents including dimethyl sulfoxide at extremely low concentrations, can stimulate protein synthesis in vitro. I wonder whether the stimulatory effect you observed has to do something with membrane proteins?

NOVAK (Budapest, Ungarn): Sorry that we did not know these data befor. As a brief interpretation, however, it seems likely that the effect of these solvents cannot be explained only by their action on the lipid part of the membrane but on the whole membrane structure. For our further work we shall take your advice into consideration.

SAMPSON (Bracknell, England): I do not fully understand your use of the term fungicide as applied to ethanol and aceton. As a killing agent any compound must affect uptake. Your concentrations of ethanol and aceton are of the order 0,1 M. Is it really possible to draw any conclusions from experiments in which compounds are supplied at such high levels?

NOVAK: Ethanol was used as solvent of some agents and therefore introduced as ethanol control. When its peculiar effect was observed other substances as acetone, Tween 80 etc. were investigated for comparison. As to your comment, 1 % of ethanol causes no or very weak growth inhibition in Pc. albicans, and 3 % cause only very weak ion leakage. Thus the effect could not be interpreted as a killing action especially when a stimulatory and no inhibitory effect had been observed.

THE EFFECT OF SORBIC ACID ON THE MONOSACCHARIDE TRANSPORT OF YEASTS

T. DEAK and E.K. NOVAK

Department of Food Technology and Microbiology, University of Horticulture, Budapest and Department of Mycology, National Institute of Public Health, Budapest (Hungary)

In the carbohydrate metabolism of yeasts several points of attack have been supposed for explaining the mechanism of the inhibiting effect of sorbic acid concerning both the pathway of glycolysis (WHITAKER 1959, AZUKAS et al. 1962, AZUKAS 1962, MARTOADIPROWITO and WHITAKER 1963, SPRINGER 1964, SPRINGER and SCHEGK 1967, RASMUSEN 1967) and the respiratory chain (YORK and VAUGHN 1955, 1964, PALLERONI and de PRITZ 1960, ANDERSON 1963, ANDERSON and COSTILOW 1963, TROLLER 1965). In addition to these the inhibition of sugar transport has been demonstrated by us as the primary site of attack. The preliminary data were presented on the 1st Symposium at Reinhardsbrunn in 1966 (DEAK 1967).

The monosaccharide transport of yeasts, based mainly on the investigations of Saccharomyces cerevisiae or of undefined baker's yeast, is generally considered as a passively facilitated diffusion process. Recently, however, several data have appeared demonstrating an active, metabolically coupled transport of some monosaccharides in the cases of yeasts other than S. cerevisiae (KOTYK and HÖFER 1965, DEAK and KOTYK 1968, DEAK and Novak 1969) and even in S. cerevisiae in the case of galactose after induction (ROBICHON-SZULMEISTER 1958, STEVENINCK and DAWSON 1968).

Investigating the effect of sorbic acid on the monosaccharide transport of yeasts we found that the transport by facilitated diffusion of the non-metabolized pentoses d-xylose, d-arabinose, l-arabinose in S. cerevisiae were not affected by sorbic acid even in concentrations which strongly blocked the growth of this species.

In contrast to this, in the cases of yeasts possessing active transport ability a definite effect of sorbic acid could be demonstrated.

As it was published earlier (DEAK and KOTYK 1968), the yeast species Candida beverwijkii transports several monosaccharides against a concentration gradient and its other transport characteristics (dependence on temperature, pH and on metabolic energy as demonstrated by the effect of anaerobiosis and of inhibitors, the asymmetry in the kinetic constants of influx and efflux, as well as the existence of countertransport phenomenon) fulfil the requirements for accepting its transport as an active process.

In the presence of metabolic inhibitors as sodium fluoride, iodoacetamide, 2,4-dinitrophenol and uranyl nitrate the steady-state level inside decreased below the diffusion equilibrium which was, however, the limit of decrease caused by potassium sorbate (Tab. 1).

Table 1

The effect of inhibitors on the intracellular steady-state level of d-xylose in Candida beverwijkii
The external concentration of d-xylose was 33 mM (0,5 %)

Inhibitor	Concentration /mM/	mg Sugar/ml cell water
None	-	19,1
Potassium sorbate	50,0	4,8
Sodium fluoride	50,0	3,5
Iodoacetamide	0,5	2,6
2,4-dinitrophenol	0,5	1,8
Uranyl nitrate	5,0	1,3

It means, that the addition neither of inhibitors but potassium sorbate results in a suppression of the uphill part of transport while the facilitated diffusion part remains unchanged. The transport seems to be tightly coupled with metabolism and the only inhibitor that can uncouple it is potassium sorbate.

When the effect of potassium sorbate was tested together with other inhibitors, it was found that in the presence of potassium sorbate the steady-state level inside was equal or near to the concentration outsinde (Tab. 2). This result supports the view that by potassium sorbate the transport is uncoupled from the metabolic energy supply and therefore the active transport component appears to be suppressed but the uptake proceeds up to the diffusion equilibrium by the facilitated diffusion. Once the transport has been uncoupled it can not be affected any more by the metabolic inhibitors.

The ratio less than 1 observed at high outer concentration (see Tab. 2) requires further discussion. It is a peculiar characteristic of the transport of C. beverwijkii that with increasing concentrations the ratio of intracellular to external sugar decreases below one (Fig. 1). A possible explanation of this issues from the effect of potassium sorbate observed, namely, that the addition of sorbate resulted in a decrease of intracellular steady-state level at low sugar concentrations and in an increase at high ones, thus shifting the ratio toward unity. This may indicate that the facilitated diffusion component of transport brings sugar up to the equilibrium both at low and at high sugar concentrations - as it is seen

Table 2

The effect of inhibitors in combination on the ratios of intracellular (S_i) to extracellular (S_o) concentrations of d-Xylose in Candida beverwijkii

Inhibitors	S_j/S_o	
	33 mM d-xylose	650 mM d-xylose
None	3,94	0,82
50 mM potassium sorbate	1,00	0,97
0,5 mM iodoacetamide	0,51	0,59
0,5 mM 2,4-dinitrophenol	0,24	0,64
0,5 mM iodoacetamide + 50 mM potassium sorbate	0,70	0,88
0,5 mM 2,4-dinitrophenol + 50 mM potassium sorbate	0,61	0,88

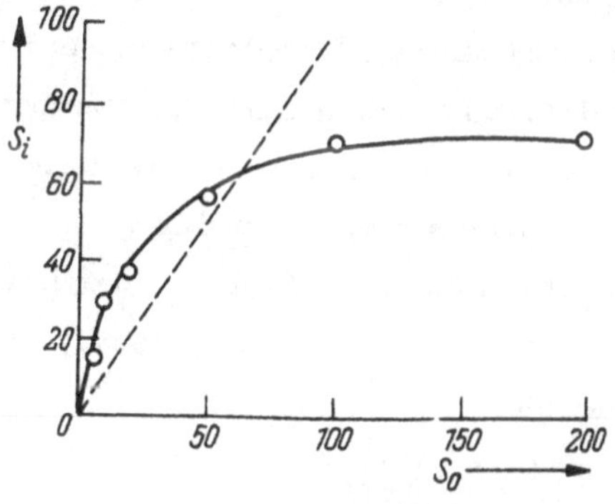

Fig. 1. Intracellular steady-state levels of d-xylose at different concentrations in Candida beverwijkii. S_o: external concentration, S_i: internal concentration, both in mg/ml cell water. The dashed line corresponds to the distribution according to the diffusion equilibrium where the S_i/S_o ratios equal to 1.

when the addition of potassium sorbate uncouples the transport from the metabolic energy supply - and that the energy-dependent component of transport causes an asymmetric steady-state distribution by a greater influx at low external concentrations and by a greater efflux at high ones.

A similar phenomenon was found in Procandida albicans, too. Here, the ratio at steady-state of internal to external sugar changed with increasing outer concentrations and at concentration high enough it decreased below one, similarly to C. beverwijkii (Fig. 2). In contrast to that, however, in the presence of potassium sorbate the distribution ratio does not tend to unity, notwithstanding it can adjust the ratio to the half of diffusion

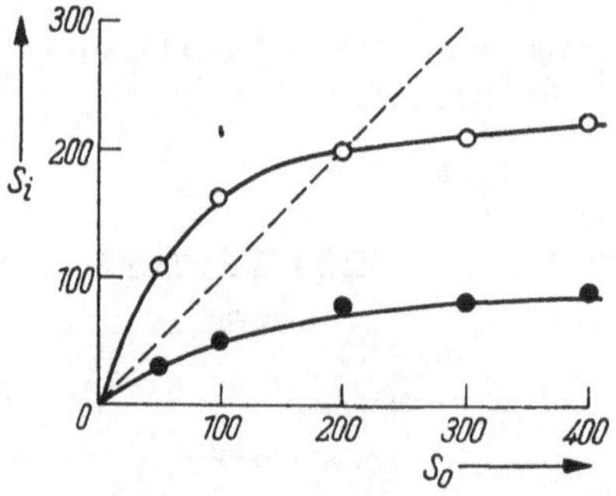

Fig. 2. Intracellular steady-state levels of d-arabinose at different concentrations in Procandida albicans.
O = control, ● = in the presence either of 50 mM potassium sorbate or of 5 mM sodium azide. Others as in Figure 1.

equilibrium at least at smaller outer sugar concentrations. This experiment was performed, however, with d-arabinose which in the case of Pc. albicans seemed to be accumulated only into the half of cell water volume in the presence of inhibitors (DEAK and NOVAK 1969), differing from d-xylose which reached, under the effect of inhibitors, a diffusion equilibrium in the entire cell water both in this yeast and in C. beverwijkii (DEAK and KOTYK 1968).

Pc. albicans metabolizes d-xylose and l-sorbose but not d-arabinose and l-arabinose, all of them, however, are uptaken against a concentration gradient. In the case of l-arabinose an induction occurs whereby the previous passive uptake turns into an uphill transport (DEAK and NOVAK 1969). In the presence of inhibitors as potassium sorbate, iodoacetate or sodium azide, the uphill part of transport is suppressed but it proceeds by facilitated diffusion into the total cellwater volume or into the half of it in the cases of d-xylose or of arabinoses, respectively (Tab. 3). Potassium sorbate, however, exhibits only a partial inhibition of the induced uphill transport of l-arabinose.

Table 3

Effect of inhibitors on the uptake of pentoses in Procandida albicans
Aerobic shaken incubations at 28 °C. Initial concentration of pentoses 33 mM (0,5 %).

Inhibitor	Concentration	mg Sugar / ml cell water		
	mM	d-xylose	d-arabinose	l-arabinose
None	-	17,2	19,5	24,3
Potassium sorbate	50,0	5,9	2,6	11,3
Sodium azide	5,0	5,0	2,3	2,8
Iodoacetate	0,5	5,1	2,9	2,8

In Pc. albicans the transport mechanism seems to consist of two parts, as in C. beverwijkii, differing from the latter, however, in the strength of the metabolic linkage. In Pc. albicans a number of metabolic inhibitors including potassium sorbate appeared to be able to uncouple the energy-dependent step of transport from the metabolism leaving the facilitated diffusion component intact.

The results presented strongly suggest, that one of the possibilities by which sorbic acid can inhibit yeast metabolism and growth is the inhibition of the uptake of actively transported sugars by uncoupling the metabolic energy supply. This possibility is further strengthened by another uncoupling effect of this substance observed in endogenous respiration of yeasts. As it was reported three years ago at this Symposium (DEAK 1967) this effect of sorbic acid was similar to that of 2,4-dinitrophenol and could refer to a general point of attack at the terminal electron transport system and ATP generation.

Whether the uncoupling of active transport is a separate effect of sorbic acid or a consequence only of the general energy uncoupling remains to be answered. We need more knowledge on the nature of transport itself. Anyway, the inhibition of active transport processes by sorbic acid can be regarded as a primary site of attack, in the sense, that it is the transport by which the metabolism of the outer substrates begins. In the case of passive transport processes which need no metabolic energy some other sites of sorbic acid action reported in the literature have to be taken into consideration.

LITERATUR

ANDERSON, T.A.: Ph.D.Thesis, Michigan State Univ. (1963).

ANDERSON, T.A., R.N. COSTILOW: Bacteriol.Proc.Abstr. 14 (1963).

AZUKAS, J.J.: Ph.D. Thesis, Michigan State Univ. (1962).

AZUKAS, J.J., R.N. COSTILOW, H.L. SADOFF: J.Bacteriol. 81, 189-194 (1962).

DEAK, T.: Internat.Symp. on the Mechanism of Action of Fungicides and Antibiotics (Reinhardsbrunn 1966), Akademie Verlag, Berlin, p. 349-358 (1967).

DEAK, T., A. KOTYK: Folia microbiol. 13, 205-211 (1968).

DEAK, T., E.K. NOVAK: 3rd Internat.Symp. on Yeast, Delft (to be published), (1969).

KOTYK, A., M. HÖFER: Biochem.Biophys.Acta, 102, 410-422 (1965).

MARTOADIPROWITO, W., J.R. WHITAKER: Biochem.Biophys.Acta, 77, 536-544 (1963).

PALLERONI, N.J., M.J.R. de PRITZ: Nature, 185, 688-689 (1960).

RASMUSEN, H.: Dtsch.Lebensmitt.Rdsch. 63, 12 (1967).

de ROBICHON-SZULMEISTER, H.: Ann.Technol.Agric. 10, 81-142 (1958).

SPRINGER, R.: Brot u. Gebäck, 18, 197-201 (1964).

SPRINGER, R., F. SCHEGK: Z.Lebensmitt.Untersuch. 126, 178-187 (1967).

van STEVENINCK, J., E.C. DAWSON: Biochem.Biophys.Acta, 150, 47-55 (1968).

TROLLER, J.A.: Canad.J.Microbiol. 11, 611-617 (1965).

WHITAKER, J.R.: Food Res. 24, 37-43 (1959).

YORK, G.K., R.H. VAUGHN: Bacteriol.Proc.Abstr. 20 (1955).

YORK, G.K., R.H. VAUGHN: J.Bacteriol. 88, 411-417 (1964).

DISKUSSION

LYR (Eberswalde, DDR): Are there informations on the ATP content of cells after incubation with sorbic acid? Formerly you found a stimulation of endogenous respiration caused by sorbic acid. Did you use exhausted cells for these experiments?

DEAK (Budapest, Ungarn): In our work the ATP content of cells was not determined. As relationships between antimicrobial effects and the stimulation of ATPases have been demonstrated for some substances in this symposium this possibility will be taken into consideration in our further work. On the other hand it is known that a number of enzymes such as aldolase, enolase, alcohol dehydrogenase and fumarase, cytochrome oxidase and catalase are sensitive to sorbic acid. While these results are contradictory regarding the site of action of sorbic acid, there is no doubt that by blocking one or more of the enzymes of the energy producing pathway the energy pool of cells would decrease.
Three years ago we presented some evidence that the rate of endogenous respiration of resting but previously not harvested yeast cells is increased by sorbic acid. It was also proved that this effect was similar to that of the known uncoupler, 2,4 - DNP. More important, however, is the fact that the increased rate of oxygen consumption decreased when the endogenous pool was exhausted. If starved cells were used, a decreased rate of oxygen consumption would presumably be observed.

LYR: Does sorbic acid form any complexes at the membrane or within the cell?

DEAK: Complex formation between sorbic acid and constituents of the cell membrane seems unlikely since OKA (1961) found that sorbic acid can penetrate the membrane and accumulate in free form inside the cell and may be quantitatively extracted again. There are some data, however, that sorbic acid can react with sulfhydryl compounds as cysteine, forming additions between the SH-groups and its conjugated double bonds (AZUKAS 1962, WHITAKER 1959, YORK and VAUGHN 1964). In contrast to this, REHM et al. (1963, 1968) reported this reaction to be a type of oxidation-reduction rather than a real complex formation.

Obviously further work is necessary to clear up the fate of sorbic acid within the cell especially when we take in mind that the compound can be metabolized by some microorganisms.

ELEKTRONENMIKROSKOPISCHE UNTERSUCHUNGEN ÜBER STRUKTURVERÄNDERUNGEN BAKTERIELLER ZELLMEMBRANEN UND ZELLWÄNDE DURCH GRAMICIDINS S

T. ROCKSTROH und L.N. KATZ

Institut für Zellphysiologie Berlin-Buch der Deutschen Akademie der Wissenschaften zu Berlin, Bereich experimentelle Cytologie und Ultrastrukturforschung, Berlin (DDR)
Gamaleja-Institut für Mikrobiologie, Moskau (UdSSR)

Über die zu den Polypeptidantibiotika gehörenden Gramicidine ist aus biochemischer und physiologischer Sicht in einer Reihe von Publikationen berichtet worden (BAKER et al., 1941; DUBOS and HORCHKISS 1941, HELLMAN and HERRELL 1941; DUBOS et al. 1942; HERRELL and HELLMAN 1943; HOTCHKISS 1944; FOLEY and LEE 1948; NEUBERT and LEHNINGER 1962; ZVIAGILSKAJA und KOTELVIKOWA 1962; GALE 1963; WEINSTEIN et al. 1964; PRESSMAN 1965; VERNOW 1965; BULGAKOWA 1966; BIELAWSKI 1968). Jedoch finden sich in der Literatur keine Hinweise auf Untersuchungen, die das morphologische Bild der Gramicidinwirkung betreffen. Die vorliegende Arbeit hatte das Ziel, die Veränderungen der bakteriellen Feinstruktur nach Einwirkung verschiedener Konzentrationen von Gramicidin S darzustellen.

Als Testobjekte benutzten wir Staphylococcus aureus Stamm B 243 und Escherichia coli Stamm B 613, die in Nährbouillon kultiviert wurden. Zunächst ermittelten wir mit Hilfe einer Verdünnungsreihe die Gramicidinkonzentration, die eine deutliche Hemmung des Bakterienwachstums herbeiführt. Sie beträgt für Staphylococcus aureus 7,8 µg/ml und für E. coli 60 µg/ml. Neben diesen Werten wurden auch höhere Konzentrationen angewendet. Nach verschieden langer Einwirkung des Antibiotikums auf die in der logarithmischen Wachstumsphase befindlichen Keime wurde mit Osmiumsäure nach RYTER-KELLENBERGER (1958) fixiert und in wasserlöslichem Durcupan eingebettet. Die Untersuchung der Ultradünnschnitte und die Herstellung der Aufnahmen erfolgten im Siemens Elmiskop I.

Die mit 7,8 g Gramicidin S/ml behandelten Staphylococcen zeigten nach 2 Stunden Einwirkungszeit auffällige Abweichungen von der Normalstruktur. Form und Größe der Bakterien waren, abgesehen von einigen lytischen Zellen, normal. Während an den zellbegrenzenden Membranen nur selten Veränderungen in Form von Zerreißungen sichtbar waren, fanden sich im Bereich der intrazytoplasmatischen Membranen, der Mesosomen, Ansammlungen einer fein granulierten Substanz geringer Elektronendichte. Entweder war diese zwiebelschalenartig von mesosomalen Membranen eingehüllt oder sie war teils von Mesosom, teils von der Zytoplasmamembran begrenzt. Im Zytoplasma waren elektronendichte, unregelmäßig geformte, schollenförmige Gebilde erkennbar.

Die Zellen mit lysiertem Zytoplasma, also der gramicidinempfindlichste Anteil der Bakteriensuspension, zeigten am häufigsten Destruktion der zellbegrenzenden Membranen. In ihrem Inneren waren neben unregelmäßig geformten Resten des Grundplasmas auch kugelförmige Körperchen mit einem Durchmesser von maximal 0,5 Mikron sichtbar, die den gleichen Aspekt zeigten, wie die in den Mesosomen befindliche Substanz geringer Elektronendichte. Diese Granula fanden sich meistens in Kontakt mit der Zytoplasmamembran. Einige Aufnahmen sprechen dafür, daß diese Einschlußkörperchen von einer feinen elektronendichten Lamelle begrenzt sind.

Die 2 Stunden mit 60 μg Gramicidin S/ml behandelten Coli-Bakterien zeigten ebenfalls wie die Staphylococcen die Entstehung zweier verschiedener Partikelarten im Zytoplasma. Während das Vorkommen unregelmäßig geformter, elektronendichter Schollen überall im Zytoplasma zu beobachten war, fanden sich ausschließlich in peripheren Zellbereichen, stets unmittelbar in der Nähe der Zytoplasmamembran kugelförmige Gebilde von maximal 0,5 Mikron Durchmesser, die aus einer feingranulierten Substanz geringer Elektronendichte bestanden (Abb. 1) und in einigen Fällen myelinartige Strukturen aufwiesen. Durch die Untersuchung einer Vielzahl von Ultradünnschnitten war es möglich festzustellen, daß die Einschlußkörper durchdas lokale Anschwellen der Zytoplasmamembran entstehen und zwar in der Weise, daß sich in der mittleren Schicht der unit-membran wahrscheinlich ein Stoffwechselprodukt anhäuft, welches die beiden osmiophilen Lamellen der Zytoplasmamembran auseinander drückt. Es ließ sich zeigen, daß die äußere Begrenzung der Einschlußkörperchen, eine einschichtige elektronendichte Hülle, kontinuierlich in die beiden osmiophilen Schichten der Zytoplasmamembran übergeht. Diese Befunde sind besonders günstig an lytischen Zellen zu beobachten, da hier wegen des abgebauten Zytoplasmas membranöse Strukturen leichter zu erkennen sind. Während die unregelmäßig geformten, dichten Schollen im Inntern der Zelle verbleiben und nur zufällig infolge von Zellwandrissen nach außen gelangen, lösen sich die runden Einschlüsse von ihrem Ursprungsort, der Zytoplasmamembran, und werden durch die Zellwand hindurch ausgestoßen. Im extrazellulären Raum findet sich eine Vielzahl derartiger Granula, die von einer einschichten Lamelle begrenzt sind.

Nach der Einwirkung von 60 μg Gramicidin S/ml waren an der äußeren Seite der Zellwand mancher Coli-Bakterien vereinzelt tubuläre Ausstülpungen zu erkennen. Mit steigender Gramicidinkonzentration nahm sowohl ihre Zahl, als auch die Zahl der betroffenen Zellen zu (Abb. 2). 120 μg/ml führten dazu, daß die Oberfläche fast aller Keime dicht mit diesen Protuberanzen besetzt war. Bei hohen Vergrößerungen war eindeutig festzustellen, daß diese Gebilde durch lokale Aufquellung der Zellwand entstehen. Der Quellungsprozeß findet zwischen den beiden äußeren elektronendichten Lagen (L_1 und L_3, nach DE PETRIS 1967) statt und kann zur Ruptur der L_1-Schicht führen. Die G-Schicht bleibt meist unverändert erhalten. Der Inhalt der Protuberanzen zeigt auf der elektronenmikroskopischen Aufnahme eine feine Granulation und eine geringe Elektronendichte und geht kontinuierlich in die L_2-Schicht der Zellwand über. Die Zytoplasmamembran wies auch dort, wo die darüberliegende Zellwand dicht mit Protuberanzen besetzt war, keinerlei Destruktionserscheinungen auf, doch zeigten diese Zellen Plasmolyse.

Die beschriebenen Zellwandveränderungen entstehen fast augenblicklich nach Zugabe des Antibiotikums zur Bakteriensuspension. Bereits nach 60 sek. Einwirkung von 120 μg Gramicidin S/ml war die gesamte Zelloberfläche der meisten Bakterien dicht mit Protuberanzen besetzt und selbst nach nur 30 sek. Einwirkung der gleichen Konzentration ließen sich reichlich derartig geschädigte Zellen finden.

Oberflächenprotuberanzen an Bakterien lassen sich sowohl mit synthetischen Detergentien LICKFELD 1965, 1966), als auch mit dem Polypeptidantibiotikum Polymyxin B (WAHN u. ROCKSTROH 1967, WAHN u.a. 1968) erzeugen. Ihr Auftreten wird von einem Abfall der Atmung und einer starken Abnahme der Lebendkeimzahl begleitet. Es ist jedoch anzunehmen, daß der Zelltod primär nicht durch die Veränderungen der Zellwand, sondern durch eine, allerdings morphologisch nicht erfaßbare Schädigung der Zytoplasmamembran herbeigeführt wird. Obwohl die Ursache des antibiotischen Effektes des Gramicidins nicht auf den tensidähnlichen Eigenschaften dieser Substanz beruht (BRICAS u. FROMAGEOT 1953, HEILMANN u. HERRELL 1941, HOTCHKISS 1944), vermuten wir, daß die Protuberanzen infolge einer Reaktion der Zellwandlipide mit dem oberflächenaktiven Antibiotikum entstehen.

Die Bildung der beschriebenen Einschlußkörperchen ist ein relativ langsam ablaufender Prozeß, der nur bei solchen Gramicidinkonzentrationen zu beobachten ist, die die Zellen nicht sofort abtöten. An den Orten ihrer Entstehung, also in den Mesosomen der grampositiven und an der Zytoplasmamembran der gramnegativen Bakterien werden heute allgemein die Enzyme der Atmungskette lokalisiert. Da bekannt ist, daß Gramicidin S vor allem die Dehydrasen der Bakterienzelle hemmt (BULCAKOWA 1966), kann angenommen werden, daß die Einschlußkörperchen als Folge der Störung des Energiestoffwechsels entstehen und damit als sekundärer Effekt des Gramicidins zu werten sind. Die chemische Identifizierung der in den Membranen angesammelten Substanz würde nicht nur zur weiteren Klärung der Gramicidinwirkung beitragen, sondern auch unsere Kenntnis der bakteriellen Stoffwechselprozesse erweitern.

LITERATUR

BAKER, Z., R.W. HARRISON and B.F. MILLER, 1941. J.Exp.Med. 74, 621.

BIELAWSKI, J., 1968. Europ.J.Biochem. 4, 181.

BRICAS, E. und C. FROMAGEOT, 1953. Adv.Prot.Chem. VIII, 1.

BULGAKOWA, B.G., 1966. Dissertation, Moskau.

DE PETRIS, S., 1967. J.Ultrastr.Res. 19, 45.

DUBOS, R.J. and R.D. HOTCHKISS, 1941. J.exp.Med., 73, 629.

DUBOS, R.J., R.D. HOTCHKISS and A.F. COBURN, 1942. J.biol.Chem. 146, 421.

FOLEY, E.J. and S.W. LEE, 1948. J.Immunol. 58, 203.

GALE, E.F., 1963. Pharmacol. Rev. 15, 481.

HEILMAN, D. and W. HERRELL, 1941. Proc.Soc.Exp.Biol. and Med. 47, 480.

HERRELL, W. and D. HEILMAN, 1943. Am.J.Med.Sci. 206, 221.

HOTCHKISS, R.D., 1944. Adv.Enzymol. 4, 153.

HOTCHKISS, R.D., 1950. Cold Spring Harbour Symp. Quantitative Microbiol. 14, 30.

LICKFELD, K.G., 1965. Ztrbl. Bakt. 197, 127.

LICKFELD, K.G., 1966, Ztrbl. Bakt. 199, 72.

LICKFELD, K.G., 1966. 6. Int. Congr. Electr.Micr.Kyoto.

NEUBERT, D. and A.L. LEHNINGER, 1962. Biochim. Biophys.Acta 62, 556.

PRESSMAN, B.C., 1965. Proc.Natl.Acad.Sci.US 53, 1067.

RYTER, A. und E. KELLENBERGER, 1958. Z. Naturforsch. 13 b, 597.

VERNON, L.P., 1965. Ann.Rev.Biochem. 34, 269.

WAHN, K. und T. ROCKSTROH, 1967. Naturwiss. 54, 448.

WAHN, K., G. LUTSCH, T. ROCKSTROH und K. ZAPF, 1968. Arch. Mikrobiol., 63, 103.

WEINSTEIN, J., A. SCOTT and F.E. HUNTER jr., 1964. J.Biol. Chem. 239, 3031.

ZVIAGILSKAJA, R.A. und A.V. KOTELNIKOWA, 1962. Biochimia 27, 848.

DISKUSSION

GIRBARDT (Jena, DDR): Da alle Grenzflächenbildner im Elektronenmikrogramm einschichtige Absorption elektronenstreuender Substanzen verursachen, ist es schwierig, rein morphologisch den Beweis einer "gespaltenen" Membran zu erbringen. Ist versucht worden, mit Tellurit den Nachweis erhaltengebliebener Enzymaktivitäten zu erbringen? Ich würde die Einschlußkörper als Lipidentmischung interpretieren, die von Mesosomen stammen.

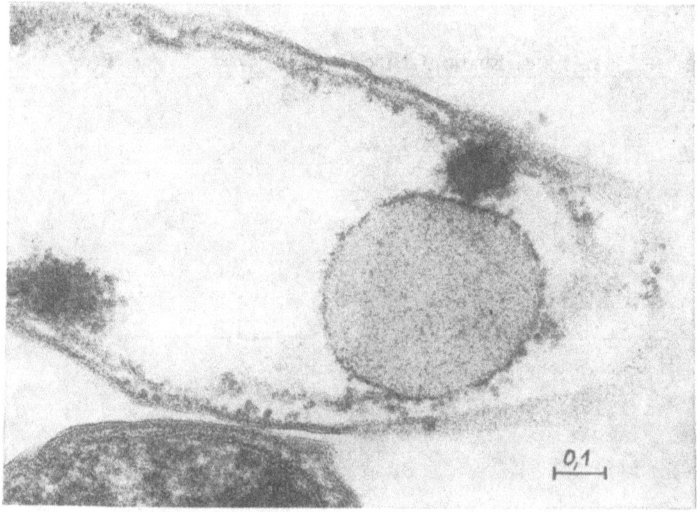

Abb. 1: *Escherichia coli*, Bildung von Einschlußkörperchen und Lyse durch Einwirkung von 60 μg Gramicidin S/ml.

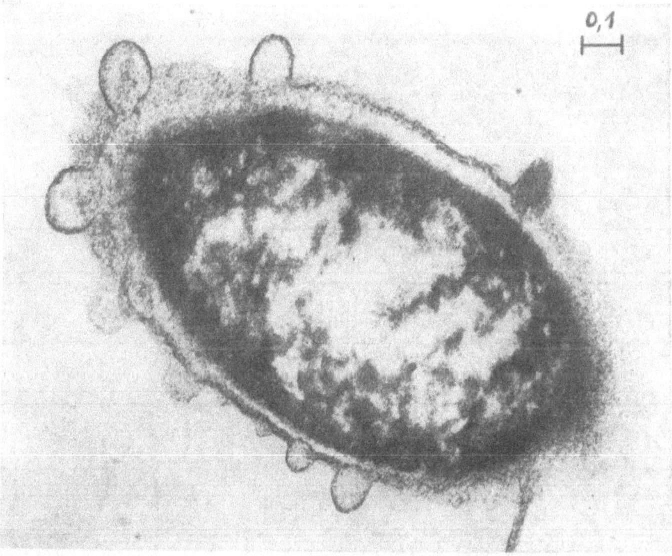

Abb. 2: *Escherichia coli*, Bildung von Protuberanzen an der Zelloberfläche und Plasmolyse durch Einwirkung von 80 μg Gramicidin S/ml.

ROCKSTROH (Berlin, DDR): Wir haben bisher nicht geprüft, ob im Bereich der Einschlußkörper die Membran Enzymaktivität besitzt. Es ist jedoch geplant, durch Versuche mit Tellurit bzw. Tetrazoliumsalzen diese Frage zu beantworten. Erst dann läßt sich klären, ob die Einschlußkörper von den beiden elektronendichten Lamellen der unit-membrane oder von einer neugebildeten Grenzflächenschicht umgeben sind.

PARTHIER (Halle/S., DDR): Können Sie etwas über die chemische Natur der Einschlußkörper aussagen?

ROCKSTROH: Aus dem Auftreten von membranartigen Strukturen in der Substanz der Einschlußkörper läßt sich schließen, daß es sich um einen lipidähnlichen Stoff handeln könnte. Eine chemische Analyse ist bisher nicht ausgeführt worden.

TAUBENECK (Jena, DDR): Gibt es eine Erklärung dafür, daß die "Aufquellung" der Zellwand lokal geschieht und nicht die gesamte Zellwand betrifft?

ROCKSTROH: Wir haben hierfür keine konkrete Erklärung. Durch Erhöhung der Gramizidinkonzentration lassen sich flächige Aufquellungen erzielen, die in den gleichen Schichten der Zellwand stattfinden wie bei den einzelnen Protuberanzen. Erniedrigung der Gramizidinkonzentration verringert die Anzahl der Protuberanzen. Möglicherweise sind die Orte der Bildung von Protuberanzen besonders reaktionsfähige Stellen der Zellwand.

GUMPERT (Jena, DDR): Sind an den Protuberanzen der behandelten Zellen nur die oberen Zellwandschichten (sog. plastische Schicht) beteiligt oder auch die Mureinschicht?

ROCKSTROH: An der Bildung der Protuberanzen beteiligt sich nur die plastische Schicht der Zellwand, während die Mureinschicht ihren normalen Verlauf behält.

LYR (Eberswalde, DDR): Werden die gleichen Effekte (Protuberanzenbildung) auch durch kationische Detergentien ausgelöst?

ROCKSTROH: Aus der Literatur ist uns nur die Bildung von Zellwandprotuberanzen gramnegativer Bakterien durch kationische Detergentien bekannt.

ELEKTRONENMIKROSKOPISCHE UNTERSUCHUNGEN ÜBER DEN EINFLUSS VON POLYMYXIN B AUF BAKTERIELLE MEMBRANEN

K. WAHN

Bereich Experimentelle Zytologie und Ultrastrukturforschung Berlin-Buch
der Deutschen Akademie der Wissenschaften zu Berlin (DDR)

In vorangegangenen Arbeiten (WAHN und ROCKSTROH 1967, WAHN et al. 1967, 1968) wurde gezeigt, daß therapeutisch wirksame Konzentrationen (2,5 - 10 μg/ml) von Polymyxin B bei Escherichia coli B zur Ausbildung von Protuberanzen an der Zellwand führen. In der Quantität der Protuberanzbildung zeigte sich eine Korrelation zwischen Bakteriengehalt und Polymyxinkonzentration pro ml. Polymyxinkonzentrationen $>$ 10 μg/ml führen zu einer beschleunigten Heterolyse der exponierten Zellen. Unklarheit bestand hinsichtlich der Frage, ob es sich bei den Zellwandanhängen auf Grund der durch Polymyxin veränderten Permeabilität der Zytoplasmamembran um aus dem Zellinneren ausgetretene zelleigene Substanzen, entsprechend etwa den Befunden von GALE und TAYLOR (1947), SALTON (1951) und NEWTON (1953) handelt oder ob diese Gebilde direkte Alterationen der Zellwand darstellen.

Um diese Frage zu klären, wurden nunmehr plasmolysierte Zellen sowie Sphäro- und Protoplasten der Einwirkung verschiedener Polymyxindosen ausgesetzt. Zur Erzeugung der Plasmolyse wurden E. coli-Zellen aus der exponentiellen Wachstumsphase in einer 3 %igen NaCl-Lösung suspendiert und nach etwa 30 minütiger Aufschwemmungszeit gemäß RYTER und KELLENBERGER (1958) fixiert. Einem Teil der Keime wurden zur Prüfung des Polymyxineffektes verschiedene Dosen von Polymyxin B zugesetzt. Die Einwirkungszeit betrug 20 Minuten.

Für die Herstellung von Protoplasten wurden Zellen von Bacillus megaterium, zur Sphäroplastenbildung solche von E. coli B verwendet. Dazu wurden die Keime in einem 0,01 molarem Trispuffer, der Sucrose (0,5 m) enthielt, aufgeschwemmt. Die Lysozymkonzentration betrug für die Protoplastenbildung von B. megaterium 40 μg/ml, für die Sphäroplastenerzeugung bei E. coli 200 μg/ml. Die Expositionszeit betrug in beiden Fällen 20 Minuten. Polymyxin B wirkte in Konzentrationen von 2,5, 5, 10 und 100 μg/ml 15 Minuten ein. Fixiert wurde ebenfalls nach den Angaben von RYTER und KELLENBERGER.
Zur Prüfung des Polymyxineffektes kamen 3 Versuchsvariationen zur Anwendung:

1. Lysozymvorbehandlung, nach 20 Minuten Polymyxinzusatz,

2. Gleichzeitiger Lysozym- und Polymyxinzusatz,

3. Polymyxinvorbehandlung, nach 15 Minuten Lysozymzusatz.

Die elektronenmikroskopischen Aufnahmen zeigen, daß durch die Aufschwemmung in 3 %iger NaCl-Lösung eine gute Plasmolyse der Zellen erzielt wird. Die Plasmaretraktion erfolgt vorwiegend an den Zellpolen, bei vielen Zellen aber auch an anderen Stellen der Zellwand. Die Zellwand selbst erscheint leicht gewellt und zeigt in der Regel keinerlei Ausstülpungen oder Anhänge. Die Zytoplasmamembran läßt an den weit von der Zellwand abgehobenen Stellen oft einen leichten, strukturlosen Saum elektronendichten Materials erkennen, bei dem es sich wahrscheinlich um haftengebliebene Reste der Zellwand handelt. In der Struktur der Zellorganellen zeigt sich bei den plasmolysierten Keimen keinerlei Unterschied gegenüber nicht vorbehandelten Kontrollzellen (Abb. 1).

Werden plasmolysierte E. coli-Zellen effektiven Dosen von Polymyxin B ausgesetzt, dann kommt es unmittelbar nach dem Polypeptidzusatz bei vielen Zellen zur Ausbildung von Zellwandprotuberanzen, die die gesamte Zelle mehr oder weniger gleichmäßig überziehen. Durch die Retraktion von Zytoplasmamembran und Zytoplasma wird klar ersichtlich, daß die Genese der Protuberanzen ein Phänomen der Zellwand darstellt und nicht, wie wir ursprünglich vermuteten (WAHN et al. 1967), durch den Austritt zelleigener Substanzen zustande kommt. Die Protuberanzbildung scheint auf unterschiedliche Weise möglich zu sein. Entweder durch Ausstülpungen der gesamten Zellwand, d.h. alle Zellwandschichten beteiligen sich an diesem Vorgang, oder aber sie werden nur durch eine Expansion der äußeren elektronendichten Zellwandschicht gebildet, die sich danach wieder in der bekannten "triple"-Struktur anordnet. Während bei den plasmolysierten, aber nicht polymyxin-nachbehandelten Zellen die zwischen Zellwand und Zytoplasmamembran gebildeten Vakuolen nahezu vollkommen leer erscheinen, zeigt sich bei zahlreichen polymyxin-nachbehandelten Zellen, daß dieser Hohlraum von fädigem Material durchzogen wird, das in seiner Dichte und Anordnung eine Ähnlichkeit mit fixiertem Chromatinmaterial aufweist (Abb. 2).

Protoplasten und Sphäroplasten verfallen unter dem Einfluß von Polymyxin-Dosen $> 5\,\mu g/ml$ sehr rasch der Lyse, so daß sich nach einer Einwirkungszeit von 15 Minuten im Elektronenmikroskop hauptsächlich leere Zellmembranen nachweisen lassen.

Bei gleichzeitiger Einwirkung von Lysozym und Polymyxin B auf E. coli tritt erwartungsgemäß eine normale Sphäroplastenbildung nicht ein. Die Zellen zeigen zwar zum Teil noch eine spärische oder auch unregelmäßige Verformung, eine ausgeprägte Hypertrophie bzw. Auftreibung der Zellwand ist jedoch nicht zu beobachten. Das Zytoplasma erscheint allerdings ähnlich wie bei vielen Sphäro- und Protoplasten stark aufgelockert, das Kern-

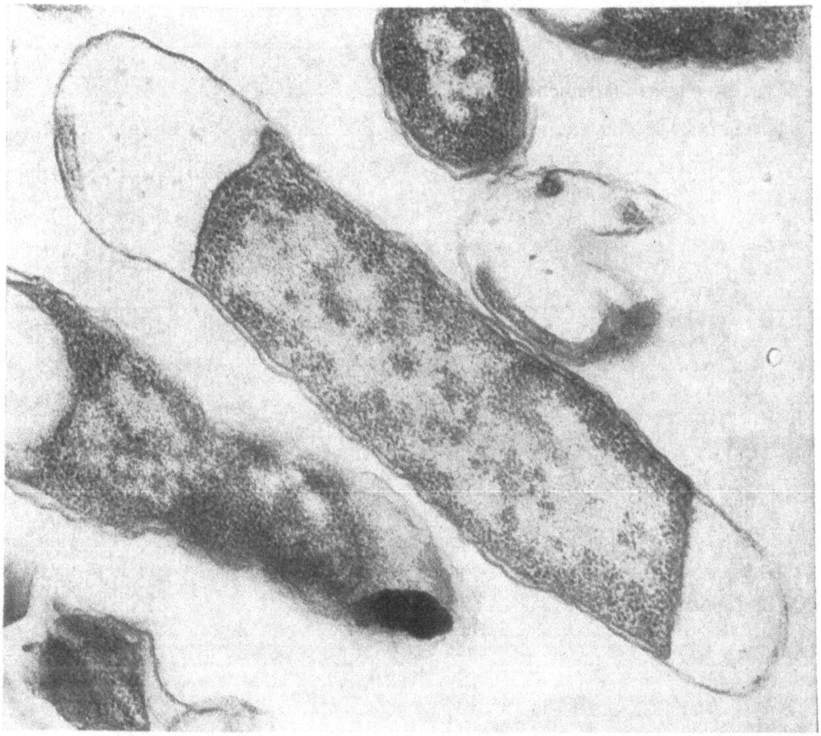

Abb. 1: Plasmolysierte Zellen von *Escherichia coli B*. Der Raum zwischen retrahierter Plasmamembran und Zellwand erscheint nahezu elektronentransparent. 3%ige NaCl-Lösung, 20 min.

Abb. 2: Plasmolysierte Zellen von *Escherichia coli B*, nachbehandelt mit 10 μg Polymyxin B/ml, 15 min. Der Raum zwischen Zytoplasmamembran und Zellwand ist mit fädigem, vernetztem Material angefüllt.

Abb. 3: Querschnitt durch eine plasmolysierte Zelle von *Escherichia coli B*, die mit 10 μg Polymyxin B/ml behandelt wurde. Neben dem feinfädigen Material in der Plasmolyse-Vakuole sind zahlreiche durch die Zellwand gebildete Protuberanzen zu erkennen.

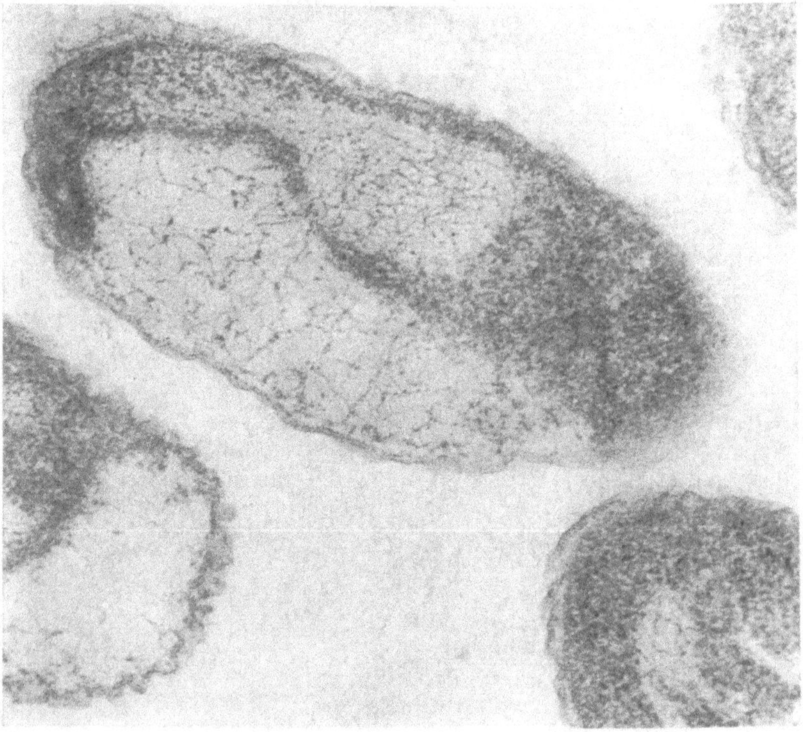

Abb. 2

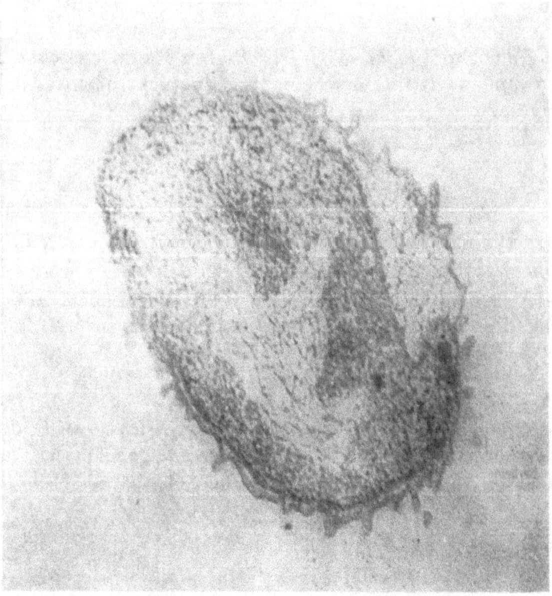

Abb. 3

gebiet nicht mehr scharf gegen das Grundplasma abgegrenzt. Die Zellwand weist die für Polymyxinbeeinflussung charakteristisch geformten Protuberanzen auf (Abb. 3).

Die Untersuchungen geben Anlaß zu folgenden Schlußfolgerungen:

Die Polymyxinbehandlung plasmolysierter Zellen von E. coli B zeigt auf Grund der vorhandenen Retraktion von Zytoplasmamembran und Zytoplasma, daß die nach Polymyxineinfluß typischen Protuberanzen an der Bakterienzellwand durch Veränderung der Zellwand selbst gebildet werden. Es ist denkbar, daß es sich dabei um einen reinen Grenzflächen, effekt, hervorgerufen durch das oberflächenaktive Polypeptid handelt, bei dem allerdings Chemie und Struktur der Zelloberfläche eine wesentliche Rolle spielen. Mit synthetischen Detergentien gelang uns der Nachweis von Zellwandprotuberanzen bisher nur an einem Stamm von Micrococcus. E. coli zeigte nach Beeinflussung mit entsprechenden Dosen ionenaktiver Detergentien keine Zellwandveränderungen.

Bei der feinfädigen Struktur, die sich nach Polymyxinbehandlung im zytoplasma-freiem Raum zwischen Zellwand und Zytoplasmamembran plasmolysierter Keime beobachten läßt, könnte es sich möglicherweise um Kernmaterial handeln, daß durch die in ihrer Permeabilität geschädigte Zytoplasmamembran ausgetreten ist. Dies würde in Einklang stehen mit den bereits erwähnten Befunden von GALE und TAYLOR und NEWTON, die für die unmittelbar nach Polypeptidzusatz aus der Zelle austretenden zelleigenen Substanzen ein Absorptionsmaximum von 260 nm feststellten.

Die Versuche mit Proto- und Sphäroplasten deuten ebenfalls auf eine spontane Veränderung der Membranpermeabilität bei Polymycineinwirkung hin. Bei gleichzeitiger Einwirkung von Lysozym und Polymyxin kommt es bei Polymyxinkonzentrationen $> 5\ \mu g/ml$, wie wir in früheren Untersuchungen zeigen konnten (WAHN et al. 1968), auf Grund der Zytoplasmamembranveränderung sehr rasch zur Abtötung empfindlicherer Keime, so daß eine Ausbildung normaler Sphäroplasten nicht mehr stattfindet. So tritt auch die sphärische Verformung, die eine noch weitgehend intakte Zytoplasmamembran voraussetzt, bei simultan mit Polymyxin und Lysozym behandelten Keimpopulationen nur noch bei einem Teil der Bakterien auf. Bei Zellen, die 15 Minuten nach Polymyxinzusatz mit Lysozym behandelt wurden, wird nur noch vereinzelt eine Zellabrundung beobachtet. Zellwandprotuberanzen treten dagegen sowohl bei den simultan behandelten als auch bei den sukzessiv mit Polymyxin und Lysozym beeinflußten Keimen in gleicher Quantität auf.

LITERATUR

GALE, W.F. und E.S. TAYLOR: J. gen. Microbiol. 1, 77-84 (1947).

NEWTON, B.A.: J. gen. Microbiol. 9, 54-64 (1953).

RYTER, A. und E. KELLENBERGER: Z. Naturforsch. 13 b, 597-605 (1958).

SALTON, M.R.J.: J. gen. Microbiol. 5, 391-404 (1951).

WAHN, K., T. ROCKSTROH und G. LUTSCH: Intern. Symp.: Wirkungsmechanismus von Fungiziden und Antibiotika. Akademie Verlag Berlin 1967, S. 69 - 77.

WAHN, K. und T. ROCKSTROH: Naturwiss. 54, 448-449 (1967).

WAHN, K., G. LUTSCH, T. ROCKSTROH und K. ZAPF: Arch. Microbiol. 63, 103-116 (1968).

DISKUSSION

LYR (Eberswalde, DDR): Offenbar liegen zwei verschiedene Prozesse vor, einmal ein Angriff auf die cytoplasmatische Membran und zum anderen eine Wirkung auf die Zellwand. Ist das ein Prozeß, der mit Wandneubildung verbunden ist?

WAHN (Berlin, DDR): Es sind ganz sicher zwei Prozesse. Der Effekt an der Zellwand äußert sich morphologisch in der gezeigten Protuberanzbildung. Polymyxin reagiert mit den Lipoproteinen und Lipopolysacchariden zunächst der äußeren Zellwandschichten, deren Bindung an die Mureinschicht wahrscheinlich dadurch gelockert wird. Wir nehmen an, daß dann infolge der Herabsetzung der Grenzflächenspannung durch das oberflächenaktiv wirkende Polypeptid eine Art Blasenbildung dieser Schichten eintritt, bei der allerdings die Mureinschicht mit einbegriffen ist. Sind alle 5 Schichten der Wand an der Protuberanzbildung beteiligt, ist es möglich, daß die innere elektronendichte Schicht sich nach der Ausstülpung nur der äußeren 3 Schichten (einschließlich des Mureins) vortäuscht. Wahrscheinlich ist sowohl der erstgenannte als auch der zweite Vorgang möglich. Bei den Stellen der Protuberanzbildung könnte es sich um Stellen der Zellwand handeln, deren Struktur (Mureinskelett) im Rahmen des Wandwachstums gelockert ist, und die so leicht auf eine Veränderung der Grenzflächenspannung reagieren.
Obwohl anzunehmen ist, daß die Beeinflussung der Zytoplasmamembran für den bakteriziden Effekt des Polymyxins verantwortlich ist, gibt es morphologisch keinen Hinweis für eine strukturelle Veränderung der dreischichten Membranstruktur.

VERGLEICHENDE UNTERSUCHUNGEN ZUR WIRKUNG VON ANTIBIOTIKA AUF BAKTERIELLE ZELLWÄNDE UND CYTOPLASMATISCHE MEMBRANEN

J. GUMPERT

Institut für Mikrobiologie und experimentelle Therapie, Jena, der
Deutschen Akademie der Wissenschaften zu Berlin, Jena (DDR)

Von den Penicillinen, Cephalosporinen und Cycloserin darf heute als sicher gelten, daß ihr primärer Angriffsort die Zellwand ist. Sie stören die Biosynthese der Mureinschicht (Peptidoglycan-, Mucopeptidschicht), die für die Festigkeit und die formgebenden Eigenschaften der Zellwand verantwortlich ist (STROMINGER 1968, NEUHAUS 1968). Von Vançomycin, Ristocetin, Bacitracin und Novobiocin werden die Wirkungsmechanismen und der primäre Wirkungsort noch diskutiert. Ein Teil der Autoren (z.B. ANDERSON et al. 1967, SINHA u. NEUHAUS 1968) meint, daß primär die Biosynthese der Mureinschicht gestört wird, während andere Autoren eine direkte Wirkung auf die cytoplasmatische Membran annehmen und eine Hemmung der Zellwandbiosynthese als sekundär ansehen (z.B. HANCOCK a. FITZ-JAMES 1964, WEINBERG 1967, RIEBER et al. 1969).

Polymyxin B wirkt offenbar primär auf die cytoplasmatische Membran der Bakterien (KAGAN et al. 1964).

Prasinomycin, Moenomycin und Enduracidin sind neuere Antibiotika, deren Wirkungsmechanismus ebenfalls in einer Störung der Zellwandbiosynthese gesehen wird. Die ersten beiden sind offenbar identisch. Da wenig experimentelle Befunde zum Wirkungsort vorliegen und die Substanzen nicht zu bekommen waren, sollen sie hier nicht näher behandelt werden.

Unter den Experimenten, mit denen die Wirkung eines Antibiotikums auf die bakterielle Zellwand oder die cytoplasmatische Membran untersucht werden kann, nehmen die Versuche mit Protoplasten und stabilen L-Formen eine besondere Stellung ein. Diesen zellwandlosen Zellen gegenüber müssen Antibiotika, deren Wirkungsort die Zellwand ist, wirkungslos sein und solche, die auf die cytoplasmatische Membran wirken, im Vergleich zu den entsprechenden Normal-Formen eine stärkere oder gleichstarke Wirkung zeigen.

Mit Hilfe der stabilen L-Form von Proteus mirabilis sollte geprüft werden, inwieweit Vancomycin, Ristocetin, Bacitracin und Novobiocin primär auf die Zellwand oder die cytoplasmatische Membran wirken. Wir wollten weiter unsere Kenntnisse über die Antibiotikaempfindlichkeit der L-Formen ergänzen und dabei nach Antibiotika suchen, die speziell die cytoplasmatische Membran in ihrer Funktion bei der Replikation und Verteilung des genetischen Materials beeinflussen.

Material und Methoden

Testorganismen waren Proteus mirabilis D 52 und eine stabile L-Form dieses Stammes. Die L-Form ist unter Penicillineinfluß isoliert worden und kann als zellwandlose Form des Proteus mirabilis Stammes angesehen werden. Sie wächst in Form von 0,4-4μ Durchmesser großen kugligen Zellen in flüssigen Medien ohne Serumzusatz. Sie hat im wesentlichen die gleichen biochemischen Eigenschaften wie der normale Elternstamm und zeigt im Elektronenmikroskop keine Zellwandstrukturen mehr. Die Zellen sind nur von der cytoplasmatischen Membran umgeben und werden im Vergleich zu anderen Typen als stabile Protoplastentyp L-Form bezeichnet. Die Zellen aus einer 14-18 stündigen Schüttelkultur wurden in Fernbachkolben mit 50 bzw. 100 ml Fleischbouillon und den Zusätzen der entsprechenden Antibiotika geimpft und im Wasserband mit Schütteleinrichtung bei 37 °C bebrütet. Die Zellkonzentrationen zu Beginn der Versuche betrugen 5×10^7-1×10^8 Zellen/ml. Nach 30 min erfolgten die Probenentnahmen und die Extinktionsmessungen im ELPHO (VEB C. Zeiß Jena). Parallel dazu wurden die Proben im Phasenkontrastmikroskop angesehen, um morphologische Veränderungen festzustellen.

In den Versuchen wurden die folgenden Antibiotika verwandt: Penicillin G (VEB Jenapharm), Cryptocillin (Hoechst), Cycloserin (Kabi), Vancomycin (Lilly), Ristocetin A (Abbott), Bacitracin (Heidelberger Pharma), Novobiocin (als Albamycin, Upjohn), Polymycin B (Pfizer).

Ergebnisse

Tabelle 1 gibt einen Überblick über die Antibiotikakonzentraionen, die das Wachstum der Normal- und L-Formen hemmen.

Penicillin G führt in Konzentrationen von mehr als 20 IE pro ml zu einer Umwandlung der Stäbchenzellen in Späroplasten, die innerhalb von 3-6 Std. fast alle lysieren. Die Wachstumskurve erreicht dabei nach anfänglichem Anstieg wieder nahezu den Ausgangswert. Die L-Form-Kulturen zeigten dagegen auch bei 2000 IE pro ml noch ein gleichmäßig ansteigendes Wachstum, das sich nicht wesentlich von der Kontrolle ohne Penicillin unterscheidet.

Cryptocillin und Cycloserin: Beide Antibiotika wirken im Prinzip ähnlich wie Penicillin, nur daß die Umwandlung in Sphäroplasten und die Lyse auch bei hohen Konzentrationen von 200-1000 μg/ml wesentlich langsamer erfolgen und daß während der ersten 8-12 Std.

Tabelle 1

Hemmkonzentrationen verschiedener Antibiotika auf das Wachstum von Proteus mirabilis D 52 und eine entsprechende stabile L-Form des gleichen Stammes.
)+: die höchsten geprüften Konzentrationen

Antibiotikum	Wachstumshemmende Konzentration in μg/ml	
	Normalform	L-Form
Penicillin G	20 IE	2000 IE)+
Cryptocillin	1000	2000)+
Cycloserin	200	500
Vancomycin	500)+	1000)+
Ristocetin A	500)+	1000)+
Bacitracin	1000)+	50-100
Polymyxin B	500)+	50-100
Novobiocin	5	5

normale Wachstumskurven erhalten werden. Mit 10 μg/ml kommt es zu Filamentbildung und bei 100 μg pro ml liegen nach 4-6 Std. etwa die Hälfte der Zellen als Sphäroplasten vor.

Die L-Form-Zellen sind auch gegenüber hohen Cryptocillin- und Cycloserin-Konzentrationen resistent. Die Wachstumskurven sind jedoch bei 1000-2000 μg/ml gegenüber den Kontrollen ohne Antibiotika etwas verzögert.

Ristocetin und Vancomycin: Sowohl die normalen Stäbchenzellen als auch die L-Form-Zellen sind gegenüber Ristocetin-Konzentrationen von 500 bzw. 1000 μg/ml und Vancomycin-Konzentrationen von mehr als 500 μg/ml resistent. Es konnten keine wesentlichen, durch die Antibiotika bedingten morphologischen Veränderungen der Zellen gefunden werden.

Bacitracin: Das Wachstum der normalen Proteus mirabilis-Zellen wird durch 1000 μg/ml nicht beeinflußt. Morphologische Veränderungen der Stäbchenzellen waren bei den untersuchten Konzentrationen nicht zu beobachten.

L-Form-Kulturen werden dagegen bereits durch 5 μg/ml beeinflußt, und bei 50 μg/ml ist die Wachstumsrate deutlich geringer, wobei ein Teil der Zellen lysiert. Bei 100 μg/ml und höheren Konzentrationen kommt es zu vollständiger Lyse der Zellen.

Zum Vergleich wurde die Wirkung von Bacitracin auf Escherichia coli Wf^{+} und eine davon isolierte stabile L-Form untersucht. Ihr Verhalten ist das gleiche wie von Proteus mirabilis D 52.

Polymyxin B: Normale Stäbchenzellen sind gegenüber 500 μg Polymyxin/ml resistent. Das Wachstum der L-Formen wird durch 100 μg/ml vollständig gehemmt und es kommt zu totaler Lyse aller Zellen.

Novobiocin: Stäbchen und L-Form-Zellen sind etwa gleich empfindlich und werden in ihrem Wachstum durch 5 μg/ml deutlich gehemmt. Nach Zugabe von 100-200 μg/ml erfolgt keinerlei Wachstum mehr.

In den Kulturen mit 20-100 μg/ml schwellen die Stäbchenzellen zu pleiomorphen Formen an, verlängern sich zu oft eigenartig gebogenen Filamenten und bilden lange Ketten. Bei mehr als 100 μg/ml bleibt der größte Teil der Zellen unverändert und ohne weitere Vermehrung. Die L-Form-Zellen werden durch 5-20 μg Novobiocin/ml teilweise und durch Konzentrationen von mehr als 100 μg/ml total lysiert.

Nach der wachstumshemmenden Wirkung auf Proteus mirabilis D 52 und seine stabile L-Form lassen sich die untersuchten Antibiotika in 4 Gruppen einteilen und unter Berücksichtigung der Befunde anderer Autoren die folgenden Aussagen hinsichtlich des primären Wirkungsortes treffen:

I. Starke antibiotische Wirkung auf die Normal-Form, keine oder sehr schwache Wirkung auf die L-Form; primärer Wirkungsort ist die Zellwand.
Hierhier gehören Penicillin G, Cryptocillin und Cycloserin, deren Störung der Mureinbiosynthese eindeutig belegt ist (STROMINGER 1968).

II. Normal-Form und L-Form sind in gleichem Maße resistent; primärer Wirkungsort ist die Zellwand.
Vancomycin und Ristocetin zeigen normalerweise gegenüber gramnegativen Bakterien keine hemmende Wirkung, da sie offenbar nicht durch die plastische Zellwandschicht permeieren können. Aus der Tatsache, daß die L-Form-Zellen bei hohen Konzentrationen dieser Antibiotika normal weiterwachsen können und unter Berücksichtigung anderer Befunde, insbesondere der Hemmung spezifischer Reaktionsschritte der in vitro Mureinbiosynthese (ANDERSON et al. 1967, KATZ et al. 1967) muß gefolgert werden, daß die Zellwand und nicht die cytoplasmatische Membran der primäre Wirkungsort ist.

III. Keine Wirkung auf die Normal-Form, starke antibiotische Wirkung auf die L-Form; primärer Wirkungsort ist offenbar die cytoplasmatische Membran.
Diese Befunde gelten für Bacitracin und Polymyxin B und zeigen, unter Beachtung anderer Eigenschaften, vor allem ihren Einfluß auf die Permeabilität der Zellen (WEINBERG 1967), daß sie direkt die cytoplasmatische Membran beeinflussen und eine Hemmung der Zellwandsynthese sekundär ist. Die fehlende antibiotische Wirkung auf die Normal-Form muß wieder damit erklärt werden, daß die Antibiotika nicht oder nur

schwer durch die komplexe Zellwand der gramnegativen Bakterien permeieren können.

IV. Gleich starke antibiotische Wirkung auf Normal-Form und L-Form; primärer Wirkungsort ist offenbar die cytoplasmatische Membran. Ein Beispiel hierfür ist Novobiocin, das ab 5 μg/ml sowohl das Wachstum der Normal-Form als auch der L-Form hemmt, wobei es zur Lyse der Zellen kommt.

Während die molekularen Wirkungsmechanismen der Antibiotika, die primär in die Biosynthese der bakteriellen Zellwand und speziell der Mureinschicht eingreifen, durch die Arbeiten von STROMINGER u.a. weitestgehend aufgeklärt sind, ist über die molekularen Wirkungsmechanismen der Antibiotika, die primär auf die cytoplasmatische Membran wirken, noch nichts bekannt. Einer solchen Antibiotikawirkung könnten folgende mögliche Mechanismen zugrunde liegen:

1. Zerstörung der Membranstruktur, ähnlich wie es von den oberflächenaktiven Stoffen wie Na-Dodecylsulfat bekannt ist (GUMPERT u. NERMUT 1967).
2. Reaktion mit wichtigen Komponenten der cytoplasmatischen Membran, die zur Störung der Membranstruktur und Membranfunktion führen. Ein Beispiel hierfür sind die Polyenantibiotika Filipin und Nystatin, die mit der Sterinkomponente in tierischen und Pilz-Membranen reagieren und deren Zerstörung bewirken. Die Bakterien enthalten jedoch in ihren Membranen keine Sterine, und sie sind diesen Antibiotika gegenüber resistent.
3. Hemmung der Biosyntheseprozesse der cytplasmatischen Membran ähnlich der Störung der Mureinbiosynthese. Hierüber kann nichts ausgesagt werden, da über die Biosynthese der Membranen noch nichts sicheres bekannt ist.
4. Beeinflussung der DNS-Membran-Assoziation, die nach der Replicontheorie für die Replikation und Verteilung des gentischen Materials Voraussetzung ist. Es wäre denkbar, daß durch eine Störung der DNS-Anheftungsstelle an der Membran die Verteilung der Chromosomen und damit jede Zellvermehrung gehemmt wird. Ob möglicherweise Polymyxin B und Bacitracin in niedrigen Konzentrationen eine solche Wirkung ausüben, müssen weitere Experimente zeigen.

Für sorgfältige technische Mitarbeit danke ich Frau M. VÖLKEL.

LITERATUR

ANDERSON, J.S., M. MATSUHASHI, M.A. HASKIN and J.L. STROMINGER, 1967. J. Biol. Chem. 242, 3180-3190.

GUMPERT, J. und M.V. NERMUT, 1967. Ztschr. Allg. Mikrobiol. 7, 7-17.

HANCOCK, R. and P.C. FITZ-JAMES, 1964. J. Bact. 87, 1045-1050.

KAGAN, B.M., S. ZOLLA, R. BUSSER and S. LIEPNIEKS, 1964. J. Bact. 88, 630-632.

KATZ, W., M. MATSUHASHI, C.P. DIETRICH and J.L. STROMINGER, 1967. J. Biol. Chemistry 242, 3207-3217.

NEUHAUS, F.C., 1968. Selective inhibition of enzymes utilizing alanine in the biosynthesis of peptidoglycan. Antimicrobial Agents a. Chemotherapy 1967, 304-313.

RIEBER, M., T. IMAEDA and I.M. CESARI, 1969. J. gen. Microbiol. 55, 155-159.

SINHA, R.K. and F.C. NEUHAUS, 1968. J. Bact. 96, 374-382.

STROMINGER, J.L., 1968. Enzymatic reactions in bacterial cell wall synthesis sensitive to penicillins and other antibacterial agents. In Guze: Microbial Protoplasts, Spheroplasts and L-Forms, William & Wilkins Comp. Baltimore, 1968, 55-61.

WEINBERG, E.D., 1967. Bacitracin. In Gottlieb and Shaw: Antibiotics Vol. I. Mechanism of Action. Springer Berlin-Heidelberg-New York, 1967, 90-163.

DISKUSSION

LYR (Eberswalde, DDR): Kann die Ursache der Unwirksamkeit von Polymyxin-B und Bacitracin in einer chemischen Abbindung der Antibiotika an der Zellwand liegen? Bei höheren Konzentrationen müßte dann ein Effekt zu beobachten sein.

GUMPERT (Jena, DDR): Eine Bindung der Antibiotika an die Zellwand wäre denkbar und ist als Adsorptionsprozeß wahrscheinlich auch gegeben. Eigene Experimente wurden nicht durchgeführt. Im Falle der 2 genannten Antibiotika dürfte jedoch die Unwirksamkeit gegenüber den normalen Proteus-mirabilis-Zellen in einer fehlenden Permeabilität liegen, da auch solch hohe Konzentrationen von 2000 γ Bacitracin und 1000 γ Polymyxin-B/ml keine antibiotische Wirkung zeigten.

WAHN (Berlin, DDR): Proteus ist einer der wenigen gramnegativen Keime, die auf Polymyxin-B nicht ansprechen. Da die Protoplasten jedoch recht empfindlich reagieren, ist anzunehmen, daß die Resistenz auf eine unterschiedliche Struktur und chemische Zusammensetzung der Zellwand zurückzuführen ist. Gibt es Hinweise dafür, daß die Zellwandkomponenten von B. proteus erheblich von denen anderer gramnegativer Keime abweichen?

GUMPERT: Im Ultradünnschnitt sind keine wesentlichen Unterschiede zwischen Zellwandstrukturen von P.mirabilis und anderen gramnegativen Bakterien wie E.coli zu sehen. Auch die qualitaitve Zusammensetzung der Mureinschicht ist in beiden Fällen etwa gleich. In welchem Umfang die Lipoprotein- und Lipopolysaccharidkomponenten verschieden sind, ist nicht klar zu beantworten. Es gibt sicher eine Reihe von Unterschieden in den Lipopolysacchariden, die z.B. in Arbeiten von LÜDERITZ, KOTELKO und WESTPHAL nachgewiesen wurden. Inwieweit diese Unterschiede die Ursache der Resistenz von P.mirabilis gegenüber Polymyxin-B sind, müßte durch Experimente geprüft werden.

PARTHIER (Halle/S., DDR): Es gibt einige Arbeiten von ENNIS, in denen eine Hemmung der in-vitro-Proteinsynthese an Bakterienribosomen durch Peptid-Antibiotika nachgewiesen wird. Es ist sicher sehr schwierig, wenn überhaupt möglich, in-vivo- und in vitro-Experimente zu vergleichen, doch wäre der Einfluß des Polymyxin-B auf die Zellmembran über eine Hemmung der Membranproteine denkbar. Dies wäre dann neben den Protuberanzenbildungen der Zellwand eine Möglichkeit, das Bakterienwachstum zu hemmen bzw. sogar bakterizid wirksam zu werden. Ein Vergleich von Hemmstoffkonzentrationen in der Zelle und bei in-vitro-Systemen ist dadurch begrenzt, daß man selten die Konzentration am Reaktionsort in der Zelle kennt, und nur das ist ja wichtig.

IV. SONSTIGE WIRKUNGEN

DIE BEZIEHUNGEN ZWISCHEN CHINON- UND CYTOCHROM-GEHALT IN DER MEMBRANFRAKTION DER BAKTERIEN UND IHRE MÖGLICHE BEEINFLUSSUNG. DIE WIRKUNG DES PIERICIDIN A UND AMMORESINOL AUF DIE ATMUNGSKETTE+

VLADIMIR DADAK

Biochemisches Institut der Naturwissenschaftlichen Fakultät,
J.E. Purkyne-Universität, Brno (CSSR)

Piericidin A stellt eine Substanz mit der insektiziden Aktivität dar, die aus Streptomyces mobaraensis isoliert wurde. Die strukturelle Ähnlichkeit zwischen Piericidin A und Ubichinon (UQ) führte zur Vermutung, daß seine insektizide Aktivität auf der Hemmung der Atmungskette beruht. Die äußerst wirksame Hemmung der NADH-Oxidase konnte bewiesen werden. Der Hemmungsort ist höchstwahrscheinlich mit dem Hemmungsort des Rotenons identisch. Übereinstimmend damit ist auch das endogene UQ bei Piericidin-Zusatz vollständig oxydiert. In den höheren Konzentrationen hemmt Piericidin A die Succinat-Veratmung und der zweite Ort des Eingreifens in die Atmungskette liegt wahrscheinlich zwischen der Succinatdehydrogenase und UQ, weil es auch hier zur Oxydation des endogenen UQ kommt. Die Ergebnisse der EPR-Spektroskopie deuten jedoch darauf hin, daß ein Hemmungsort zwischen b - c_1 nichthemin. Eisen und cytochrom c_1, d.h. im Bereich der Wirkung des Antimycin, zu suchen sei.

Auf dem ersten Reinhardsbrunner Symposium haben wir über die antibiotische Wirkung der phenolischen Cumarine berichtet. Wir haben dabei auf die Möglichkeit der Hemmungsstörung durch Substanzen, die dem UQ und Vitamin K ähnlich sind, hingewiesen. Als das wirksamste Cumarin-Derivat hat sich Ammoresinol bewährt. Ammoresinol (3-farnesyl-4,7-dihydroxy-cumarin) wurde von SPÄTH (1936) aus Gummiresina ammoniacum isoliert. Es ist mit seiner Struktur dem Vitamin K ähnlich (Abb. 1). Durch sein Hydroxyl auf dem vierten Kohlenstoff-Atom und durch Substitution auf dem dritten Kohlenstoff-Atom des Cumarin-Moleküls gehört es zu den Dicumarol verwandten Substanzen. Wir haben im weiteren den Einfluß des Ammoresinols auf die mitochondriale Atmungskette untersucht und haben festgestellt, daß es bei den niedrigen Konzentrationen (ranggemäß mit Antimycin A vergleichbaren) die Succinatoxidase hemmt. Die Hemmung der -Hydroxybutyrat-Oxidase macht sich erst bei höheren Konzentrationen bemerkbar. Nebem dem Wirkungsort in dem Succinatdehydrogenase-Bereich konnte mit Hilfe der Differenzspektroskopie ein weiterer Ort des Eingreifens zwischen Cytochrom b und Cytochrom c_1 erwiesen werden (Abb. 2).

+ Vortrag als Manuskript eingereicht.

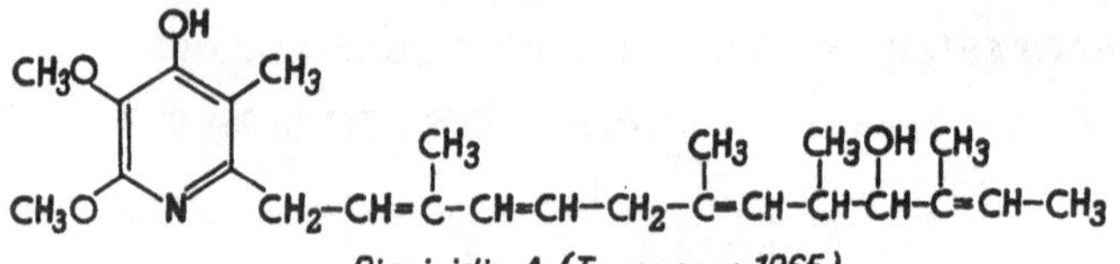

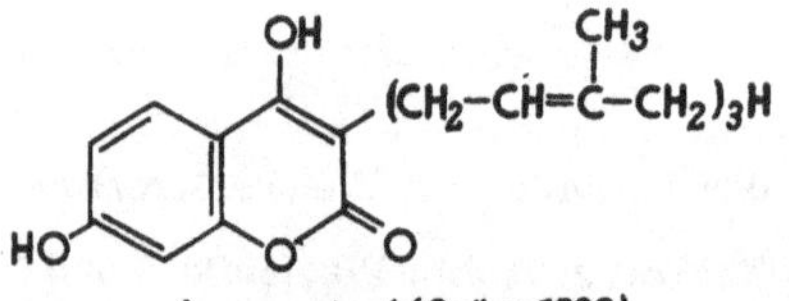

Abb. 1. Die Struktur des Piericidin A und des Ammoresinol.

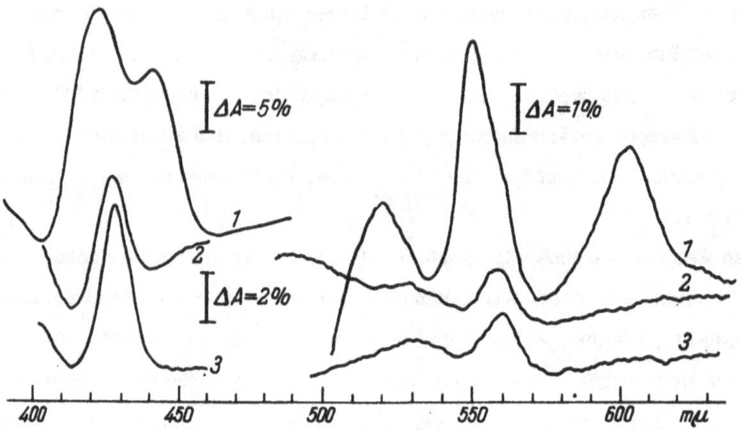

Abb. 2. Differenzspektra (red.-oxid.) der Rattenlebermitochondrien

1 = mit Succinat, 2 = mit Succinat und Ammoresinol, 3 = mit Succinat und Antimycin A.

Die Bakterien weisen eine starke Variabilität in der Zusammensetzung der Atmungskette auf (Tab. 1).

Dies spiegelt sich in verschiedener Sensitivität gegenüber den Hemmstoffen. Die bekannten Hemmstoffe der mitochondrialen Atmungskette bleiben hier oft ohne Einfluß (Antimycin A, Rotenon usw.). KNOWLES u.a. (1967) konnten feststellen, daß bei dem gramnegativen Azotobacter vinelandii (enthält nur UQ) Rotenon einen unbedeutenden Einfluß auf den Elektronentransport ausübt. Piericidin A hemmt bei diesem Stamm sowohl die

Tabelle 1

Gehalt von UQ und MK in Bakterien

Stamm	UQ µmol/g prot.	MK µmol/g prot.	UQ cyt. a a_2	MK cyt. a a_2
Staphylococcus epidermididis	0	0,39	-	38
Micrococcus denitrificans	1,04	0	41,5	-
Escherichia coli	0,53	0,23	4,95	2,07
Proteus vulgaris	0,36	0,32	3,7	3,3
Haemophillus parainflunzae	0,91	0,74	7,6	6,1

Succinatoxidase als auch die NADH-Oxidase in der Konzentration von 100 mol/g Protein. Bei Acetobacter suboxydans (enthält auch uQ) hemmt Piericidin A (10 mol/g Protein), nicht aber das Rotenon die NADH-Oxidase. Die Hemmung des Piericidin A kann hier durch den Zusatz von UQ-Homologen aufgehoben werden. Bei dem grampositiven Stamm Sarcina lutea (enthält Vitamin K_2 /weiter nur MK/) wirkt Rotenon mehr auf die Succinatoxidase als auf die NADH-Oxidase. Piericidin A dagegen weist hier eine ähnliche Hemmwirkung sowohl gegenüber Succinatoxidase als auch gegenüber NADH-Oxidase auf. Über die Wirkung des Ammoresinols auf die bakterielle Atmungskette wurde schon berichtet.

Es hat uns jetzt interessiert, welche Wirkung Piericidin A und Ammoresinol bei Bakterien zeigen, die untereinander nahe verwandt sind, sich aber im Chinon-Typ unterscheiden. Dazu haben sich Stämme von Haemophillus parainfluenzae am besten geeignet (Tab. 2).

Tabelle 2

Die Eigenschaften der Ultraschallpartikeln von Haemophillus parainfluenzae

	Stamm			
	Boss No. 7	NCTC	4101	NCTC 4101 Deffekt
Chinon - Typ	DMK	UQ	MK	UQ
-"- Gehalt mol/g prot.	3,3	1,46	0,67	2,2
NADH-Veratmung mol 0/min./g prot.	410		222	545

Der Stamm Boss No. 7 enthält ein anomales Vitamin K-Derivat, das 2-desmethyl-Vitamin K (weiter nur DMK). Der Stamm NCTC 4101 enthält beide üblichen Chinone (UQ und MK), deren Gehalt vom Sauerstoffangebot während des Wachstums abhängig ist. Ein Deffektstamm NCTC 4101 (in aeroben Bedingungen ohne NO_3^- Zusatz kultiviert) enthält lediglich UQ. Die Beteiligung aller drei Chinone im Elektronentransport konnte durch die optische Methode direkt gezeigt werden. Bei dem Übergang der Membranfraktion aus aeroben in anaerobe Bedingungen kann man in dem Doppelstrahlphotometer die Redox-Aktivität der Chinone direkt feststellen.

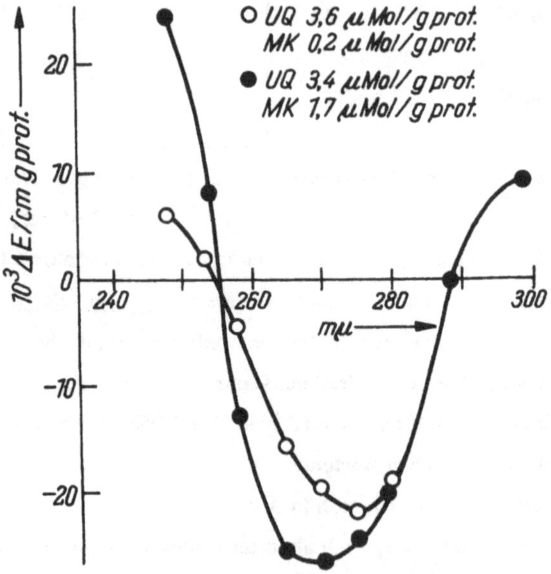

Abb. 3. Differenzspektra von Haemophilus parainfluenzae und D-Lactat (aerob-anaerob). (aerob-anaerob).

Abbildung 3 zeigt die Absorptionsänderungen in der Membranfraktion, die beide Chinone enthält. Die beiden Spektra stammen von demselben normalen Stamm Haemophillus parainfluenzae NCTC 4101, der sich allerdings nach den Wachstumsbedingungen im UQ/MK Quotient unterscheidet. Jedes Spektrum kann restlos als ein Mischspektrum des Ubichinon und des Menachinon erklärt werden. Nach dem Chinon-Verhältnis ähnelt das eine Spektrum mehr dem UQ, das andere mehr dem MK. Die Beteiligung des DMK in dem Elektronentransport von dem Stamm Boss No. 7 konnte WHITE (1965) schon früher nachweisen.

Die Tabelle 3 bringt die Wirkung des Dikumarol, Piericidin A und Ammoresinol auf die NADH-Oxidase bei der Membranfraktion, und zwar bei allen drei Stämmen.

Interessant ist die große Empfindlichkeit aller untersuchten Stämme auf Dicumarol.

Tabelle 3

Einfluß der Hemmstoffe auf die NADH-Veratmung bei den Ultraschallpartikeln von Haemophillus parainfluenzae

Hemmstoff	μmol/g prot.	% Atmung		
		Boss No. 7	NCTC 4101	Deffekt NCTC 4101
Dicumarol	10	29	6,3	7,5
Piericidin A	150	50	34	24
Ammoresinol	50	49	7,3	10

Piericidin A dagegen ist nur wenig wirksam. Die erhöhte Empfindlichkeit eines Stammes gegenüber einem Hemmstoff bringt die Erhöhung der Empfindlichkeit zu den anderen zwei Hemmstoffen mit sich. Das Vorhandensein des anomalen DMK geht mit der herabgesetzten Wirkung aller drei Hemmstoffe zusammen. Das gleichzeitige Vorhandensein beider Chinone (UQ und MK) ändert im Grunde nicht die Empfindlichkeit des Stammes im Vergleich zu dem nur UQ enthaltenden Stamm. Aus den Ergebnissen geht hervor, daß die Hemmungswirkung mit der Strukturähnlichkeit zwischen dem Hemmstoff und dem vorhandenen Chinon nicht Hand in Hand geht. Sollte dies der Fall sein, müßte Piericidin A den Stamm mit UQ noch viel stärker hemmen, Dikumarol müßte dagegen die Stämme mit Vitamin K-Derivaten mehr beeinflussen. Daraus kann man schließen, daß auch bei dem veränderten Eintritt der Elektronen in die Elektronen übertragende Kette (die drei Chinone unterscheiden sich in Redox-Potential) der Hemmungsort der untersuchten Hemmstoffe erhalten bleibt und vom Chinon-Typ praktisch unabhängig ist.

Im weiteren wollten wir die Wirkung der angeführten Hemmstoffe auf die Atmungskette von Enterobacteriaceaen, die sowohl UQ als auch MK erhalten, untersuchen. Es herrscht bei dieser Gruppe allgemein die Ansicht von BRODIE, daß bei Escherichia coli und verwandten Bakterien die Elektronen von NADH in die Kette durch MK, die Elektronen von Succinat wiederum durch UQ eintreten. Bei dem Proteus rettgeri haben wir die Wirkung der Hemmstoffe auf die Succinat-, NADH- und Formiat-Oxidase verglichen. Dicumarol zeigt keine Hemmung der Formiat-Oxidase, hemmt wenig die Succinat-Oxidase (50 μM Konzentration verursacht 20 % Hemmung) und etwas mehr die NADH-Oxidase (67 μM Konzentration verursacht 50 % Hemmung). Die Wirkung von Piericidin A und Ammoresinol sieht man auf den Abbildungen 4 und 5.

Aus den Hemmungskurven geht klar hervor, daß Piericidin A und Ammoresinol auch bei dem Vorhandensein der beiden Chinone in der Atmungskette die typischen Unterschiede

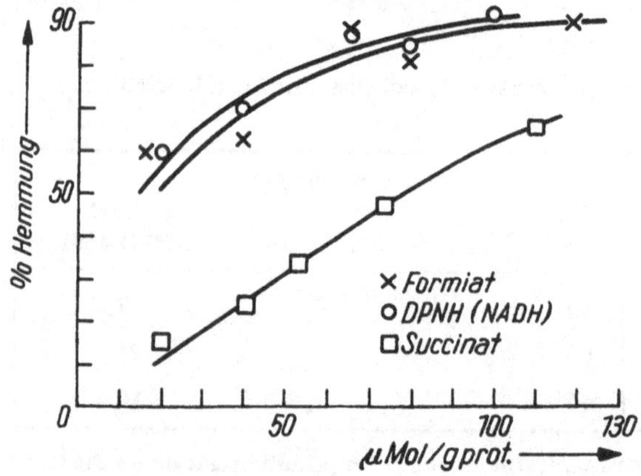

Abb. 4. Wirkung von Piericidin A auf die Atmungskette von P. rettgeri.

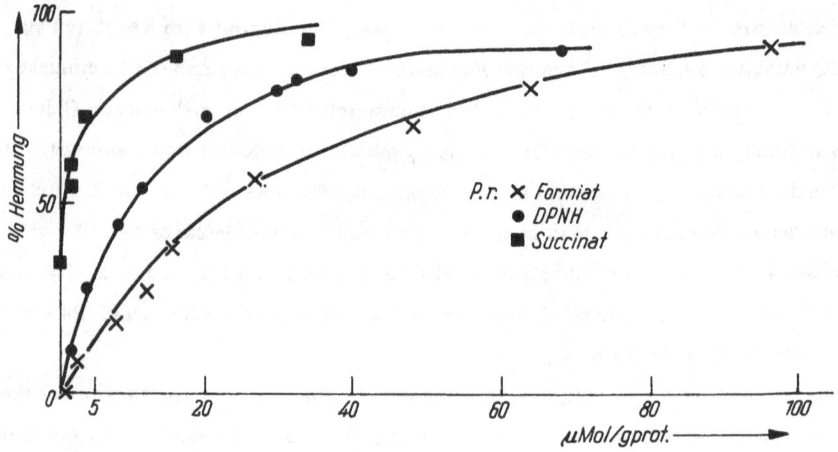

Abb. 5. Wirkung von Ammoresinol auf die Atmungskette von P. rettgeri.

in der Wirkung behalten. Ammoresinol hemmt vorzugsweise die Succinat-Oxidation, Piericidin A die NADH-Oxydation. Mit Hilfe des Doppelstrahlphotometers und unter Anwendung der chemischen Methode, bei der die schnelle Extrahierbarkeit der Chinone benutzt wird, haben wir die Änderungen im Redox-Zustand des Ubichinon verfolgt. Es ist festgestellt worden, daß sowohl nach der Succinat- als auch nach der NADH-Zugabe zu der Membranfraktion von Proteus rettgeri ein Teil des endogenen Ubichinons sofort (d.h. unter aeroben Bedingungen) reduziert wird. In der "steady-state" mit Succinat macht dies 5-15 % aus, in dem "steady-state" mit NADH ist mit der Reduktion um 30 % des endogenen UQ zu rechnen. Im Moment des Sauerstoffverbrauchs geht ein weiterer Teil des Ubichinon in den reduzierten Zustand über. Unter anaeroben Bedingungen ist mit Succinat um etwa 60 %, mit NADH 62 bis 75 % des UQ reduziert. Wie der Redox-Zustand durch die Hemmstoff-Zugabe beeinflußt wird, ist der Tabelle 4 zu entnehmen.

Tabelle 4

Redox-Zustand des Ubichinons mit NADH bzw. Succinat und Hemmstoff bei Proteus rettgeri

Hemmstoff	μM/g Prot.	Succinat % Hemmung der Oxidase	 % UQ red. aerob	NADH % Hemmung der Oxidase	 % uQ red. aerob
ohne		0	10	0	24
Piericidin A	53	44	11		
"	160	75	29		
Ammonresinol	4	71	0		
"	16	90	21		
Piericidin A	10			50	31
"	75			91	61
Ammoresinol	18			58	36
"	25			89	61

In der Konzentration, die ungefähr fünfigprozentige Hemmung hervorruft, bleibe Piericidin A sowohl bei Succinat als auch bei NADH auf die Reduktion des UQ ohne einen markanten Einfluß. Bei der stärkeren Hemmung der NADH-Oxidase durch Piericidin A ist die Reduktion des UQ (im Gegensatz zu Mitochondrien) erhöht. Diese Tendenz macht sich auch bei der Hemmung der Succinat-Oxidase deutlich, wo die große Menge des Piericidin, die für die Hemmung benötigt wird, die Messung erschwert. Im Falle des Ammoresinol sind die Effekte bei der Hemmung der NADH-Oxidase ähnlich. Bei der Succinat-Oxidase dagegen tritt UQ nach der Ammoresinol-Zugabe zuerst als völli oxidiert auf. Erst bei fast vollkommener Hemmung wird UQ mehr reduziert.

Aus den Redox-Änderungen des Ubichinons kann man schlußfolgern, daß sich UQ auch bei der NADH-Oxidase der Membranfraktion von Proteus rettgeri als eine Komponente der Atmungskette verhält. Die beiden Hemmstoffe wirken sich auf der Sauerstoffseite des UQ aus. Der zweite Ort des Eingreifens im Bereich der NADH-Dehydrogenase konnte mit Sicherheit nicht bewiesen werden. Die Succinat-Oxidase ist durch Ammoresinol an zwei Orten gehemmt. Erstens auf der Substratseite des UQ, zweitens auf der Sauerstoffseite des UQ.

Die allgemein große Empfindlichkeit der bakteriellen Oxidasen gegenüber dem Ammoresinol ist zu verzeichnen.

Die Spektra wurden a dem Lehrstuhl für Physikalische Biochemie der Universität München (Prof. Dr. M. KLINGENBERG) gemessen.

LITERATUR

KNOWLES, L.J.; R.M. DANIEL; S.K. ERIKSON und E.R. REFEARN: Biochem. J. 106 (1967) 49 P.

SPÄTH, E.; A.J. SIMON und J. LINTNER: Ber.dtsch.chem.Ges. 69 (1936), 1656.

TAKAHASHI, N.; A. SUZUKI und S. TAMURA: J.Amer.Chem.Soc. 87 (1965) 2066.

WHITE, D.C.: J.Biol.Chem. 240 (1965) 1387.

EINWIRKUNG VON ACRIDINORANGE AUF RHYTHMISCHE VORGÄNGE IN HEFEPOPULATIONEN

G. KRAEPELIN

Botanisches Institut der Technischen Universität Braunschweig (DBR)

Acridinorange (AO) induziert nach einem noch unbekannten Mechanismus plasmatisch atmungsdefekte Hefemutanten (stabile RD-Formen). Verfolgt man bei Saccharomyces cerevisiae den RD-Mutantentiter in glucosehaltiger Nährlösung + 100 µg AO/ml (Probenintervall 2.5 min), so erhält man Schwankungen, die auf eine diskontinuierliche RD-Induktion deuten. Zellpopulationen, die zuvor 2-48 h in Wasser ausgehungert worden waren, zeigen mit der Inkubationszeit rhythmisch zu- und abnehmende Titerwerte. Eine entsprechende Bestimmung der Zahl spontaner RD-Formen in AO-freien Kontrollansätzen liefert noch klarere Ergebnisse; hier sind bei guter Synchronität regelmäßige Schwingungen im Titer wie in den Prozentzahlen nachweisbar. Bei verschiedenen Hefestämmen lagen die "Phasenlängen" bei 7-17 min; die maximale Schwankungsbreite betrug 100-400 %. Wir interpretieren dies in folgender Weise: Die artspezifisch gegebene RD-Labilität (bes. bei haploiden R-Formen) unterliegt endogen gesteuerten rhythmischen Schwankungen. Durch eine "Hungersynchronisierung" werden die Zellen soweit gleichgeschaltet, daß diese Zyklen als "spontane RD-Labilitätsrhythmik" auf Populationsebene erfaßt werden können. Das RD-Mutagen AO induziert damit offenbar keine prinzipiell neue Situation; seine Wirksamkeit richtet sich vielmehr nach diesem Rhythmus. Die unter AO-Einwirkung gegenüber der spontanen Reaktion verstärkte Tendenz der Zellen, in den stabilen RD-Zustand überzugehen, wäre damit erklärbar, daß das Acridin die labilen Phasen verstärkt bzw. fixiert, d.h. deren Reversibilität verhindert. Anzeichen für eine solche Interferenz sehen wir beispielsweise in den durch AO erhöhten Maxima sowie in dem meist vergrößerten zeitlichen Abstand der Maxima voneinander.

Physiologisch kontrollierte Schwingungen mit einer mittleren Phasenlänge von etwa 1 Minute sind mehrfach beschrieben worden (z.B. NADH-Oscillationen (CHANCE 1964); pulsierende Glucoseaufnahme (MAITRA 1966); Atmungs- sowie Schwellungs/Schrumpfungszyklen bei Mitochondrien (MUSTAFA 1966)). Mit einer entsprechend modifizierten Versuchstechnik und einem Probenabstand von 15 sec konnte inzwischen auch für die spontane RD-Labilität eine "Grundschwingung" mit 45-60 sec Phasenlänge wahrscheinlich gemacht werden (Kurvenbeispiel in Abb. 1). Das Ergebnis der Versuche mit 2.5 min-Intervall ist damit vermutlich auf eine zufällig günstige Punktwahl zurückzuführen und nicht als zusätzliche Rhythmik aufzufassen.

Die entscheidende Frage ist zweifellos diejenige nach dem endogenen Steuerungsmechanismus. Auf der Basis der RD-Mutationstheorie (Verlustmutation innerhalb der mitochondrialen DNS (SLONIMSKI 1968)) bietet sich derzeit keine befriedigende Erklärung. Es sei

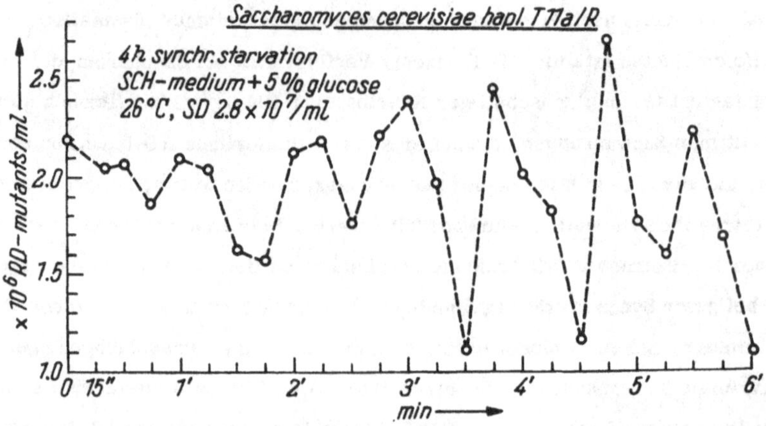

Abb. 1. Spontane RD-Labilitätsrhythmik (ohne AO) in glucosehaltiger Nährlösung. Haploider Stamm T 11a/R-Form, 4 h "Hunger-Synchronosierung", Suspensionsdichte 2.8 x 10^7 Zellen/ml, 26 °C.
(Zur besseren Übersicht sind die Werte der (fünffachen) Einzelbestimmungen miteinander verbunden worden).

denn, man nimmt an, der mitochondriale DNS-Faktor selbst unterliege einem rhythmischen turnover mit temporär erhöhter RD-Mutabilität. Auch dann bleibt freilich offen, wie es zu dem Synchronisierungseffekt des Aushungerns kommt, da ja nicht nur die Mitochondrien einer Einzelzelle, sondern eines nennenswerten Teiles der Zellpopulation synchron reagieren müßten. Andererseits zeigen derart hungersynchronisierte Populationen noch weitere rhythmisch synchrone Reaktionen, die in ganz ähnlichen Schwingungen zum Ausdruck kommen. So konnte RÜGER (1967) unter prinzipiell gleichen Bedingungen eine "Grundschwingung" (Phasenlänge 45-60 sec) ganz anderer Art nachweisen. Sie äußerte sich darin, daß hungersynchronisierte Hefepopulationen, die in einer Probenserie zeitlich fraktioniert wurden (Probenintervall 6.7 sec) und dabei gleichzeitig glucosehaltige Nährlösung erhielten, bei einer Zellzählung nach 18-24 stündiger Inkubation unterschiedliche Vermehrung zeigten je nachdem, zu welchem Zeitpunkt (bezogen auf die im Hungerzustand ausgebildete Grundschwingung) sie den Nährlösungszusatz erhalten hatten. Entsprechend dieser zyklisch veränderlichen "Vermehrungsbereitschaft" fand RÜGER bei AO-Zusatz (30 μg/ml) eine "Toxicitätsrhythmik". Sie ergab sich direkt aus der Überlebenden- bzw. Vermehrungsrate nach 24-48-stündiger Inkubation der Proben im AO-Medium. Die Wirkung des exogenen Schocks (Nährlösung +/- AO) bestand letztlich darin, einen temporär labilen Zustand der Zellen nachhaltig zu fixieren. Da der Primärvorgang auch hier bereits AO-unabhängig ablief, hatte das AO wiederum nur einen "Verstärkereffekt". Ergänzend sei erwähnt, daß die Schwingung in der Vermehrungsbereitschaft mit gleicher Phasenlänge bei dem besonders RD-labilen Stamm T 11a/R bereits 5 h nach der Probenentnahme als Änderung der optischen Dichte bei 546 mμ gemessen werden kann. Obgleich RD-Labilität und Teilungsbereitschaft zwei (scheinbar?) völlig unkorrelierte Phänomene sind, spricht manches für einen gemeinsamen Regulationsmechanismus. Wesentlich scheint uns vor allem, daß übereinstimmend ein einmaliger exogener Schock zur nachhaltigen Fixierung eines zeitlichen Ablaufes bereits ausreicht.

Schocks verschiedenster Art induzieren die Abgabe zelleigenen Materials ans Kulturmedium. Im Gegensatz zu den freigesetzten Aminosäuren sollen 260 mμ absorbierende "leakage"-Produkte einen irreversiblen Substanzverlust darstellen (HIGUCHI u. UEMURA 1959). Ein besonders interessantes Beispiel ist die Unterdrückung der Differenzierung von Dictyostelium-Amöben infolge RNS- und Protein-leakage (KRICHEVSKY u. LOVE 1968). Wir prüften in zahlreichen Probenserien (Ansatz der Hunger-Hefe in Nährlösung, Stoppen der Proben im Eisbad) die Extinktion bei 260 mμ im zellfreien Überstand und erhielten bei einem 15 sec-Probenintervall wiederum regelmäßig zu- und abnehmende Werte, die insgesamt einer Schwingung mit Phasenlängen von 45-60 sec folgten (Abb. 2).

Es handelt sich hier sicher nicht um einen rein passiven Schädigungseffekt (leakage). Aus dem Gesamtergebnis der Versuche schließen wir vielmehr auf eine physiologisch kontrollierte (pulsierende) Exkretion, die regulatorisch gekoppelt ist mit einer partiellen Wiederaufnahme bzw. oberflächlichen Bindung bestimmter Stoffe. Dieser Stoffaustausch erfolgt in Hunger-Populationen optimal synchron. Da dann außer Hefen (z.B. C.utilis, Abb. 2) auch Bakterienpopulationen (B.subtilis oder E.coli) eine solche Exkretionsrhythmik zeigen, handelt es sich offenbar um einen Vorgang grundsätzlicher Art. Erste elektronenmikroskopische Untersuchungen an Hefe lassen lytische Prozesse erkennen, an denen komplexe Membransysteme (Lomasomen) im Bereich der Zellmembran beteiligt zu sein scheinen. Auch die Exkretionsvorgänge werden im übrigen durch AO wesentlich verstärkt bzw. gestört (vergl. den intensiven Nukleinsäure- und Proteinabbau durch AO sowie leakage der Abbauprodukte ins Medium (KLEINKAUF 1960).

Die ursprünglich auf die RD-Mutagenität von AO ausgerichteten Untersuchungen schei-

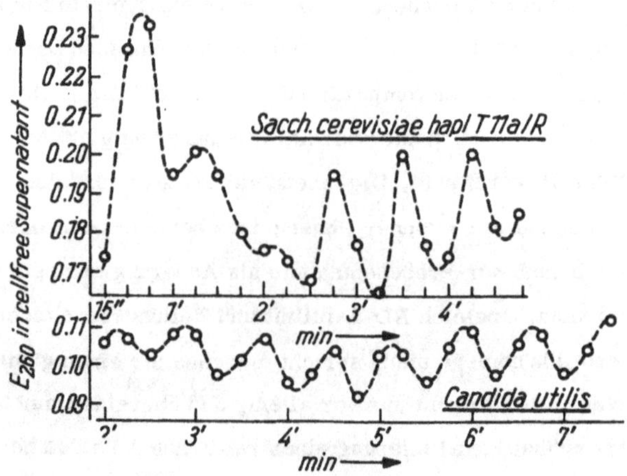

Abb. 2. Exkretionsrhythmik (ohne AO) in glucohaltiger Nährlösung.
Haploider Stamm T 11a/R-Form und Candida utilis, 4 h "Hunger-Synchronisierung", SD 2.5 x 10^7 Zellen/ml, 26 °C.
(Zur besseren Übersicht sind die Extinktionswerte der Einzelproben miteinander verbunden worden).

nen uns letztenendes weitab zu einem Fragenkomplex geführt zu haben, der sich zusammenfassend etwa so formulieren läßt: Tauschen die Zellen einer Population in vorgegebenem Rhythmus mit dem Medium - oder sogar untereinander über das Medium - Stoffe aus, die in gewissem Sinn Informationscharakter besitzen? Trifft dies zu, dann könnte ein solcher Stoffaustausch in ruhenden, nährstoffverarmten Populationen durchaus zu einer Synchronisierung führen, die jedoch nicht gleichbedeutend ist mit einer Teilungssynchronisierung im üblichen Sinn. Andererseits wäre vorstellbar, daß schon ein relativ unspezifischer exogener Schock derart labile Austauschvorgänge und regulatorische Wechselwirkungen auf Populationsebene stört bzw. entkoppelt, so daß ein temporär herrschender "physiologischer Zustand" der Zellen nachhaltig - oder sogar permanent - fixiert werden könnte.

LITERATUR

CHANCE, B., R.W. ESTABROOK und A. GOSH: Biochem. 51, 1244 (1964).
HIGUCHI, M. und T. UEMURA: Nature 184, 1381 (1959).
KLEINKAUF, H.: Z.Bot. 48, 258 (1960).
KRICHEVSKY, M.I. und L.L. LOVE: J.gen. Microbiol. 50, 15 (1968).

(Diese Untersuchungen wurden durch Forschungsmittel des Landes Niedersachsen gefördert).

MAITRA, P.K.: Biochem.Biophys.Res.Comm. 25, 462 (1966).

MUSTAFA, M.G., K. UTSUMI und L. PACKER: Biochem.Biophys.Res. Comm. 24, 381 (1966).

RÜGER, H.-J.: Dissertation T.H. Braunschweig (1967).

SLONIMSKI, P.P., G. PERRODIN und J.H. CROFT: Biochem.Biophys.Res.Comm. 30, 232 (1968).

DISKUSSION

LYR (Eberswalde, DDR): Obviously several combined regulative systems on different levels do ecist. It would surely be interesting in this respect to test compounds of known and specific modes of action instead of the relatively unspecific acridinorange. In this way we could get more detailed informations about the modes of attack on one or the other of the regulating systems. What is your concept about the possible action of substances like acridinorange?

KRAEPELIN (Braunschweig, DBR): In our test system acridinorange induces raised amplitudes and simultaneously phase elongations in the oscillations. No concret comments can be made, however, about the specific reasons for these effects. As we observed the spontaneous rhythms only when studying the action of acridinorange on the formation of RD-mutants we did not use other substances of higher specifity up to now. Experiments of this kind are planned however for the next time.

MÜHLIG (Jena, DDR): Microspectroscopically we observed periodic absorption changes with a frequency of 45 - 60 sec at λ = 550 nm in mitochondria of living yeast cells (Abhandlungen der Deutschen Akademie der Wissenschaften zu Berlin, Symposium "Elektrochem. Methoden und Prinzipien in der Molekularbiologie, Berlin 1965). These endogenous reactions are overlayered by even faster oscillations of 5 - 10 Hz. Did you find these short rhythms with your test method too? Our interpretation of endogenous oscillations is based on the initiation of periodic electron and ion transport processes in or on the surface of membranes. Do the oscillations occur too in respiration deficient yeasts?

KRAEPELIN: Your results are very interesting to me though the two test systems are not comparable. In our experiments on the population level there are indications that the basal oscillation of 40 - 60 sec. is overlayered by more frquent ones. We too assume the oscillating system to be localized at the cell surface, because pulsing conformational changes might especially be ecpected at the plasma membrane.
Rhythmic excretions as well as rhythms in cell multiplication are present too in RD-mutants.

FACTORS INFLUENCING THE STREPTOMYCIN UPTAKE BY PHYTOPHTHORA MYCELIA

J. VÖRÖS

Research Institute for Plant Protection, Budapest (Hungary)

During the course of previous investigations it was found, that streptomycin inhibits the growth of a number of Oomycetes species, but has no such effect on other fungi (ECKERT and TSAO, 1962; HINE 1962; VÖRIS 1965). Phytophthora species proved to be especially sensitive to the antibotic. Moreover a consistent correlation exists between sensitivity to streptomycin, and increased absorption of the antibiotic by the mycelia. It was also suggested on the basis of preliminary observations, that streptomycin uptake by the sensitive mycelia is at least partly an active process, which needs the metabolism of the fungal cell. (VÖRÖS 1967).

This paper presents some additional data concerning factors, which influence streptomycin absorption by various sensitive Phytophthora mycelia.

Influence of temperature on streptomycin uptake

Phytophthora strains were cultivated on Czapek broth, supplemented with 10 % yeast extract. After 2-3 weeks incubation at room temperature, mycelia were collected, and washed with distilled water. Equal amount of fresh mycelium samples were treated with 10 ppm streptomycin solution for 2 hours, on the following temperatures: 5-7 °C, 19-21 °C, 26-27 °C and 40 °C. After the 2 hours treatment, mycelium samples were collected, washed with distilled water, and dried. Dried mycelium samples were homogenized in distilled water, and streptomycin content of the supernatants were estimated by agar cup method, using Bacillus subtilis ATCC 6633 as a test organism. Streptomycin uptake by the mycelia of three Phytophthora species on various temperatures are illustrated in Table 1. Data are streptomycin contents of mycelim samples in ppm.

Temperature between 5 and 27 °C has apparently no considerable influence on the antibiotic uptake by the mycelia of the investigated Phytophthora species. More than 50 %, or complete inhibition of streptomycin absorption was observed, however, on 40 °C. This blocking of streptomycin uptake on higher temperature was the most prominent in the case of Phytophthora parasitica.

Table 1

Streptomycin uptake of various Phytophthora spp. on different temperatures. Data are streptomycin contents of mycelium samples in ppm.

Species	Temperature range in °C			
	5-7	19-21	25-27	40
Ph. parasitica	194	185	282	0
Ph. drechsleri	165	175	240	86
Ph. citrophthora	296	296	224	32

Influence of metal ions on streptomycin uptake

As the next step in the investigation of the factors, which influence streptomycin uptake, pH was selected. Using phosphate buffers, however, an over-all inhibition of the streptomycin absorption by the buffer components was observed.

To make clear this question, an experiment series was designed to reveal, how metal ions influence the uptake of the antibiotic. Production, processing of mycelim samples, and estimation of their streptomycin content were carried out as described above. Mycelium samples of various Phytophthora species were treated for 2 hours with distilled water, and simultaneously with decreasing concentrations of various salts, each containing 10 ppm streptomycin.

The effect of K^+-ion concentrations (as KH_2PO_4) on the streptomycin uptake of Phytophthora parasitica mycelium samples is illustrated on Table 2. Data are streptomycin contents of the mycelium samples in ppm. (Table 2.) No streptomycin uptake occurs from a 0.1 molar potassium dihydrogen phosphate solution, while 10^{-4} molar concentration of the salt still inhibits antibiotic absorption by about 30 %.

A comparison of the effects of two different monovalent ions, K^+ and Na^+, revealed not significant differences in this respect (Table 3).

Marked difference exists, however, between the inhibiting effects of the monovalent K^+-, and the bivalent Ca^{++}-ion concentrations. This is apparent from the data of Table 4. In the case of potassium complete inhibition occurs only in a high, 0.1 molar concentration, and 0.01 molar concentration inhibits streptomycin absorption by about 60 %. In the case of the bivalent Ca^{++}, however, a complete inhibition of the antibiotic absorption was noticed with the application of 0.01 molar concentration, while 10^{-3} M reduced the streptomycin uptake by about 50 %.

Table 2

Effect of K^+-ion concentrations on streptomycin uptake by Phytophthora parasitica mycelia.

KH_2PO_4 concentrations	Streptomycin contents of mycelium samples in ppm
0 /distilled water/	308
0.0001 mol.	206
0.001 "	168
0.01 "	100
0.1 "	0
1.0 "	0

Table 3

Effect of K^+-, and Na^+-ion concentrations on streptomycin uptake of mycelium samples of Phytophthora citrophthora.

Concentrations	Streptomycin contents of mycelium samples in ppm
0 /distilled water/	109
KCl 0.0001 mol.	111
" 0.001 "	85
" 0.01 "	16
" 0.1 "	0
" 1.0 "	0
0 /distilled water/	104
NaCl 0.0001 mol.	86
" 0.001 "	80
" 0.01 "	24
" 0.1 "	0
" 1.0 "	0

Table 4

Effect of K^+-, and Ca^{++}-ion concentrations on streptomycin uptake of mycelium samples of Phytophthora citrophthora and Ph. parasitica.

Concentrations	Streptomycin contents of mycelium samples in ppm	
	Ph. citrophthora	Ph. parasitica
0 /distilled water/	240	206
KCl 0.0001 mol.	228	148
" 0.001 "	172	132
" 0.01 "	92	84
" 0.1 "	0	0
" 1.0 "	0	0
0 /distilled water/	220	164
$CaCl_2$ 0.001 mol.	156	160
" 0.001 "	108	132
" 0.01 "	0	0
" 0.1 "	0	0
" 1.0 "	0	0

Influence of a respiratory inhibitor on streptomycin uptake

As it was mentioned before, streptomycin uptake seemed to be a process depending on the metabolic activity of the fungal cell. To prove this hypothesis, an experiment was carried out with the respiratory inhibitor, 2,4-dinitrophenol. Producing of mycelia, processing of the samples, and estimation of their streptomycin contents were carried out as described above. Streptomycin absorption by the mycelium samples of different Phytophthora species in the presence of 10^{-4} molar 2,4-dinitrophenol was generally inhibited by 40-70 %. Therefore blocking of the oxidative phosphorilation of the fungal cell causes a marked decrease in the absorption of the antibiotic.

It means, that streptomycin absorption is a process, which needs the active metabolism and energy of the fungal cell.

In the next experiment series we have prepared an alcoholic 2,4-dinitrophenol stock-solution. Using this solution, made with ethanol, inhibition of streptomycin uptake, induced by the respiratory inhibitor was partly dismissed in all cases. In a separate experiment mycelium samples of three Phytophthora species were treated with: 10 ppm streptomycin,

10 ppm streptomycin + 5 % ethanol, 10 ppm streptomycin + 10^{-4} M 2,4-dinitrophenol, and 10 ppm streptomycin + 5 % ethanol + 10^{-4} M 2,4-dinitrophenol. Results are summarised in Table 5. Streptomycin uptake was inhibited by about 43-70 % by 2,4-dinitrophenol, but this inhibiting effect of the respiratory inhibitor was partly restored with the addition of ethanol. Compensating effect of ethanol varied between 6-31 % in the case of the three Phytophthora species investigated.

Table 5

Effect of 2,4-dinitrophenol and ethanol on the streptomycin uptake of different *Phytophthora* mycelium samples. Data are streptomycin contents of mycelium samples in ppm.

species	10 ppm strepto-mycin	10 ppm strepto-mycin + 5 % ethanol	10 ppm strepto-mycin + 10^{-4} M 2,4-dinitrophenol	10 ppm strepto-mycin + 5 % ethanol + 10^{-4} M 2,4-dinitrophenol
Ph. cactorum	175	125	100	120
Ph. citrophthora	148	106	52	54
Ph. parasitica	220	148	90	158

Summary and discussion

Temperature between 5 and 27 °C has no significant effect on the streptomycin uptake by the sénsitive Phytophthora mycelia. On 40 °C, however no streptomycin absorption occurs, or the inhibition of the antibiotic uptake is at least 50 %. Metal ions inhibit streptomycin absorption. Complete inhibition of the antibiotic uptake occurs in a 0.1 molar concentration of the monovalent ions K^+, and Na^+, but in 0.01 molar concentration of the bivalent Ca^{++}. All these observations are, at least partly, in contradiction with PRAMER's results, obtained during the investigation of streptomycin uptake of the green alga, Nitella clavata (PRAMER 1956, LITWACK u. PRAMER 1957).

The respiratory inhibitor 2,4-dinitrophenol inhibits streptomycin uptake by Phytophthora mycelia by about 40-70 %. Therefore streptomycin absorption is a process which needs the active metabolism of the fungal cell. On the other hand, this inhibiting effect of the respiratory inhibitor was partly restored by the simultaneous addition of ethanol. This phenomenon suggests the possible presence of glyoxalate cycle in the fungi investigated.

LITERATURE

ECKERT, J.W. and P.H. TSAO, 1962: Phytopathology 52, 771-777.

HINE, R.B., 1962: Mycologia 54, 640-646.

LITWACK, G. and D. PRAMER, 1957: Arch. of Biochem. Biophys. 68, 396-402.

PRAMER, D., 1956: Arch. of Biochem. Biophys. 62, 265-272.

VÖRÖS, J., 1965: Phytopath. Z. 54, 249-257.

VÖRÖS, J., 1967: Internationales Symposium Wirkungsmechanismen von Fungiziden und Antibiotika. Akademie-Verlag, Berlin, 301-310.

DISKUSSION

PARTHIER (Halle/S., DDR): In the case with 2,4-dinitrophenol you relate the uptake inhibition to a metabolic effect, but what about the complete inhibition of uptake at 40 °? Are the cells dead?

VÖRÖS (Budapest, VR Ungarn): At present I cannot give an explanation, and I do not suppose that 40 °C for 2 hours is high temperature and long duration enough to kill fungal mycelia.

CHANDRA (Frankfurt a.M., BRD): May I point out that the interpretation of Dr. Vörös that streptomycine uptake is independant of temperature, is not quite true. His first table shows at least in first two species that there is a difference of 35 - 37 % between 5 °C and 25 °C, and I suppose it is quite significant.

VÖRÖS: There were only three experiments illustrated on the table. On the basis of numerous experiments, however, I should say that I found no correlation between temperature (5 °C - 27 °C) and streptomycin uptake.

CHANDRA: Could you tell us something about the intracellular localisation of streptomycine in mycelia? I believe it is very important to elucidate which particular fraction binds streptomycine.

VÖRÖS: Unfortunately I have no data concerning the intracellular localisation of streptomycine inside the fungal cell.

CHANDRA: Could someone tell whether mycelia have 80 s or 70 s ribosomes?

PARTHIER: Cytoplasmatic ribosomes of fungi have 80 s.

MÜLLER (Aschersleben, DDR): Haben Sie in die Untersuchungen weitere Phytophthoraarten oder andere Gattungen von Peronosporaceen einbezogen? Wir sind sehr an Ergebnissen mit Ph. infestans und Pseudoperonospora humili interessiert.

VÖRÖS: I have not carried out investigations with Ps. humuli and with Ph. infestans. The obligatory parasitic nature of the former fungus prevented me to perform in vitro experiments. Cultivation of Ph. infestans in synthetic media is rather difficult, and its growth is comparatively slow. This is exactly the reason, why I have not used this fungus during the course of the experiments with streptomycin.

DER EFFEKT VERSCHIEDENER PENICILLINE UND ANDERER ANTIBIOTIKA AUF DIE SUBSTRUKTUR DER BAKTERIEN

L.N. KATZ, A.F. MOROS

Gamaleja-Institut für Epidemiologie und Mikrobiologie der Akademie der Medizinischen Wissenschaften der UdSSR, Moskau

In den letzten 10 Jahren hat man die chemische Einwirkung der Penicilline benutzt, um eine ganze Reihe von wichtigen Mechanismen in der funktionellen Morphologie der Bakterienzelle festzustellen. So gaben die ausgezeichneten Untersuchungen von A. RYTER eine Reihe interessanter Ergebnisse über den engen Zusammenhang zwischen Nucleoid und Membranstrukturen der Bakterienzelle (RYTER 1968). Andere Wissenschaftler haben mit Hilfe des Penicillins die Topographie einiger Stoffe in der Zellwand der Bakterien bestimmt. Gleichzeitig wurde die physiologische Rolle verschiedener Schichten der Zellwand festgestellt (MURRAY et ali. 1965; BAYER 1965, 1967).

Bei allen diesen Untersuchungen wurde dem unmittelbaren Wirkungsmechanismus dieses Antibiotikums jedoch keinerlei Aufmerksamkeit gewidmet. Obgleich das Problem der allseitigen Untersuchung der Antibiotika schon seit 10 Jahren akutell ist, fehlen zytologische Untersuchungen der Antibioticaeinwirkung fast vollständig (HANCOCK, FITZ-JAMES 1964; FITZ-JAMES, HANCOCK 1965; KATZ u.a. 1968 a, c, 1969). Wir nehmen an, daß die Untersuchung von Ultrastrukturveränderungen, die in der Bakterienzelle unter der Einwirkung des Penicillins entstehen, behilflich sein können, den Wirkungsmechanismus zu verstehen.

Mittelpunkt der Arbeit war die Untersuchung der verschiedenen Antibiotika der Penicillingruppe (Tab. 1). Dafür wurden zwei penicillinasesensible Penicilline (Benzylpenicillin, Ampicillin), ein penicillinaserestistentes Penicillin (Methycillin) benutzt. Außerdem wurde auch Ceporin und 6-Aminopenicillan-Säure, welches den Hauptteil der Moleküle der verschiedenen Penicilline bildet, verwendet. Die Kulturen von Staphylococcus und E. coli wurden in logarithmischer Wachstumsphase genommen, weil das Penicillin intensiver auf junge Zellen einwirkt. Es wurde die Einwirkung der bakteriostatischen Konzentration von allen Antibiotica auf den Originalstamm untersucht, ebenso auf die resistenten Varianten, die vom Originalstamm gezüchtet wurden.

Außer dem Penicillin nennen wir auch die Resultate, die mit Nalidixin-Säure und Bruneomycin erhalten wurden. Beide Präparate unterscheiden sich scharf vom Penicillin

Tabelle 1

Grampositive und gramnegative Bakterien	Stämme	Antibiotika	Bactericide Konzentrationen mg/ml, Einheiten/ml
Staphylococcus aureus	Original-stamm	BENZYLPENICILLIN	4000
		AMPICILLIN	100
		METHICILLIN	15,6
		6-AMINOPENICILLANIC SÄURE	500
		NALIDIXIN-SÄURE	1 000
		BRUNEOMYCIN	125
	resistent gegen Penicillin	PENICILLIN	50 000
	resistent gegen Ampicillin	AMPICILLIN	10 000
	resistent gegen Methicillin	METHICILLIN	62,5
Escherichia coli	Original-stamm	PENICILLIN	40
		AMPICILLIN	3,9
		CEPORIN	20
		6-AMINOPENICILLANIC SÄURE	2 500
		NALIDIXIN-SÄURE	3,9
		BRUNEOMYCIN	250
	resistent gegen ampicillin	AMPICILLIN	5 000
	resistent gegen ceporin	CEPORIN	1 000

durch den Mechanismus ihrer Wirkung (GOSS et al. 1964; DUDNIK, GAUSE 1965). Submikroskopische Untersuchungen über die Wirkung dieser zwei Antibiotika sind in der uns bekannten Literatur nicht beschrieben.

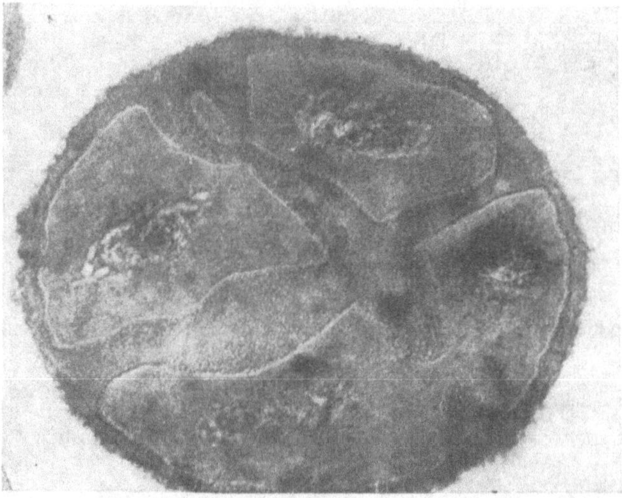

Abb. 1: Wirkung von Penicillin auf *Staphylococcus aureus* abnormale Septabildung (Vergrößerung × 102000).

Abb. 2: Wirkung von Penicillin auf *St. aureus*. Die Verschiebung der Membranstrukturen in den Raum zwischen der Zellwand und der Plasmamembran (× 108000).

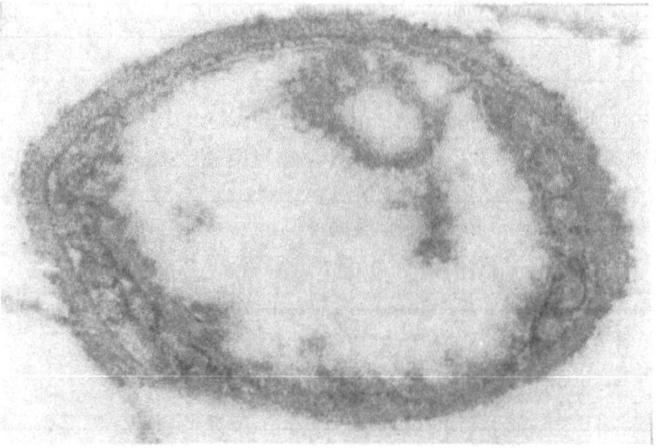

TAFEL 5

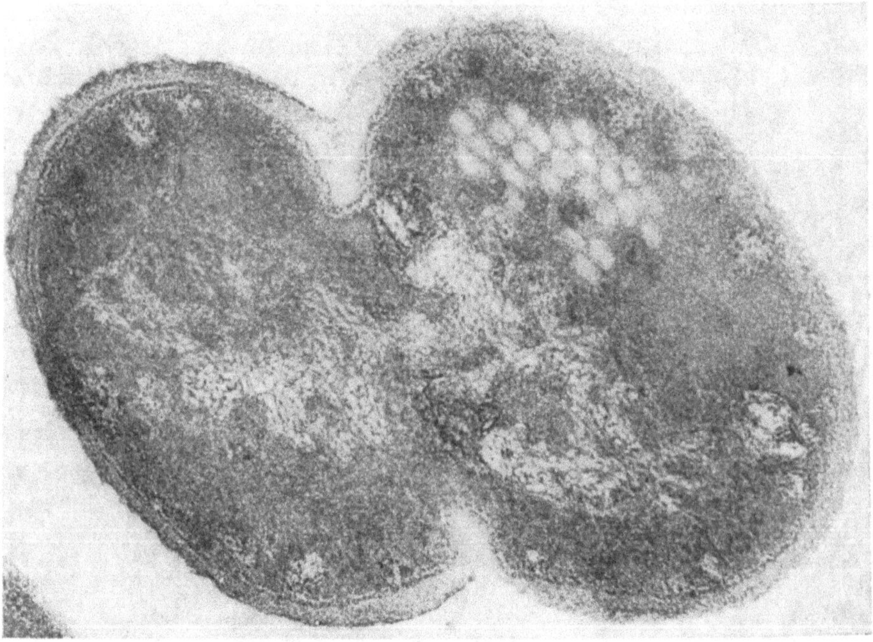

Abb. 3: Wirkung von Bruneomycin auf *St. aureus*. Man sieht Phagen, die durch Bruneomycin induziert worden sind (× 150000).

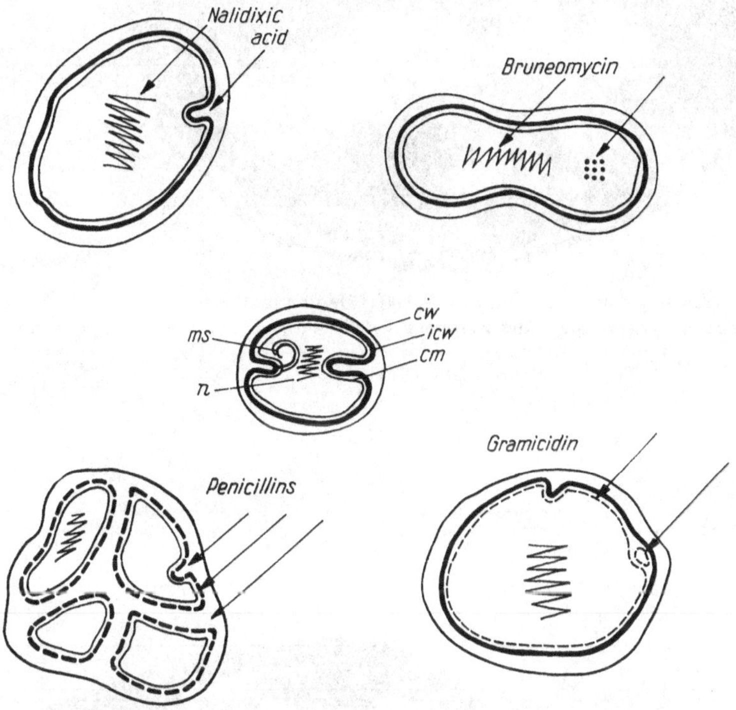

Abb. 4: Schematische Darstellung der Einwirkung verschiedener Antibiotika.

TAFEL 7

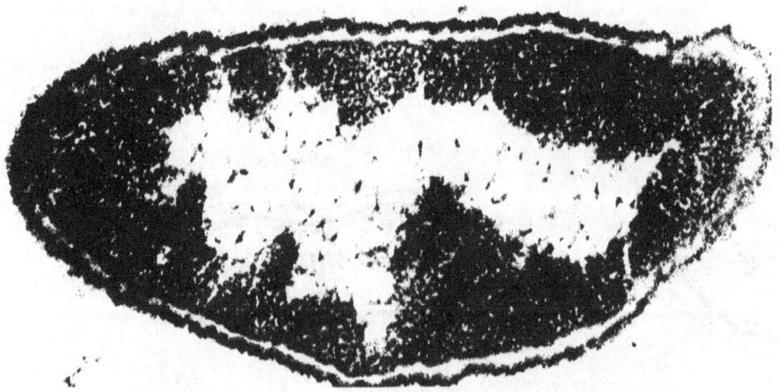

Abb. 5: Wirkung von Penicillin auf *E. coli*. Beschädigung der inneren Mucopeptidschicht der Zellwand (× 60000).

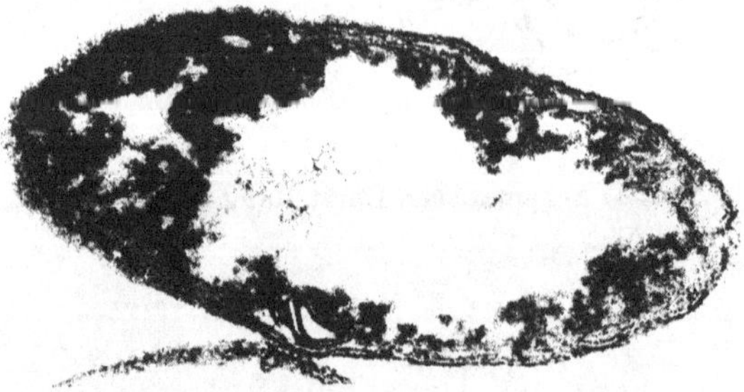

Abb. 6: Wirkung von Penicillin auf *E. coli*. Die Membranstrukturen werden aus dem Protoplasma hinausgedrängt (× 70000).

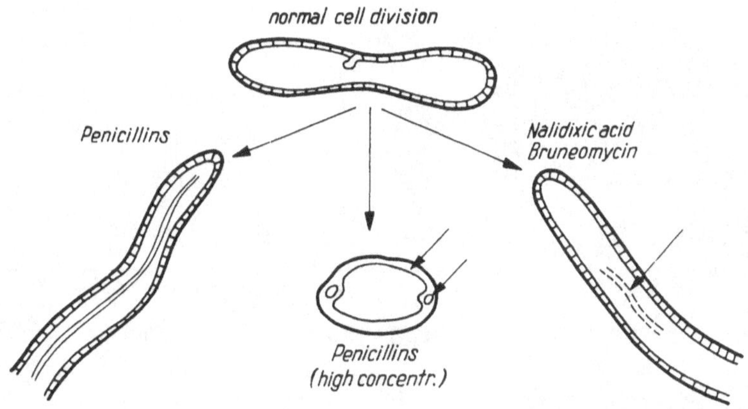

Abb. 7: Schema über die Beeinflussung der Teilung durch verschiedene Antibiotika.

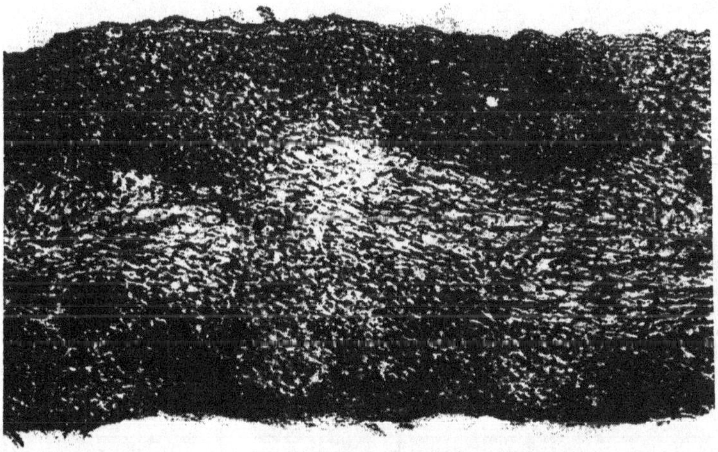

Abb. 8: Wirkung der Nalidixin-Säure auf *E. coli.* Fadenförmige Zelle, in der man die abnormalen (verdickten) DNS-Fäden sieht (× 140000).

Bei der Kontrolle wird nur mit Hilfe des von mir vorgeschlagenen Fixators mit Formaldehyd die innere elektronendichte Schicht der Zellwand deutlich sichtbar (KATZ u. TORJAN 1968). Die teilweise Zerstörung dieser Schicht durch Lysozym erlaubt die Annahme, daß sie aus Mucoproteinen besteht. Die Teilung der Zelle geht durch die Septabildung vor sich. Membranstrukturen sind unmittelbar bei der Septabildung beteiligt. Man sieht die Teilnahme des Zellwandmaterials an den Membranstrukturen. Dieses Material begrenzt die Septa von beiden Seiten.

Unter der Einwirkung der Antibiotika aus der Penicillingruppe wird in erster Linie das Material der inneren elektronendichten Schicht der Zellwand zerstört. Dieses Material verschwindet sowohl aus der Membranstruktur als auch aus den Septa. Die Zellwand ist ungleichmäßig verdickt und hat manchmal transparente Flecken. Durch Wucherung der Septen wird der größte Teil des Protoplasmas von ihnen eingenommen. Die Septen sind nicht durch die innere elektronendichte Schicht der Zellwand begrenzt. Die Teilung wird nicht durch die vollständige Trennung der Zellen beendet wie in der Kontrolle. Deshalb sind die Zellen größer als in der Kontrolle. Man kann annehmen, daß die abnormale Septabildung (Abb. 1) von der Akkumulation sogenannter "Park-Verbindungen" begleitet wird. Wie gezeigt wurde (PARK u. STROMINGER 1957; STROMINGER 1957), sind diese Verbindungen die Vorläufer der Synthese der Mucopeptide in der Zellwand. Sie akkumulieren sich in der Zelle, weil das Penicillin die Synthese hemmt.

Außerdem kann man Veränderungen der Membranstruktur beobachten. Diese Veränderungen sind wahrscheinlich sekundären Charakters. Sie äußern sich in der intensiven Entwicklung der röhrenenthaltenden Membranstrukturen. Allmählich wird die Membranstruktur an die Peripherie der Zelle gedrängt. Das nächste Stadium der Beschädigung von der Membranstruktur besteht in ihrer Verschiebung in den Raum zwischen der Zellwand und der Plasmamembran (Abb. 2).

Bei der Wirkung von Bruneomycin bilden sich auch große Zellen. Statt der Teilung mit Hilfe eines Septums entwickelt sich eine abnormale Teilung durch Abschnürung, wie bei den gramnegativen Bakterien. Die Teilung geht nicht bis zum Ende. Eine Zerstörung der Zelloberfläche ist nicht zu beobachten. In jeder Zelle sieht man Phagen, die durch Bruneomycin induziert worden sind (Abb. 3).

Das Schema der Beschädigung der Zelle bei verschiedenen Antibiotika zeigt Abbildung 4. Penicillin wirkt auf die Synthese der Mucopeptide in der Zellwand ein. Die primäre Wirkung besteht in der teilweisen Degradation der Innenschicht der Zellwand und in der abnormalen Wucherung der Septen. Sekundäre Veränderungen - das Erscheinen von röhrenförmigen Membranstrukturen und ihre Verschiebung an die Peripherie des Protoplasmas. Das Resultat - riesige Zellen mit unvollständiger Teilung.

Gramicidin wirkt auf die Membranstrukturen der Zelle ein, es beschädigt die zytoplasmatische Membrane und ruft die Verdrängung der Membranstrukturen aus dem Cytoplasma hervor. Wir haben hier einen anderen Mechanismus der Zellbeschädigung.

Nalidixin-Säure wirkt unmittelbar auf das Nucleoid (Agglomeration von DNS-Fibrillen). Die sekundäre Wirkung - die Verschiebung der Membranstrukturen an die Zellperipherie. Das Resultat - riesige ungeteilte Zellen.

Bruneomycin hemmt die DNS-Synthese. Es wirkt auf DNS nicht unmittelbar. Die DNS-Fibrillen agglomerieren nicht, sondern wahrscheinlich verändert der Phage die Replication der DNS. Das Resultat - eine abnormale Teilung eher vom Typus der Abschnürung als der Septenbildung.

Dieses Schema erlaubt, einen für die Cytologen sehr wichtigen Schluß zu ziehen. Der Zellteilungs-Prozess bei den Bakterien ist sehr viel komplizierter, als man nach dem verhältnismäßig einfachen morphologischen Bild annehmen könnte. Er hängt von vielen Ursachen ab und deshalb wird er durch Antibiotika verschiedener Einwirkungsmechanismen beschädigt.

In normalen Zellen von E. coli beginnt die Vorbereitung zur Teilung mit der Abschnürung des Nucleoid. Das nächste Stadium der Zellteilung findet durch Abschnürung statt und nicht, wie bei den grampositiven Bakterien, durch Septenbildung.

Obgleich das Teilungsbild bei den gramnegativen Bakterien einfacher ist als bei den grampositiven, so kann man bei ihnen in manchen Fällen die Teilnahme der Membranstrukturen in diesem Prozess beobachten.

An der Zelloberfläche sind eine dreischichtige äußere Membran und eine Plasmamembran zu unterscheiden. Sie sind durch eine Schicht mittlerer Elektronendurchlässigkeit getrennt. Heute kann man mit Sicherheit sagen, daß diese Schicht aus Mucoproteinen besteht (MURRAY et al. 1965). Es ist zu erwarten, daß bei der Einwirkung von Antibiotika der Penicillingruppe in erster Linie diese Schicht zerstört werden muß.

Tatsächlich wird bei Einwirkung aller Antibiotika der Penicillingruppe eine Auflockerung dieser Mucopeptidschicht beobachtet (Abb. 5). Hierbei wird die Zellform verändert und es bilden sich Protoplasten. Bei der Bildung des Protoplasten werden die Membranstrukturen aus dem Protoplasma hinausgedrängt (Abb. 6). Dieser Prozess stört den Zusammenhang zwischen den Membranstrukturen und dem Nucleoid, was zum Verlust der Teilungsfähigkeit der Zelle führt.

Wenn die Teilungsfähigkeit vollständig verloren ist, kann der Mechanismus der Beschädigung nicht mehr festgestellt werden. Zum Verständnis dieses Prozesses verwenden wir kürzere Fristen und geringere Konzentrationen des Antibioticums. Deshalb wählten wir solche Konzentrationen verschiedener Antibiotika, welche bei E. coli fadenförmige

Zellen hervorrufen. Wir bekamen solche Zellen bei der Einwirkung von Nalidixin-Säure, Bruneomycin und der Antibiotika aus der Penicillingruppe.

Bei Einwirkung des Penicillins und Ampicillins bilden sich fadenförmige Zellen, bei denen die Oberflächenstrukturen nicht beschädigt sind, aber die Teilungsfähigkeit verloren ist.

Bei Einwirkung von Nalidixin-Säure und Bruneomycin ist die Struktur der fadenförmigen Zellen eine andere. In diesem Fall tritt eine unmittelbare Beschädigung des Nucleoids ein. Diese Beschädigung besteht in der Verminderung der Nucleoidfläche in Vergleich mit der Plasmafläche und in der Agglomeration DNS-Fäden. Das kann man im Schema der Abbildung 7 sehen. Oben ist die Zelle, auf die keine Antibiotika gewirkt haben. Die Zelle teilt sich durch Abschnürung. Bei Einwirkung von bakteriostatischen Konzentrationen der Penicilline wird die Mucopeptidschicht zerstört und es geht die Teilungsfähigkeit verloren (unten auf dem Schema). Auf der einen Seite - eine fadenförmige Zelle, die unter Benzylpenicillineinwirkung entstanden ist. Oberflächenstrukturen und Nucleoid sind nicht beschädigt. Auf der anderen Seite des Schemas - Einwirkung von Nalidixin-Säure und Bruneomycin. Hier - eine unmittelbare Beschädigung des Nucleoids. Also ist der Mechanismus der Bildung dieser fadenförmigen Zellen bei Einwirkung verschiedener Antibiotika auch verschieden (Abb. 8).

Zum Schluß möchte ich den Effekt der Einwirkung der Penicilline auf die grampositiven und gramnegativen Bakterien zusammenfassen und diskutieren. Der hauptsächliche morphologische Effekt bei Einwirkung der Penicillingruppe besteht in beiden Fällen in der Beschädigung der Mucopeptidschicht der Zellwand, welche unmittelbar an die Plasmamembran grenzt. Der zweite morphologische Effekt ist die Störung der normalen Zellteilung. Aber die Zusammenwirkung dieser zwei Prozesse bei den grampositiven und gramnegativen Bakterien ist augenscheinlich nicht die gleiche.

So ist es bei den grampositiven Bakterien: Die Störung der Zellteilung ist unbedingt verbunden mit dem Verschwinden der Mucopeptide aus der Zellwand, aus den Septen und aus den Membranstrukturen. Somit sind das Verschwinden der Mucopeptide und die Störung der Zellteilung eng miteinander verbunden.

Bei den gramnegativen Bakterien ist es anders: Wie wir an dem Beispiel der fadenförmigen Zellen von E. coli gezeigt haben, ist die Störung der normalen Zellteilung nicht immer von der Beschädigung der Mucopeptide begleitet.

Man kann annehmen, daß diese Verschiedenheiten in der Reaktion auf das Penicillin bei grampositiven und gramnegativen Bakterien durch den verschiedenen Typ der Zellteilung zu erklären sind. Bei den grampositiven Bakterien geht die Zellteilung durch Septenbildung vor sich, wobei das Material der Zellwand aktiv bei diesem Prozeß teilnimmt und eine Komponente der Membranstrukturen ist. Gerade deshalb bilden sich bei Penicillineinwirkung abnormale Septen. Damit ist eine Akkumulation der Vorläufer der Zellwandsynthese verbunden (STROMINGER et al. 1957). Bei gramnegativen Bakterien dagegen geht die Zellteilung durch Abschnürung vor sich, und das Material der Zellwand nimmt wahrscheinlich keinen Anteil an der Zellteilung. Deshalb bilden sich bei Penicillineinwirkung keine Vorläufer der Zellwandsynthese in der Zelle (TORBOCHKINA 1967). In diesem Zusammenhang sind die Resultate von STEED und MURRAY (1966) interessant, daß bei Temperatureinwirkung die Bildung von Septen auch bei gramnegativen Bakterien möglich ist. Wahrscheinlich nehmen in diesen Fällen bei der Septenbildung Mucopeptide der Zellwand teil.

LITERATUR

BAYER, M.E.: J.Cell. Biol. 1965, 25, 8A

BAYER, M.E.: J.Gen.Microb. 1967, 46, 237.

DUDNIK, I., G. GAUSE: Antibiotics (Moskau) 1965, 10, 880.

FITZ-JAMES, P., R. HANCOCK: J.Cell. Biol. 1965, 26, 657.

GOSS, W.A., W.H. DEITZ, T.M. COOK: J.Bact. 1964, 88, 1112.

HANCOCK, R., P. FITZ-JAMES: J.Bact. 1964, 87, 1044.

KATZ, L.N., A.M. ANDREEVA, A.F. MOROZ: Antibiotics (Moskau) 1968, a/9, 841.

KATZ, L.N., E.A. WEINTRAUB, A.F. MOROZ: Microbiologia (Moskau) 1968, b/37, 2, 316.

KATZ, L.N., A.F. MOROZ, E.A. WEINTRAUB: Microbiologia (Moskau) 1968, c/37, 1, 95.

KATZ, L.N., I.H. TORJAN: Microbiologia (Moskau), 1968, 37, 5, 890.

KATZ, L.N., T. ROCKSTROH, E.A. WEINTRAUB: Antibiotics (Moskau) 1969 (im Druck).

MURRAY, R.G.E., P. STEED, H.E. ELSON: Canad. J. Microb. 1965, 11, 548.

PARK, J.T., J. STROMINGER: Science 1957, 125, 99.

RYTER, A.: Bact. Rev. 1968, 32, 1, 39.

STEED, P., R.G.E. MURRAY: Canad. J. Microb. 1966, 12, 263.

STROMINGER, J.: J.Biol. Chem. 1957, 224, 509.

TORBOCHKINA, L.: Antibiotics (Moskau) 1967, 1, 97.

PROTEIN BINDING OF PARABEN DERIVATIVES

M. ARR, L. BRO, T. PERENYI and E.K. NOVAK[+]

Municipal Hospital Péterfy S. Street, Department "A" of Internal Medicine and Clinicopharmacological Research, Budapest (Hungary)

The various esters of p-oxybenzoic acid, the parabens, are well known antimycotics. Clinically in some respects good results were reported (LEON et al. 1951; PETERSEN 1953, 1955; ROSPIER 1953; URI 1954; HUPPERT 1957), however, for treating of deep mycoses they were not distributed widely. At the same time they are generally used as preservatives in parenterally administered drugs. The matter of their in vivo ineffectiveness as supposed may be their inactivation by some materia of the organism or especially of the serum, leading to the decrease or loss of their antimicrobial effect. In this respect the binding to the proteins of serum or other body and tissue fluids come into consideration at the first line. In this case, however, there are some adequate methods for solving the problem.

Prior to the investigation of protein binding with physicochemical or biochemical methods the loss of antifungal activity in the presence of albumin was confirmed on some paraben derivatives when Procandida albicans was aerobically cultivated in a synthetic medium in shaken T-tubes according to DEAK and NOVAK (1968), shown in Fig. 1. As it is seen in the figure the presence of 2 per cent lyophilized bovine albumin not only caused an increase in the growth of Procandida albicans, but eliminated also the growth inhibiting effect of the investigated parabens. The derivatives, however, could hardly decrease the growth promoting effect of albumin. The concentrations of the parabens were chosen on basis of earlier works to cause at least partial inhibition (NOVAK and KELEMEN 1959).

Basing on the above results the effect of addition of gammaglobulin and albumin on the absorption spectrum of four parabens were studied. Gamma-globulin caused no alteration in the spectra of the derivatives, however, albumin shifted the absorption maxima as demonstrated by the difference spectra in Figure 2. The observed effect depends on the type and source of albumin used (Fig. 3). The supposed albumin binding of the dervatives,

[+] Department of Mycology, National Institute of Public Healt, Budapest (Hungary)

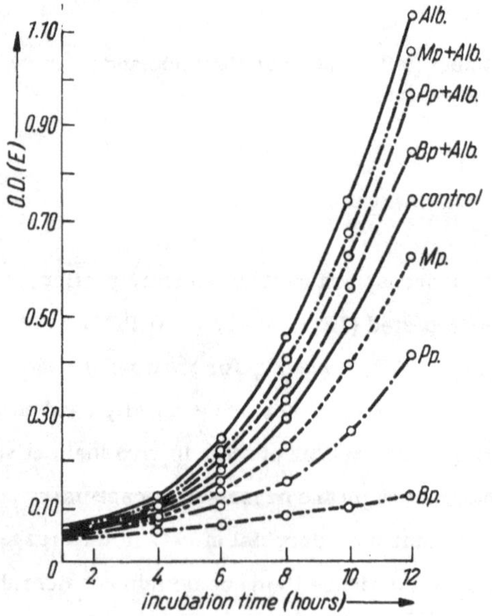

Fig. 1. Effect of lyophilized bovin albumin on the growth inhibitory action of parabens on Procandida albicans cultivated aerobically in synthetic medium. (Mp = methylparaben 200 μgm/ml, Pp = propylparaben 100 μgm/ml, Bp = butylparaben 500 μgm/ml. Alb = albumin 2 per cent.)

pH : 6,0

supported by the above spectral differences, was confirmed by dialysis experiments. Albumin inhibits the diffusion of the parabens through semipermeable membranes.

The binding of parabens on the albumin molecule is depending on the pH of the medium as it is demonstrated in Figure 4. On ground of different extinction values on the positive side neutral or weakly alcalic conditions favour to, while strongly acidic or alcalic conditions reduce the binding.

The binding of molecules to albumin likely cause alterations in the conformational stage of the albumin molecule which would have manifested itself in the digestibility with proteolytic enzymes. Indeed, the presence of parabens excepting the benzylderivative decreased the digestion of bovin albumin by trypsin (Fig. 5), however, they were without of any effect when casein was digested. Digesting albumin with chymotrypsin the same inhibition was observed, moreover the benzylparaben acted parallely to the others. The conformational alterations of the albumin molecule caused by the binding of parabens were

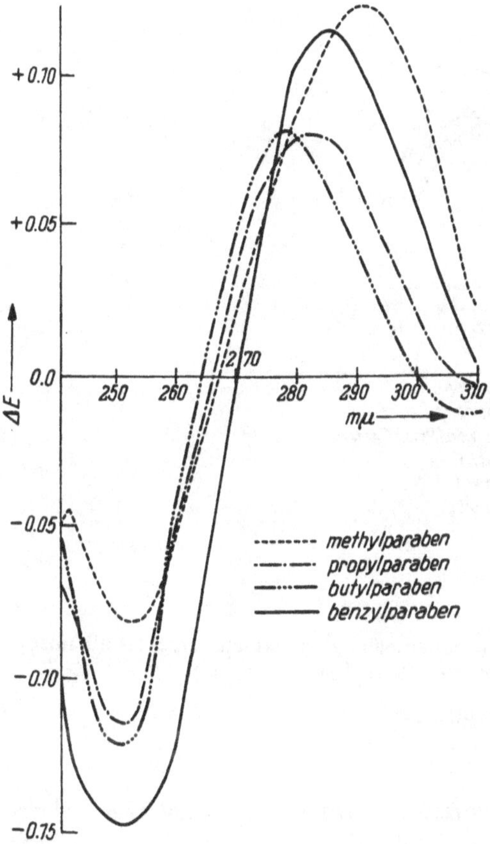

Fig. 2. Difference spectra of various paraben derivatives produced by albumin. (parabens : 5.10^{-5}molar, albumin : $2,5.10^{-5}$molar.)

pH : 7,4

confirmed by the decreased rate of dinitrophenylation according to BOROSS at al. (1968), as it is shown in Figure 6.

The previous alteration of the conformational stage of the albumin molecule made by the succinylation (HABEEB et al. 1958), or carbethoxylation (FEDORCSAK and ROSEN 1966) of amino groups as well as the methylation (FRAENKEL-CONRAT and OLCOTT 1945) of carboxy groups uniformly resulted in the decrease or loss of paraben binding, out of which the effect of succinylation and methylation on the resulting difference spectra are demonstrated in Figure 7. To avoid other explanations than structural alterations as the cause of diminishing in paraben binding in an other series of experiments albumin has been pretreated with sodium caprylate after which the paraben binding capacity of albumin

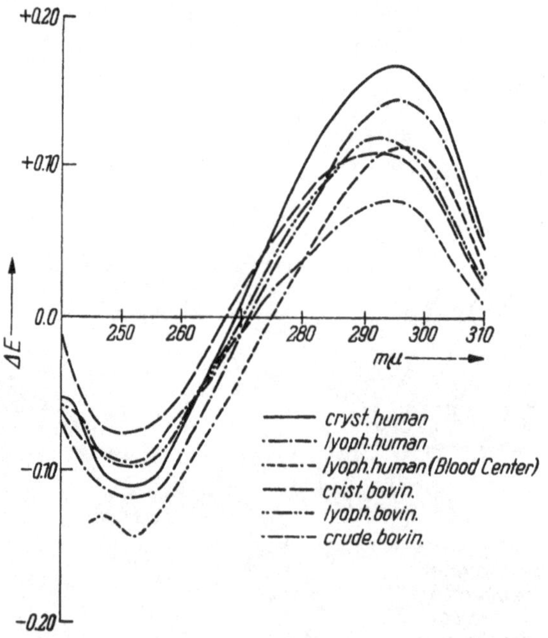

Fig. 3. Difference spectra of methylparaben caused by various types of albumin. (methylparaben : 5.10^{-5}molar, albumin : $2,5.10^{-5}$molar)

pH : 7,4

was totally lost too.

By the above mentioned structural alteration the paraben binding as supposed should decrease the binding of other substances. E.g. the binding of methacyclin a drug of high affinity to albumin was considerably decreased by the pretreatment of albumin with methylparaben as shown in difference spectra (Fig. 8).

As a summary the followings should be emphasized:

1. Out of serum proteins albumin eliminates the growth inhibitory action of parabens on Procandida albicans,

2. Serum albumin decreases the diffusion of parabens through semipermeable membranes in dialysis experiments indicating the protein binding of the drugs,

3. The binding to albumin could be confirmed on ground of the measured difference spectra, and the binding depends not only on the type and source of albumin, but also on the pH of the medium,

4. The paraben binding alters the conformational stage of the albumin molecule as indicated by its chemical and biochemical reactions,

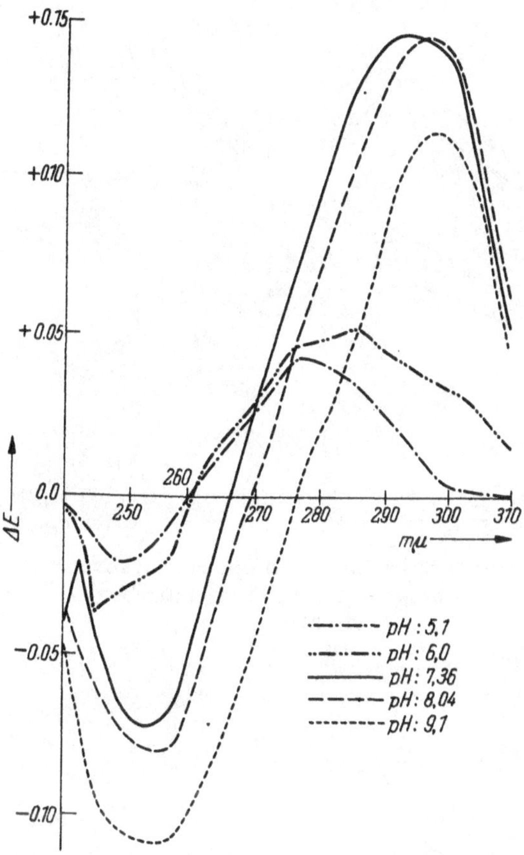

Fig. 4. Effect of pH on the difference spectra of methylparaben. (methylparaben : 5.10^{-5}molar, albumin : $2,5.10^{-5}$molar)

5. The parabens decrease the protein binding of other drugs, a fact to be considered in the pharmacological evaluation of those drugs preserved with them.

The binding of parabens to albumin accompained by the resulted microbial inactivity gives a plausible explanation for the clinically observed ineffectiveness of these drugs in the treatment of deep mycoses.

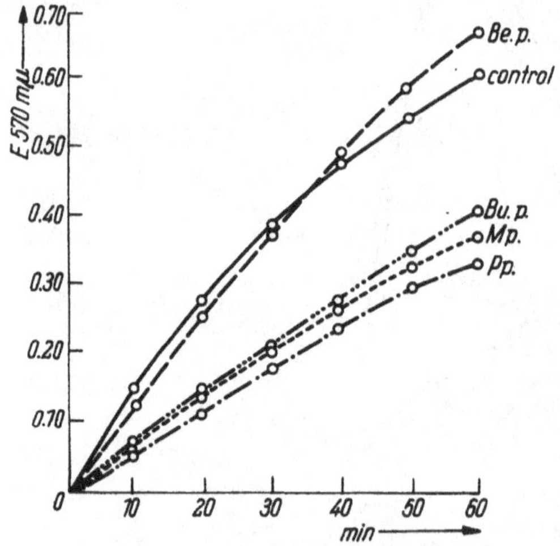

Fig. 5. Digestibility of bovin albumin by trypsin in the presence of parabens. (Mp = methyl-, Bu.p. = butyl-, Pp = propyl-, Be.p. = benzyl paraben, each 10^{-3}molar, albumin : 10^{-4}molar, trypsin : 300 μgm/ml.)

pH : 7,4

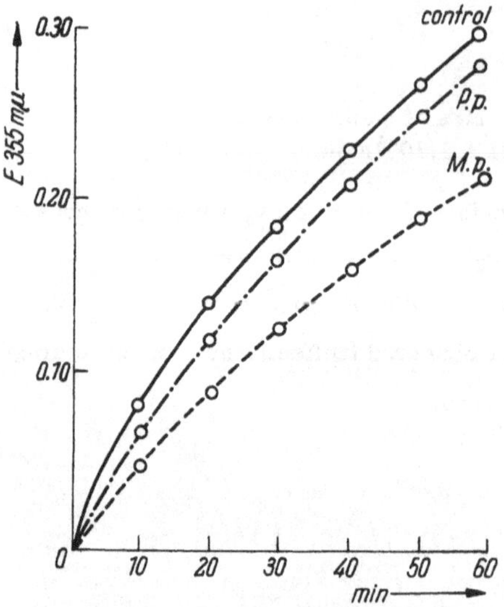

Fig. 6. Rate of dinitrophenylation of bovin albumin in the presence of parabens. (Mp = methyl-, Pp = prophylparaben : 10^{-3}molar, albumin : 10^{-4}molar 1-fluoro-2,4-dinitrobenzene : 5.10^{-4}molar. pH : 7,4.)

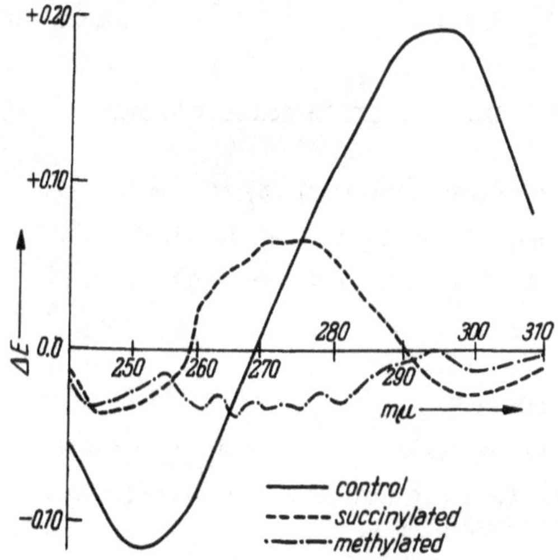

Fig. 7. Effect of succinylation and methylation of bovin albumin on the difference spectra of albumin-methyl-paraben systems.

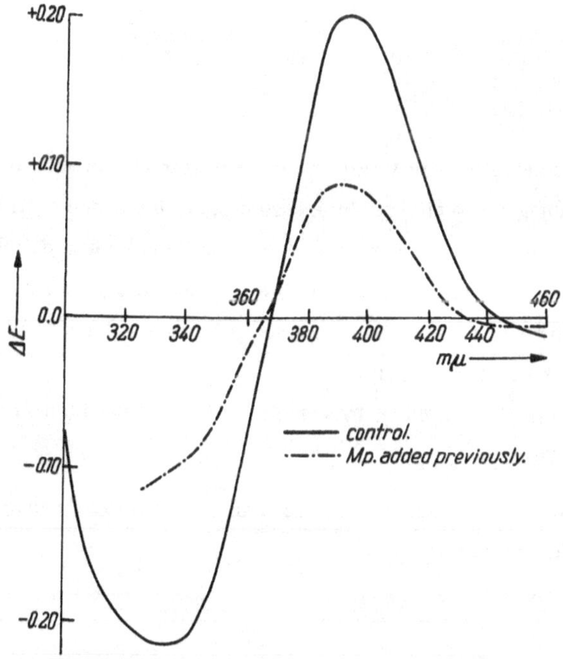

Fig. 8. Effect of methylparaben pretreatment of bovin albumin on the difference spectrum of the albumin-methacyclin system.
(Mp = methylparaben : 10^{-3}molar, methacyclin : 5.10^{-5}molar, albumin : 10^{-4}molar. pH : 7,4.)

LITERATURE

BOROSS, L., E. CSEKE, M. VASS and K. BEHANY: IX. Biokémiai Vándorgyülés (Veszprém) 1968.

DEAK, T. and E.K. NOVAK: Acta microbiol.Acad.Sci.hung. 15, 317 (1968).

FEDORCSAK, I. and C.G. ROSEN: Biochim.Biophys.Acta. 130, 401 (1966).

FRAENKEL-CONRAT, H. and H.S. OLCOTT: J.Biol.Chem. 161, 259 (1945).

HABEEB, A.F.S.A., H.G. CASSIDY and S.J. SINGER: Biochim.Biophys.Acta. 29, 587 (1958).

HUPPERT, M.: Antibiotics and Chemotherapy 7, 29 (1957).

LEON, V., Me VAY, Jr. SPRUNT, D.H.: Proc.Soc.Exp.Biol.Med. 78, 759 (1951).

NOVAK, E.K. and S. KELEMEN: (1961). Summary evaluation of the State Institute of Hygiene Apostophes Wort in the Jahr 1959.p.195.

PETERSEN, V.K.: Münch Med.Wschr. 95, 1252 (1953).

PETERSEN, V.K.: Arch.J.Kinderheilkunde. 151, 215 (1955).

ROSPIER, P.H. and T. WEGMANN: Wiener.Med.Wochr. 103, 338 (1953).

URI, J., R. BODNAR, I. BEKESI and M. BALOGH: Börgy.Vener.Szemle. 4, 126 (1955).

DISKUSSION

LYR (Eberswalde, DDR): Neben der entgiftenden Wirkung durch Proteine könnte die Bindung an Proteine auch für den Wirkungsmechanismus interessant sein. Ich denke z.B. an Arbeiten, wonach Pentachlorphenol in Mitochondrien sich an Protein bindet und möglicherweise nicht in freier Form als Entkopplungsgift wirkt. Pentachlorphenol hat sicher auch Nebenwirkungen, da es z.B. die Gärung bei Hefen hemmt, was nicht durch Zusatz von K^+-Ionen aufgehoben, sondern sogar verstärkt wird.
Es wäre interessant, zu prüfen, ob Paraben sich an Proteine in der Membran bindet. Hat Paraben eine hohe Affinität zu Proteinen?

NOVAK (Budapest, VR Ungarn): Über die Bindung von Paraben an Zell-Proteine haben wir bisher keine Untersuchungen durchgeführt.

AKTIVIERUNG VON AZOMETHINEN MIT STICKSTOFFLOST-GRUPPEN DURCH ZELLEN DES EHRLICH-ASCITESCARCINOMS (EAC)

W. SCHULZE und G. HORN

Institut für Mikrobiologie und experimentelle Therapie Jena der Deutschen Akademie der Wissenschaften zu Berlin, Jena (DDR)

Als eine Gruppe von cancerostatisch wirksamen Verbindungen, bei denen das Prinzip von Transport- und Wirkform verwirklicht sein sollte, haben wir Azomethine mit Stickstofflost-Gruppen bearbeitet. Bei den hier näher untersuchten Verbindungen handelt es sich um Anile oder Nitrone der allgemeinen Struktur

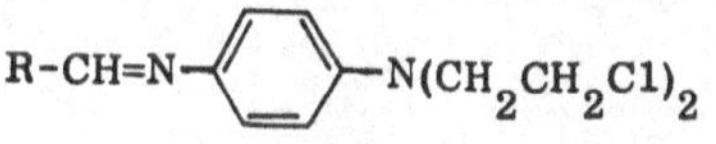

bzw.

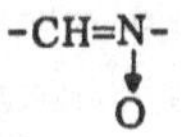

wobei R ein quartäres heterocyclisches Ringsystem mit einem dazugehörigen Anion bedeutet. Ihre cancerostatische Wirksamkeit im in vivo-Heilversuch am EAC der weißen Maus ist stark von R abhängig.

Für die Annahme eines Transport-Wirkform-Mechanismus waren folgende Voraussetzungen gegeben:

1. Die Stickstofflost-Gruppe besitzt in den unveränderten Azomethinen nur eine geringe Reaktionsfähigkeit, da die Elektronendichte am Lost-N durch die in p-Stellung befindliche Azomethingruppe, die außerdem noch mit einem elektronensaugenden quartären Heterocylus verbunden ist, stark vermindert wird. Messungen der Chloridabspaltungsgeschwindigkeit bestätigen diese Annahme.

2. Analoge Styrylverbindungen, die lediglich an Stelle der -CH=N- Bindung die -CH=CH-Bindung besitzen, sind cancerostatisch völlig unwirksam.

3. Zwei der cancerostatisch wirksamsten Azomethine bewirken keine Verminderung der Aktivität des isolierten Enzyms Lactatdehydrogenase, während reaktionsfähige N-Loste eine starke Aktivitätsabnahme verursachen.

Wir haben nun die Umwandlung der Azomethine durch Ehrlich-Ascites-Zellen in vitro verfolgt. Dazu wurden Standardmengen von Ehrlich-Ascites, physiologischer Kochsalzlösung und Azomethin-Lösung in einer polarographischen Meßzelle unter Argon vermischt und die freie Konzentration der Azomethine durch Messung der polarographischen Stufe, die der elektrochemischen Reduktion der Azomethinbindung entspricht, verfolgt. Dabei wurden zunächst einige grundlegende Ergebnisse erhalten:

1. In Gegenwart von EAC nimmt die Azomethin-Konzentration laufend ab.

2. EAC-Zellen, die durch Erhitzen (3 Stunden auf 62 °C) abgetötet wurden, bewirken kaum noch eine Konzentrationsabnahme.

3. Die Aktivität ist an die Zellen gebunden, die weitgehend zellfreie EAC-Flüssigkeit (Überstand nach Zentrifugieren) ist praktisch inaktiv.

4. Zellgifte können die Aktivität ganz oder teilweise beseitigen, wobei Quecksilber-II-chlorid wesentlich stärkeren Einfluß hat als Kaliumcyanid.

Um eine evtl. bestehende Beziehung zwischen Umwandlungsgeschwindigkeit und cancerostatischer Wirksamkeit zu ermitteln, wurde ein Vergleich der relativen Geschwindigkeiten der Konzentrationsabnahme durchgeführt.

Die Ergebnisse zeigt folgende Tabelle:

Substanz	Verhältnis % Stufenabnahme Substanz/% Stufenabnahme Vergleichssubstanz I			Bewertung im Heilversuch
	nach 10 Min.	30 Min.	50 Min.	
I	1,0	1,0	1,0	++/+++
II	0,5	0,65	0,65	++/+++
III	0,4	0,8	0,9	++
IV	1,8	1,4	1,35	+++
V	2,0	1,65	1,65	+++
VI	0,85	1,15	1,2	+++
VII	1,7	1,25	1,3	+
VIII	x)			++
IX	0,15	0,3	0,35	-
X	0,8	0,75	0,7	++
XI	0,2	0,2	0,25 xx)	+
XII	0,0	0,35	0,45 xx)	++

x) : abnormer Kurvenverlauf
xx): In Phosphatpuffer p_H 7

Bei den Anilen (I, IV, V, VII, XI, XII) kann man mit Ausnahme von VII sagen, daß eine Substanz umso wirksamer ist, je schneller sie umgewandelt wird. Die Nitrone (II, III,

VI, IX, X) zeigen im Prinzip den gleichen Gang, eindrucksvoll ist die geringe Umwandlungsgeschwindigkeit von IX, die mit einer völligen Unwirksamkeit parallel geht. Grundsätzlich erreichen die Nitrone gegenüber den Anilen schon bei kleineren Umwandlungsgeschwindigkeiten deren Wirksamkeiten. Bei der Substanz VII, die aus der Reihe fällt, konnte nachgewiesen werden, daß hier im Gegensatz zu anderen Verbindungen die Umwandlungsgeschwindigkeit sehr stark von der Ausgangskonzentration abhängt.

Zusammenfassend kann also gesagt werden, daß EAC-Zellen enzymatisch eine Umwandlung der Azomethine bewirken, deren Geschwindigkeit im großen und ganzen der Wirksamkeit parallel geht. Das bedeutet, daß die Azomethine von den EAC-Zellen in wirksame Metaboliten umgewandelt werden.

Für den Aktivierungsmechanismus selbst bieten sich zunächst zwei einfache Reaktionen an, durch die die Azomethine in biologisch aktive Produkte umgewandelt werden können:

1. Die Hydrierung der Azomethin-Doppelbindung

2. Die hydrolytische Spaltung der Azomethinbindung

Es gelang nicht, die Produkte einer hydrolytischen Spaltung nachzuweisen. Es mußte jedoch festgestellt werden, daß auch nach einer rein chemisch vorgenommenen Spaltung bei Zugabe von EAC die Spaltprodukte verschwinden; sie werden entweder gebunden oder metabolisiert. Andererseits sprechen aber auch einige Befunde gegen einen Hydrierungsmechanismus: Bei einer Hydrierung sollte man erwarten, daß die Substanzen umso leichter hydriert und damit umso schneller aktiviert werden, je positiver das Halbstufenpotential ihrer polarographischen Azomethinstufe ist. Das ist aber nicht der Fall. Weiterhin werden alle auftretenden polarographischen Stufen einer Substanz unabhängig von der Lage des Potentials in Gegenwart von EAC-Zellen in etwa gleichem Ausmaß vermindert. Dieses Verhalten kann aber vorgetäuscht sein, wenn die Umwandlungsprodukte die Zellen nicht wieder verlassen.

Bei zwei Substanzen (IV und V) liegen jedoch Beobachtungen vor, die eine zumindest teilweise Hydrierung beweisen. Diese Verbindungen werden in der angewendeten Konzentration von den EAC-Zellen vollständig umgewandelt. Leitet man nachträglich Luft durch die Suspension, so werden die Ausgangsverbindungen teilweise zurückgebildet. Dabei zeigt sich, daß der Anteil rückoxydierbarer Substanz umso geringer wird, je länger vorher Zellen und Substanz aufeinander einwirken.

DISKUSSION

LISS (West-Berlin): Ist untersucht worden, ob Normalgewebe die Umwandlung der Substanzen in gleicher Weise durchführen? Bekanntlich ist beim Endoxan die ursprünglich angenommene bevorzugte Umwandlung in Wirkprodukte in Tumorzellen nicht bestätigt worden.

SCHULZE (Jena, DDR): Normalgewebe ist bisher nicht untersucht worden. Es sollte nur gezeigt werden, daß bei den Azometninen die Aktivierung direkt durch die Tumorzellen erfolgen kann im Gegensatz zum Endoxan. Eine Selektivität läßt sich daraus nicht ableiten.

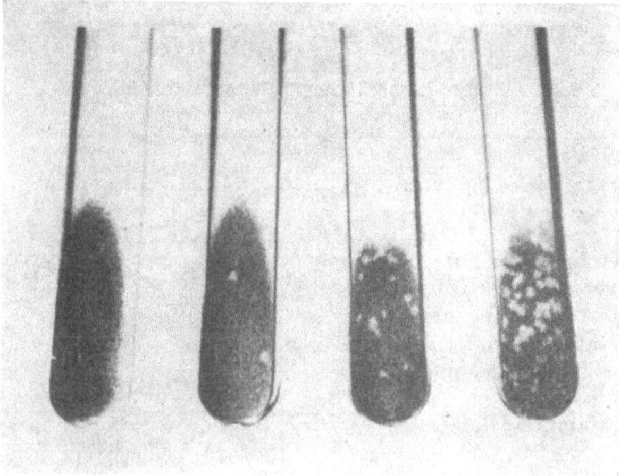

Abb. 1: Sindbisvirentitration unter methylzellulosehaltigem Medium in Hühnerembryozellkulturen.

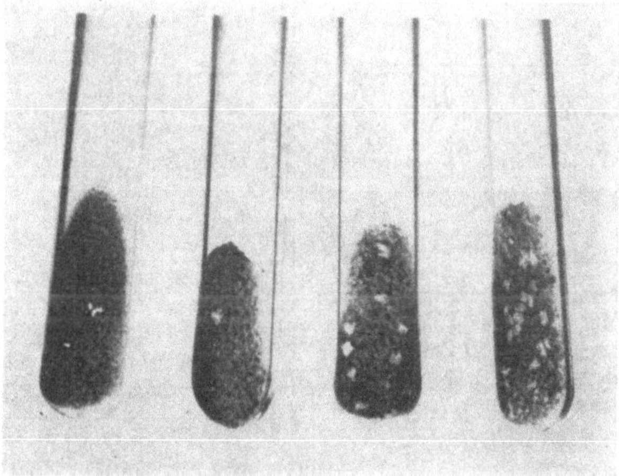

Abb. 2: Vacciniavirentitration unter methylzellulosehaltigem Medium in Hühnerembryozellkulturen.

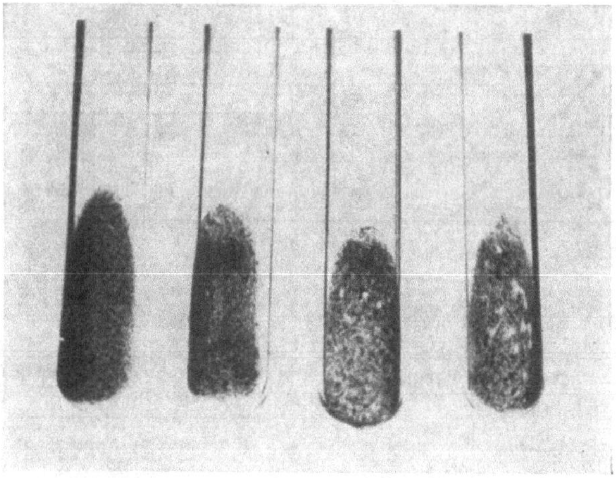

Abb. 3: Herpesvirentitration unter methylzellulosehaltigem Medium in Hühnerembryozellkulturen.

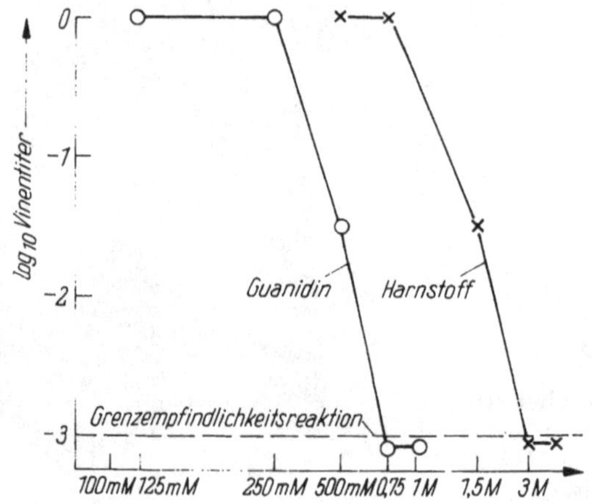

Abb. 4: Einfluß verschiedener Dosen des Guanidins und des Harnstoffs auf die Influenzavireninaktivierung (Stamm A_2 E_a 60).

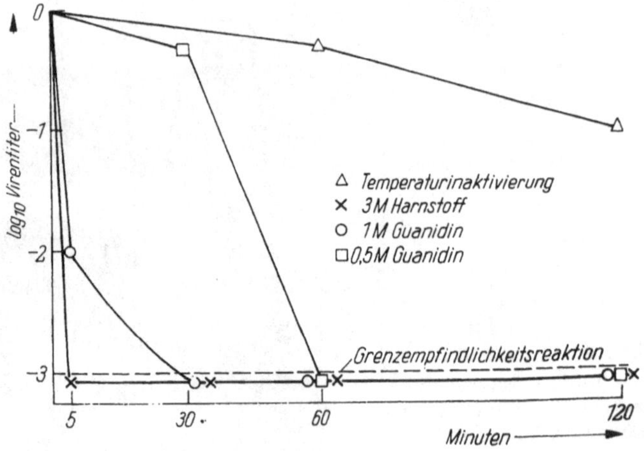

Abb. 5.: Die Guanidininaktivierung und die Harnstoffinaktivierung der Influenzaviren (Stamm A_2 E_a 60).

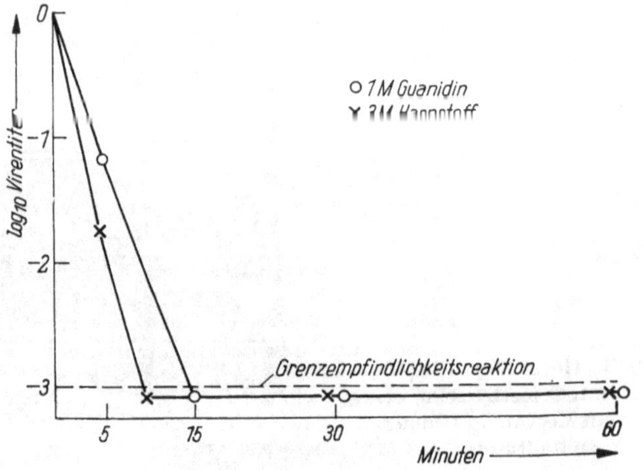

Abb. 6: Guanidininaktivierung und die Harnstoffinaktivierung der Sindbisviren.

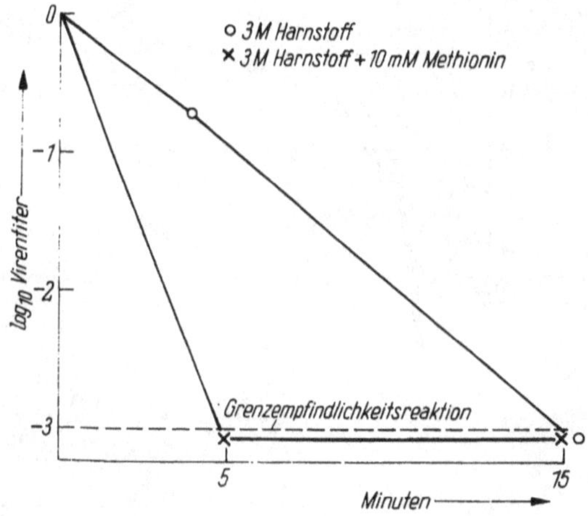

Abb. 7: Die Harnstoffinaktivierung des Sindbisvirus und der antagonistische Einfluß des Methionins.

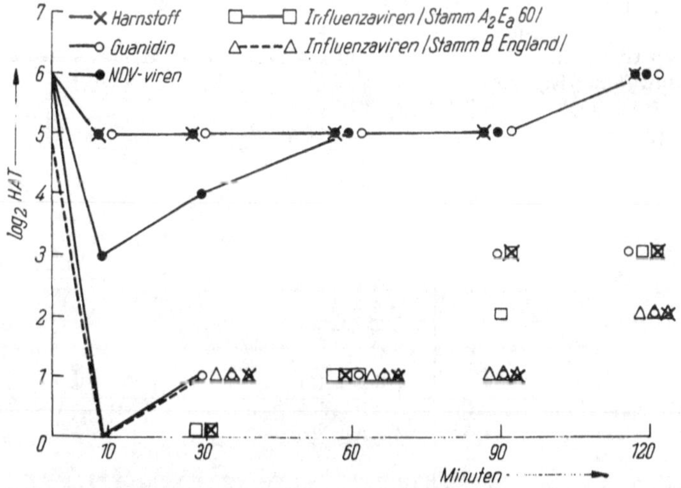

Abb. 8: Einfluß des Guanidins und des Harnstoffs auf die Adsorption und die Elution der Influenzaviren (Stamm A_2 E_a 60, Stamm B England) und der ND Viren auf die Hühnererythrozyten.
HAT = Haemagglutinierungstiter.

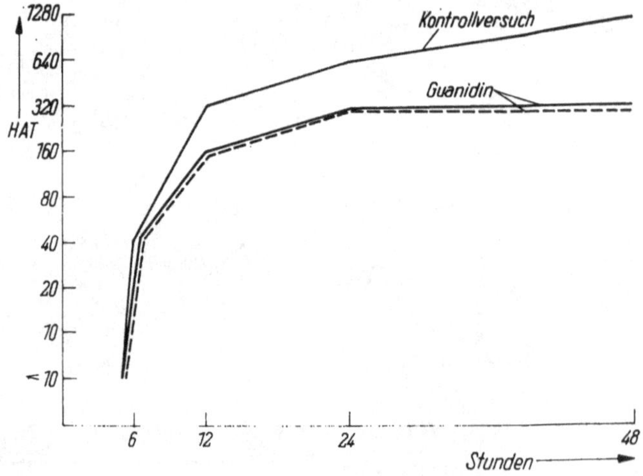

Abb. 9: Vermehrung von Influenzaviren (Stamm A_2 E_a 60) in Hühnerembryonen nach vorheriger Guanidineinwirkung (5 mg/Ei). HAT = Haemagglutinierungstiter.

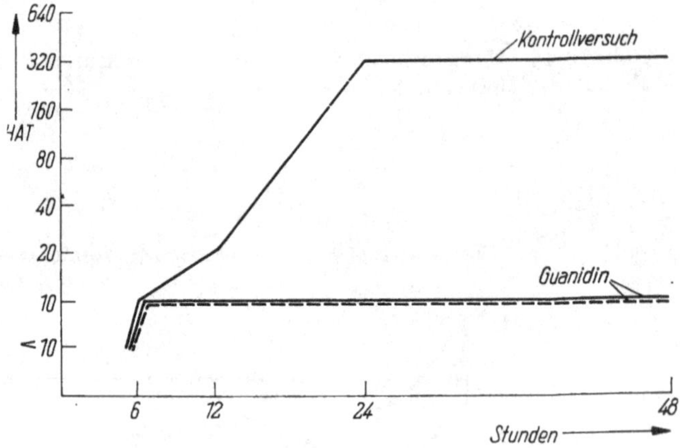

Abb. 10: Vermehrung von Influenzaviren (Stamm B England) in Hühnerembryonen nach vorheriger Guanidineinwirkung (5 mg/Ei). HAT = Haemagglutinierungstiter.

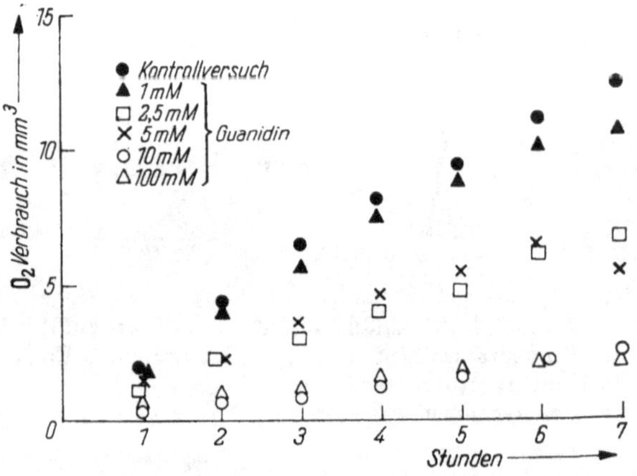

Abb. 11: Einfluß verschiedener Dosen des Guanidinhydrochlorides auf den Sauerstoffverbrauch der Chorioallantoiszellen.

UNTERSUCHUNGEN ÜBER DEN EINFLUSS DES GUANIDINS AUF DIE INFLUENZAVIREN IN HÜHNEREMBRYONEN UND ZELLKULTUREN

ANDRZEJ DENYS

Mikrobiologische Abteilung an der Medizinischen Fakultät Łódz (Polen)

Manche Experimentatoren wie TAMM (1962, 1963), EGGERS (1965) beschrieben den Einfluß des Guanidins auf die Picornaviren, aber nicht auf die Influenzaviren. Da Influenza öfter als Krankheitserreger vorkommen, wurden Untersuchungen über den Einfluß des Guanidins auf die Influenzaviren (Stamm A_2 und B) sc wie auch auf andere Viren, wie: NDVviren, Sindbisviren, Vacciniaviren und Herpesviren unternommen.

Die protektive Wirkung des Guanidins wurde an infizierten Hühnerembryonen und Chorioallantoiszellen untersucht. Es wurde die Technik von Horwath angewandt, wobei 10-tage alte Bruteier an der Luftblase geöffnet wurden und der Embryo mit seinen Anhangsorganen entfernt; danach wurde die Chorioallantoismembran mit gepufferter physiologischer Kochsalzlösung gewaschen, bis die Waschflüssigkeit klar blieb. Nachher wurde die Chorioallantoismembran in Stücke von mm^3 Größe geschnitten und in die Röhrchen mit Horwathnährboden übertragen (HORVATH 1954). Diese Röhrchen wurden dann im Rotor mit einer Umdrehungsgeschwindigkeit von sieben Mal in einer Minute im Brutschrank bei 37 ^oC inkubiert.

Die Sindbis-, Vaccinia- und Herpesviren wurden an Hühnerembryozellkulturen in üblicher Weise untersucht. Die Virentitration stellte man an methylzellulosehaltigem Medium in Hühnerembryozellkulturen durch die entstehenden nekrotisierenden Löcher fest, wobei jede Plaque einer Titereinheit entsprach (HÖVEL und GÜNTHER 1964).

Die durch die Viren veränderten Hühnerembryozellkulturen sind in der Abbildung 1, 2 und 3 dargestellt.

In der Abbildung 4 wurden die Ergebnisse der Inaktivierung der Influenzaviren in den Horwathkulturen dargestellt, dagegen wurde die Inaktivierung aller anderen Viren auf Hühnerembryozellkulturen festgestellt.

Außer der durch Guanidin verursachten Inaktivierung der Influenzaviren wurden vergleichende Untersuchungen mit Harnstoff durchgeführt. Die Infektionseigenschaften der Viren änderten sich unter Einwirkung von 750 mM des Guanidins und von 750 bis 3000 mM des Harnstoffs, was man auf der vierten Abbildung sieht.

Die Abbildung 5 stellt die Zeitabhängigkeit der inaktivierenden Eigenschaften des Guanidins und des Harnstoffes dar. Drei molare Harnstofflösung inaktiviert die Infektionseigenschaften bereits schon in fünf Minuten, einmolare Guanidinlösung dagegen in dreißig Minuten und 0,5 molare erst nach einer Stunde.(Abb. 5).

Der Sindbisvirentiter verhielt sich bei der Inaktivierung mit Guanidin und dem Harnstoff sehr ähnlich, was in der Abbildung 6 zu sehen ist.

Wenn Methionin und Harnstoff mit Sindbisviren inkubiert wurden, beobachtete man eine Zeitverzögerung der Inaktivierung. Der antagonistische Effekt des Methionins zum Harnstoff wird in der Abbildung 7 vorgestellt.

Zweck Erklärung der Wirkungsmechanismen dieser Verbindungen wurden Untersuchungen über die Adsorption und Elution der Viren an Hühnererythrozyten durchgeführt. Bei Untersuchungen mit Influenzaviren wurde keine Veränderung festgestellt, dagegen beobachtete man aber eine stark hemmende Wirkung auf die Adsorption der NDVviren an den Hühnererythrozyten (Abb. 8).

Wurde den mit Influenzaviren infizierten Hühnerembryonen 5mg/Ei Guanidinchlorid nach zwei Stunden zugegeben, konnte man einen niedrigen Haemagglutinintiter feststellen. Die zwei folgenden Abbildungen zeigen die Ergebnisse dieser Untersuchungen (Abb. 9 und 10). Auf der Abszisse ist der Haemagglutinintiter, auf der Ordinate der Zeitverlauf aufgetragen. Im Kontrollversuch wurde nach 48 Stunden der Titer 1:1280 erreicht, nach Injektion des Guanidins erreichte der Titer die Höhe von 1:320. Empfindlicher war der Stamm B England, wo der Titer nach 48 Stunden die Höhe von 1:320 erreichte, dagegen nach Injektion des Guanidins die Höhe von 1:10 bei zehnmaliger Verdünnung der Allantoisflüssigkeit.

Parallel durchgeführte Untersuchungen im Warburg-Apparat erwiesen, daß Guanidinchlorid auch die Atmung stark beeinflußt. Das kann man auf der Abbildung 11 feststellen, wobei im Kontrollversuch ein sehr großer Sauerstoffverbrauch beobachtet wird, dagegen folgt bei der Zugabe von Guanidin eine beträchtliche Abnahme des Sauerstoffverbrauchs. Die Abnahme ist abhängig von der benutzten Dosis (Abb. 11).

LITERATUR

EGGERS, H.J., N. IKEGAMI, TAMM: Comparative studies with selective inhibitors of picornavirus reproduction. Ann. N.Y.Acad. Sci., 1965, 130, 267.

HORWATH, S.: A new sensitive method of the rolling drum type for influenza virus titration. Acta Microbiol. Acad. Sci. Hung., 1954, 1, 481.

HÖVEL, H., O. GÜNTHER: Plaquebildung unter methylzellulosehaltigem Medium durch Polioviren auf Affennierenzellkulturen. Zbl. Bakt. I Orig., 1964, 195, 149.

TAMM, I., H.J. EGGERS: Differences in the selective virus inhibitory action of 2-/-α-hydroxybenzyl/-benzimidazole and guanidine HCL. Virology, 1962, 18, 439.

TAMM, I., H.J. EGGERS: Specific inhibition of replication of animal viruses. Science, 1963, 142, 24.

MODE OF ACTION OF A NEW GROUP OF SYSTEMIC PYRIMIDINE FUNGICIDES

MICHAEL J. SAMPSON

Imperial Chemical Industries Ltd. Jealott's Hill Research Station
Bracknell, Berks, U.K.

5-n-butyl-2-dimethylamino-4-hydroxy-6 methyl pyrimidine (dimethirimol) and 5-n-butyl-2-ethylamino-4-hydroxy-6-methyl pyrimidine (ethirimol),

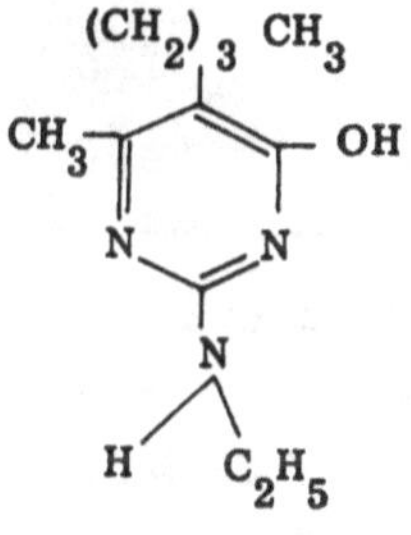

Ethirimol

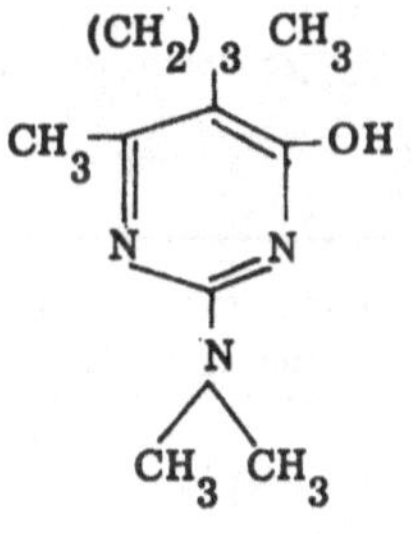

Dimethirimol

show strong fungicidal activity for powdery mildew of cucurbits and cereals. A 50 % control level may be achieved at a concentration within the host leaf of 10^{-7}M. The concentration within the fungus at a sub-lethal level of dimethirimol is approximately half that of the host. The fungicides must therefore be acting as non-competitive enzyme inhibitors as they function at a lower concentration than is found with competitive inhibitors of natural substrates.

Using a single soil drench in cucurbits or a seed dressing in cereals, an almost complete control is achieved for the growing season. The systemic properties of the fungicide combined with its slow release from the soil results in protection for several months, although the biological half life for dimethirimol is only six days and eight in the case of ethirimol.

Attempts have been made to reverse the fungicidal action by supplying with the fungicide a number of metabolites whose synthesis might be blocked. Reversals have been obtained with purines, folic acid and to a very limited extent with thymidine. This suggests that it is not pyrimidine synthesis per se but some point common to both purine, thymidine and folic acid metabolism. For this reason an investigation of tetrahydrofolic acid (THFA) mediated C-1 metabolism has been carried out. Complete reversals have also been obtained when riboflavin is supplied with the fungicide to roots in water culture in the light. There is no reversal if the roots are maintained in the dark. Riboflavin and dimethirimol have been reacted photochemically to yield biologically inactive compounds and the riboflavin reversal is therefore attributed to peroxide oxidation derived from the photochemical cleavage of water (NICKERSON, STRAUSS 1960). Peroxide in the absence of riboflavin gave similar products.

As it is not possible to grow mildew in culture and as reversals on the host allow for the metabolism or blockage in transport of the supplied chemical, it was found preferable to carry out reversal studies on a sensitive soil bacterium, Escherichia intermedium. In Table 1 are shown the results obtained by supplying a number of compounds related to C-1 metabolism in the presence of dimethirimol.

Table 1

Reversal of Dimethirimol (5×10^{-6}M) inhibition of Escherichia intermedium by donors and end products of "1-carbon" metabolism.

Thymidine	10^{-3}	27
Orotic acid	10^{-3}	6
Cytidine	10^{-3}	6
Adenosine	10^{-6}	78
Folic Acid	5×10^{-5}	28
Formiminoglycine	5×10^{-5}	60
Methionine	5×10^{-5}	66
HCOOH	10^{-4}	16
Glycine	10^{-3}	0
Serine	10^{-3}	0
CH_3OH^+	10^{-5}	42
$HCOH^+$	4×10^{-7}	48
δ aminolevulinic acid$^+$	10^{-4}	37

$$\% \text{ REVERSAL} = \frac{(\% \text{ inhibition} + \text{Dimethirimol}) - (\% \text{ inhibition} + \text{Dimethirimol} + \text{Reverser})}{\% \text{ inhibition} + \text{Dimethirimol}}$$

\+ These compounds were themselves inhibitory at the given concentration. To correct for this the value for (% inhibition + Reverser + Dimethirimol) was increased in proportion to the % inhibition caused by the Reverser - Dimethirimol.

The reversal with purines is greater than for thymidine while orotic acid and cytidine show no significant reversal. That orotic acid and cytidine are inferior to thymidine in this respect indicates a block between an "active C-1 donor" and its "acceptor". This idea is reinforced by the reversals obtained with methanol, formate, formiminoglycine (FMG) and methionine. The possibility of a block in the insertion of the ureido carbons of the purines and of the CH_3 group of thymidine has been examined using an enzyme extract of cucumber powdery mildew (Sphaerotheca fuliginea). The incorporation of $H^{14}COOH$ into purines is shown in Table 2.

Table 2

Dimethirimol inhibition of $H^{14}COOH$ incorporation into purines by an enzyme extract of cucumber powdery mildew.

A	Dimethirimol	
	+ (dps)	- (dps)
Formyl glycinamide ribotide	495	422
Hypoxanthine	816	650
Inosine	40	55
Adenosine	83	68
B		
Formyl glycinamide ribotide	26	27
Hypoxanthine	44	48
Inosine	75	94
Adenosine	48	48

The de novo synthesis and paper chromatography of purines followed the method of GOLDTHWAIT and GREENBERG (1955).

Dimethirimol where present, 2×10^{-5}M. The enzyme preparation was a water soluble extract of cucumber powdery mildew. Following centrifugation (30 mins at 20,000g) the supernatant fraction was used for the assay.

The small differences are not considered significant. In the presence of dimethirimol both small increases and decreases in $H^{14}COOH$ incorporation have been noted. In addition the conversion if ^{14}C-orotic acid to thymidine was insensitive to dimethirimol. The possibility that the fungicides act as folic reductase inhibitors has been examined and the failure of dimethirimol to inhibit dihydrofolic reductase is shown in Figure 1. In addition no inhibition has been found with N^5, N^{10}, methylene THFA dehydrogenase (Fig. 2).

The absence of inhibition in the enzymes related to purine biosynthesis is in sharp

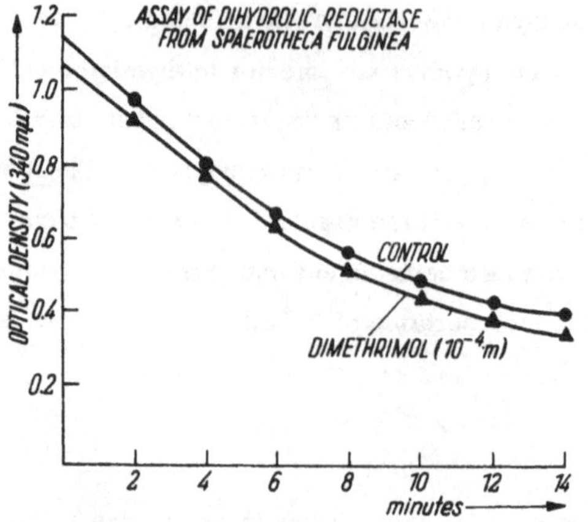

Fig. 1. Assay of dihydrofolic reductase (BAKER et al. 1964) in the presence and in the absence of dimethirimol (10^{-4}M). The enzyme was prepared from cucumber powdery mildew by the method of BAKER et al. with the enzyme activity remaining soluble following the second addition of ammonium sulphate.

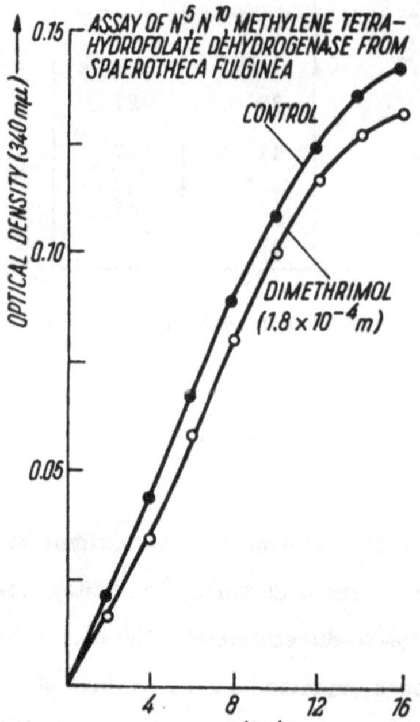

Fig. 2. Assay of N^5, N^{10}, methylene tetrahydrofolate dehydrogenase (SCRIMGEOUR 1963) in the presence and in the absence of dimethirimol ($1{\cdot}8 \times 10^{-4}$M). The enzyme used was a phosphate buffer extract (10^{-2}M, pH 7·5) from cucumber powdery mildew.

contrast to the ability of adenosine to reverse the biological effects of dimethirimol in both fungi and bacteria. A possible explanation for this is suggested by the results shown in Fig. 3. Adenosine over a wide concentration range shows by-pass reversal, i.e. it is an

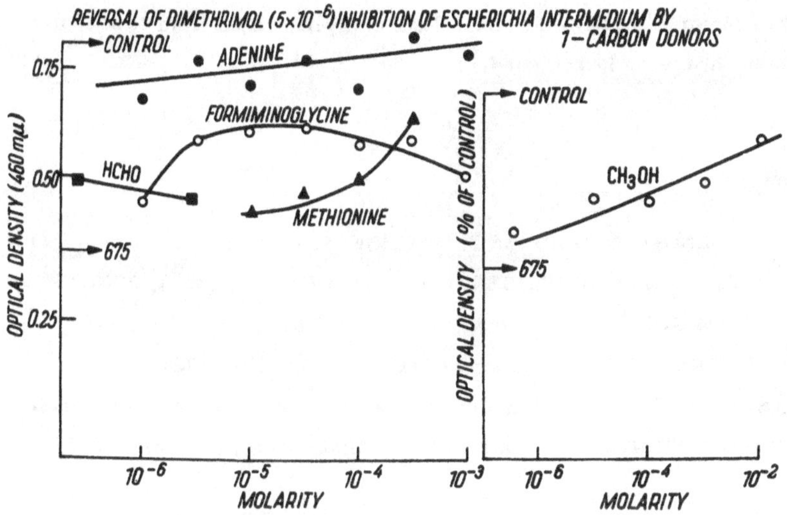

Fig. 3. Bacteria were grown in an inorganic salts plus glycerol medium supplemented with an aqueous soil extract. Reversers and dimethirimol were present in the medium at the time of innoculation. The values for % inhibition + dimethirimol + CH_3OH were increased in proportion to the % inhibition resulting from the inhibition caused by methanol in the absence of dimethirimol. Adenine, formiminoglycine and methionine had no effect upon growth in the absence of dimethirimol.

end product. Carbon-1 donors however show a concentration dependance. A marked increase in adenosine reversal found at 5 x 10^{-3}M in the presence of higher levels of dimethirimol could result from the induction of enzymes responsible for its degradation to formiminoglycine, thereby allowing it to act as a precursor and end product of C-1 metabolism. The marked reversal with methanol is in sharp contrast to the failure of serine and glycine to reverse. These are the primary sources of C-1 units, in the cell; serine via the serine hydroxymethylase reaction and glycine (carbon 2) via the Shemin-succinate pathway (SHEMIN et al. 1955). Both serine hydroxymethylase and amino levulinic synthetase (Shemin pathway) are pyridoxal-5-PO_4 dependant, unlike the reactions in which CH_3OH, HCOH, HCOOH, FMG and methionine donate a carbon unit to THFA. It is therefore significant that aminolevulinic gave reversal (Table 1) in an experiment in which serine and glycine failed to reverse.

That the substituted pyrimidines may act as pyridoxal antagonists would seem possible on structural grounds. In addition 4-amino-5-hydroxymethyl-2-methyl pyrimidine is a known pyridoxal antagonist (HAUGHTON, KING 1958). Preliminary experiments on serine hydroxymethylase have yielded some evidence of sensitivity to the pyrimidine fungicides. Although impossible to grow in culture, fungus removed from the host remains viable for some 45 minutes. Major changes in the metabolism of glycine result from ethirimol treatment and these are being investigated.

LITERATURE

BAKER, B.R., H. BENG-THONG HO and T. NEILSON: J. Heterocyclic Chem. 1, 79 (1964).

GOLDTHWAIT, D.A. and G.R. GREENBERG: Methods in Enzymology. II, 504 (1955).

HAUGHTON, B.G. and H.K. KING: Biochem. J. 70, 660 (1958).

NICKERSON, W.J. and G. STRAUSS: J. Am. Chem. Soc. 82, 5007 (1960).

SCRIMGEOUR, K.G. and F.M. HUNNEKENS: Methods in Enzymology VI, 368 (1963).

SHEMIN, D., C.S. RUSSELL and T. ABRAMSKY: J. Biol. Chem. 215, 613 (1955).

DISKUSSION

LYR (Eberswalde, DDR): Können Sie sagen, warum PP 675 eine so relativ spezifische Wirkung gegen bestimmte Meltau-Pilze hat? Die Meltau-Pilze haben eine besonders starke Lipidschicht in der Membran. Könnte diese Eigenschaft in Zusammenhang mit der spezifischen Wirkung des PP 675 stehen? Wie reagieren Pflanzenzellen darauf? Wird es von Pflanzenzellen aufgenommen und metabolisiert?

SAMPSON (Bracknell, U.K.): Phytotoxicity of dimethrimol and ethirimol is only obtained at relatively high levels. As, however, both compounds are rapidly metabolized by the plant, it is obvious that it does enter the cell. In grape, where the compound is trapped in the xylem there it is not significant metabolized. In rats and dogs both compounds are rapidly metabolized yet not toxic. In insentive fungi it could be that the compounds does not penetrate the cell.

DEKHUYZEN (Wageningen, Holland): Is spore germination inhibited by the compound?
Is it not better to isolate the haustoria from the plant and use the enzymes from these haustoria?
Which compound moves into the fungus, the original one or the dimethylated?

SAMPSON: Spore germination is inhibited.

When the metabolism of the intact fungus isolated from the host is examined in the presence of ethirimol and major changes have been found using radioactive glycine. These have shown up within 10 minutes while the fungus is active for over 30 minutes after removal from the host. Clearly the compounds are active in preparation that is almost entirely spores and mycelia the dimethyl and desmethyl form.

Both many more into the fungus. Both are fungicidically active.

LANGEN (Berlin, DDR): Bezüglich der spezifischen fungiziden Wirkung von Pyrimidinanalogen möchte ich auf das Beispiel des 5-Fluorcytosin verweisen: 5-Fluorcytosin ist ein Analoges des Cytosins. Diese Verbindung kann in Säugetiergeweben weder anabolisch noch katabolisch umgesetzt werden und wird unverändert ausgeschieden. Im Gegensatz dazu desaminieren verschiedene Pilze 5-Fluorcytosin zum cytostatischen 5-Fluoruacil.

MÜLLER (Aschersleben, DDR): Sie sagten, daß PP 675 in holzigen Geweben nicht systematisch ist. Haben Sie eine Vorstellung über die möglichen Gründe dafür? Erfolgt kein Xylemtransport?

SAMPSON: The transport is via the xylem and as this became lignified the compound is trapped. Why, we do not know.

BOCHOW (Berlin, DDR): The interrelations between the hosts and powdery mildew are specific. Have you any indications, whether your compounds have different effects on different kinds of host-parasite relations, that means different kinds of powdery mildew?

SAMPSON: We have looked on powdery mildew of barley, wheat, cucumber, melon, pea and several ornamental garden plants. The fungicide is systemically active in all at a very similar level. On the woody plants, vine and apple, it is active when used as a spray.
I don't think that we have found any powdery mildew to be resistant.

FERENCY (Szeged, Ungarn): I would like to ask you about the method by which the very little amount of the compound found in fungal cells have been measured? What is the proportion between the free and the bound molecules in the fungal cells?

SAMPSON: We used a radioactive tracer labelled in the 2-position. By measuring the isotope level and knowing the specific activity (μc/μM) we could calculate the fungicide content of small amounts of fungus. The compounds were supplied to the pathogen via the roots of the host. I haven't attempted to measure the amount of fungicide bound by the enzyme.

PARTHIER (Halle/S., DDR): A question on the specifity of inhibition: The reaction which you measured are present in all cells. Therefore, I would imagine the specifity due to a matter of penetration of the fungicide. What happens when you remove the C_4H_9 groups from the molecule?

SAMPSON: Hydroxylating the butyl group or removing it stops activity. Larger alkyl groups give decreased specifity. I would imagine that the species specifity is more related to a hydrophobic group mediated penetration to an active site within the tertiary structure. Clearly the molecule penetrates the cells of dog, rats, and many plants as it is very rapidly metabolized by them. Also soil bacteria are able to metabolize it. All without toxic effects.

VERGLEICHENDE UNTERSUCHUNGEN ZUM WIRKUNGSMECHANISMUS VON 5-NITROFURAN- UND 5-NITROTHIOPHENVERBINDUNGEN GEGENÜBER E. COLI

P.-M. THEUS

Hygiene-Institut Erfurt (DDR)

Die Nitrofurane, deren keimhemmende Wirkung durch DODD und STILLMAN (1944) im Jahre 1944 entdeckt worden ist, haben heute als Antiseptika einen festen Platz in unserem Arzneimittelschatz. Von den vielen Derivaten des 5-Nitrofurfurals, die inzwischen synthetisiert worden sind, ist das 5-Nitro-2-furfural-semicarbazon (Nifuzin) wohl das bekannteste. Es zeichnet sich durch eine bemerkenswert gute Wirksamkeit gegen grampositive Kokken, gramnegative Stäbchen und Trypanosomen sowie durch eine geringe Toxizität aus.

DANN u. MÖLLER (1947) sowie DODD, CRAMER u. WARD (1950) untersuchten außer den Nitrofuranen gleichzeitig auch die keimhemmende Wirkung der isosteren Nitrothiophenverbindungen. Vielfach zeigen solche isosteren Verbindungen gleiche biologische Aktivität und werden dann nach einem von FRIEDMAN (1959) geprägten Begriff als bioisoster bezeichnet. Bei den bisher untersuchten Nitrofuran- und Nitrothiophenverbindungen zeigte sich trotz Isosterie allerdings nur in einigen Fällen ein gleichartiges biologisches Verhalten. Aus den verschiedenen Arbeiten über diese beiden Substanzgruppen geht hervor, daß die Nitrothiophenverbindungen im allgemeinen eine wesentlich geringere bakteriostatische Wirksamkeit aufweisen als die entsprechenden Nitrofuranderivate oder sogar unwirksam sind.

Erste Untersuchungen zum Wirkungsmechanismus der Nitrofurane deuteten bereits darauf hin, daß in erster Linie die Reduzierbarkeit der Nitrogruppe durch Bakterien für die keimwidrige Wirkung verantwortlich gemacht werden muß. BECKETT u. ROBINSON (1957; 1959) konnten durch spektrophotometrische Messungen nachweisen, daß bei Einwirkung von Aerobacter aerogenes auf 5- Nitrofurfural-semicarbazon Reduktion der Nitrogruppe unter Bildung von 5-Aminofurfural-semicarbazon erfolgt, das in wässriger Lösung unbeständig ist und sich unter Ringspaltung zum Glyoxylpropionitril-semicarbazon stabilisiert.

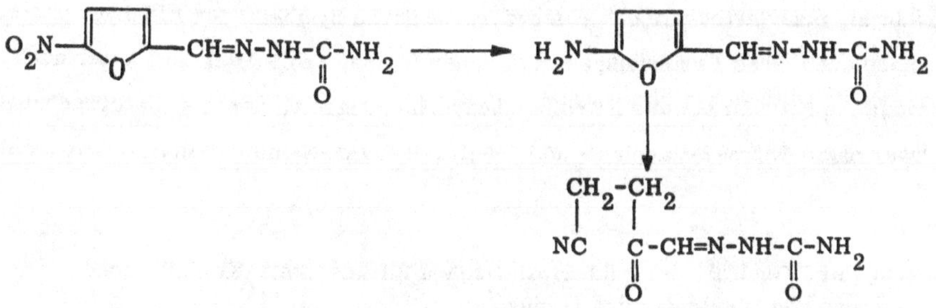

Inzwischen liegt über Untersuchungen mit Nitrofuranen eine umfangreiche Literatur vor, dagegen nur wenige Arbeiten über Nitrothiophene. So ist wenig darüber bekannt, ob Nitrothiophene den gleichen Wirkungsmechanismus besitzen wie die entsprechenden Nitrofurane und ob die Unwirksamkeit verschiedener Nitrothiophenverbindungen nur eine Frage der Löslichkeit oder möglicherweise auch anderer Faktoren wie etwa der Absorptionsfähigkeit durch die Bakterienzellwand oder eines besonderen Wirkungsmechanismus ist.

Eigene In-vitro-Versuche zeigten im Plattenverdünnungstest, daß der 5-Nitro-2-thiophenaldehyd gegen Escherichia coli ebenso wirksam ist wie das 5-Nitrofurfural, der 4-Nitrobenzaldehyd dagegen nur 1/4 so wirksam (Tab. 1). Ganz entschieden ändern sich jedoch die bakteriostatischen Eigenschaften der 3 Verbindungen, wenn die Semicarbazone bzw. Thiosemicarbazone gebildet werden. Beim 5-Nitro-furfural-semicarbazon steigt die "Kennzahl der bakteriostatischen Wirksamkeit" (KbW_5)+ gegenüber dem Aldehyd von 13.1 auf 15.1, also auf das Vierfache an. Bei dem entsprechenden 5-Nitrothiophen- und 4-Nitro-benzaldehyd-Derivat sinkt dagegen die KbW_5 von 13.9 auf 8.1 bzw. von 11.5 auf 6.3 ab. Ähnlich liegen die Verhältnisse bei den Thiosemicarbazonen und Aminohydantoinen: die Wirkung der 5-Nitro-furfural-Derivate bleibt unverändert, während die der 5-Nitrothiophen- und auch der 4-Nitrobenzaldehyd-Derivate sehr stark abfällt. Für den 5-Nitrothiophenaldehyd und auch für den 4-Nitrobenzaldehyd scheint außer der Nitrogruppe auch die Aldehydgruppe von großem Einfluß auf die keimhemmende Wirkung zu sein. Eine Blockierung der Carbonylgruppe durch Bildung einer $\rangle$C=N-Gruppierung hebt die ursprüngliche Aktivität auf.

Um zu erfahren, ob Nitrothiophenverbindungen einen ähnlichen Wirkungsmechanismus haben wie Nitrofurane, haben wir zunächst an einer Reihe von analogen Nitrofuran- und Nitrothiophenderivaten die Abbauvorgänge unter dem Einfluß von E.coli spektrophotometrisch und polarographisch verfolgt.

Hierzu wurden unter jeweils gleichen Bedingungen von den schwerlöslichen und unterschiedlich wirksamen Verbindungen 5-Nitro-2-thiophenaldehyd-semicarbazon und 5-Nitrofurfuralsemicarbazon, von den gleich gut wirksamen Verbindungen 5-Nitro-2-thiophenaldehyd und 5-Nitrofurfural benutzt. Um die Bedeutung der Aldehydgruppe für die Wirksamkeit näher zu erfahren, maskierten wir die Aldehydgruppe durch Synthese der Aldehydacetale, und untersuchten auch diese Verbindungen in gleicher Weise. Schließlich zogen wir auch zwei wasserlösliche Nitrofuran- und Nitrothiophenverbindungen zu unseren Untersuchungen hinzu, und zwar das 5-Nitro-2-thiophen- und 5-Nitro-2-furan-N-methyl-amidin-hydrochlorid.

+ Erläuterung der "Kennzahl der bakteriostatischen Wirksamkeit (KbW_5)" siehe W. WEUFFEN, Pharmazie 21, 686 (1966).

Tabelle 1

Bakteriostatische Wirksamkeit einiger 5-Nitro-thiophen-, 5-Nitro-furan- und 4-Nitro-benzaldehyd-Derivate

Substanz	grampositive Kokken		gramnegative Stäbchen		KbW_5 +)
	a.H.	v.W.	a.H.	v.W.	
5-Nitro-2-thiophen-aldehyd	13	16	13-14	14-16	13.9
5-Nitro-furfural	13-14	14	12-13	13-14	13.1
4-Nitro-benzaldehyd	11-12	13-14	10-11	11-13	11.5
5-Nitro-2-thiophenaldehyd-semicarbazon	7-12	9-17	7-10	7-10	8.1
5-Nitro-furfural-semicarbazon	16-17	18-19	7-16	13-17	15.1
4-Nitrobenzaldehyd-semicarbazon	7	7- 8	7	7	6.3
5-Nitro-2-thiophenaldehyd-thiosemicarbazon	7	7-10	7	7	6.3
5-Nitro-furfural-thiosemicarbazon	15-17	18-19	7-15	7-18	13.1
4-Nitro-benzaldehyd-thiosemicarbazon	7	7	7	7	6.0
5-Nitro-2-thiophenaldehyd-aminohydantoin	7-13	10-13	7-12	7-13	9.2
5-Nitro-furfural-aminohydantoin	14-15	16	7-14	9-15	13.0
4-Nitro-benzaldehyd-aminohydantoin	7	8	7	7- 8	6.6

^{2}log	g/ml
7	1: 128
8	1: 250
9	1: 500
10	1: 1000
11	1: 2000
12	1: 4000
13	1: 8000
14	1: 16000
15	1: 32000
16	1: 64000
17	1: 128000
18	1: 250000
19	1: 500000
20	1:1000000

a.H. = absolute Hemmung, v.W. = vermindertes Wachstum

+) Erläuterung der KbW_5 siehe: W.WEUFFEN, Pharmazie 21, 686 (1966).

Diese Verbindungen, die in einer größeren Anzahl von Derivaten von uns synthetisiert worden sind, zeichnen sich neben guter Wasserlöslichkeit, durch sehr gute bakteriostatische und fangistatische Wirksamkeit aus (THEUS, WEUFFEN u.a. 1968 a.u. b).

Als Testkeim diente E. coli Stamm SG 770, von dem Suspensionen in Phosphatpuffer (p_H 7, 2) bereitet wurden. Für alle Versuche benutzten wir die gleiche Keimmenge, und zwar 3 mg Keimsediment (Naßgewicht) /ml Phosphatpuffer. Aus den Testergebnissen war bekannt, daß 5-Nitro-furfural-semicarbazon das Wachstum von E. coli bei einer Verdünnung 1 : 64 000 (Stufe 16) absolut hemmt. Entsprechend wurde auch die Substanzkonzentration für diese Untersuchungen, und zwar 20γ/ml Untersuchungslösung gewählt, womit gleichzeitig günstige Konzentrationsverhältnisse für die polarographische und spektrophotometrische Messung vorlagen. Das 5-Nitro-2-thiophenaldehyd-semicarbazon setzten wir in der gleichen Konzentration von 20γ/ml ein, obwohl - wie aus den Testergebnissen hervorgeht - eine absolute Wachstumshemmung erst bei einer höheren Konzentration eintritt. Allerdings wurde im Bakteriostasetest mit einer Substanzsuspension gearbeitet, wobei nur sehr wenig Semicarbazon gelöst vorlag, während es bei diesen Versuchen möglich war, durch Konzentrierung einer verdünnteren Lösung eine Prüflösung zu erhalten, die trotz der äußerst schlechten Löslichkeit der Verbindung in Wasser (1 : 60 000) die gleiche Substanzmenge enthielt wie die Lösung des 5-Nitro-furfural-semicarbazous.

Die UV-spektrophotometrischen Messungen wurden im Bereich von 200 - 440 nm unter Benutzung des Universalspektralphotometers "Unicam" durchgeführt.

Die polarographischen Messungen erfolgten mit dem Tastpolarographen "Selektor D".

Die spektrophotometrischen Messungen mit 5-Nitro-furfural-semicarbazon (Abb. 1a) nach Einwirkung von E. coli bestätigen die bereits oben erwähnten Ergebnisse von BECKETT und ROBINSON und OHYAMA (1956). Nach 3-stündiger Keimeinwirkung ist die UV-Absorption der Aminogruppe (30200 cm^{-1} = 332 nm)+ noch deutlich vorhanden. 15 Stunden nach Versuchsbeginn ist jedoch auch bei 332 nm kein Maximum mehr nachweisbar, dagegen ein neues bei 37800 nm^{-1} = 264 nm, das der Absorption des Glyoxylpropionitril-semicarbazons entspricht. Die polarographischen Untersuchungen führten dagegen zu Ergebnissen, die mit den von OHYAMA erzielten nicht übereinstimmen (Abb. 1b). Kurve 1, die der Substanz vor Keimeinwirkung entspricht, weist 2 Halbstufenpotentiale auf, und zwar bei $E_{1/2}$ - 0.28 V und $E_{1/2}$ -1.28 V. Unter Keimeinwirkung nehmen beide Halbstufen ab unter gleichzeitiger Ausbildung eines neuen Halbstufenpotentials bei $E_{1/2}$ - 0.86 V. Dieses Potential, das bei den

+ Wegen der in der Literatur üblichen Angabe der Maxima in Wellenlängen werden im Folgenden neben den aus den Abbildungen ersichtlichen Wellenzahlen auch die entsprechenden Wellenlängen angegeben.

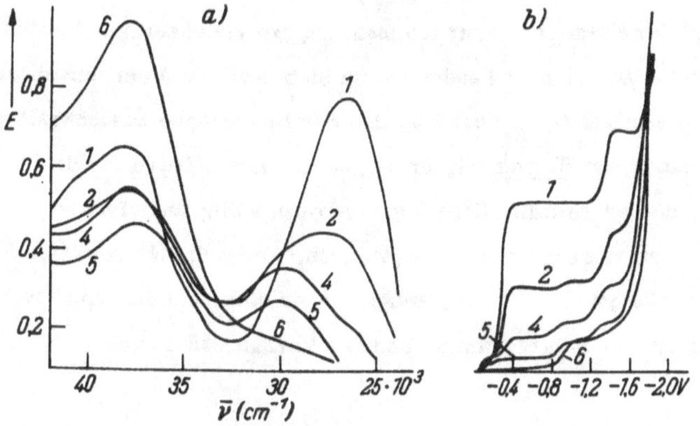

Abb. 1. UV-Absorptionskurven (a) und Polarogramme (b) von 5-Nitrofurfuralal-semicarbazon in einer Konzentration von 1 : 50 000 in Phosphatpuffer vor Einwirkung (1) und 30 Min. (2), 2 Std. (4), 3 Std. (5) und 15 Std. (6) nach Einwirkung von E. coli.

Untersuchungen von OHYAMA nicht auftritt, ist bereits nach einer Einwirkungszeit der Keime von 30 Minuten deutlich erkennbar (Kurve 2). Nach 3 Stunden ist das Halbstufenpotential der Nitrogruppe (- 0.28 V) völlig verschwunden (Kurve 5), das der Azomethingruppierung nur noch schwach ausgeprägt. Verstärkt hat sich dagegen das Halbstufenpotential $E_{1/2}$ - 0.86 V; nach 16-stündigem Keimeinfluß besitzt die Prüflösung nur noch dieses Potential. Da eine Lösung von Glyoxylpropionitril-semicarbazon das gleiche Halbstufenpotential aufweist, möchten wir in Zusammenhang mit den spektrophotometrischen Untersuchungen unsere Meßergebnisse wie folgt deuten:

Durch Einwirkung von E. coli auf 5-Nitro-furfural-semicarbazon wird die Nitrogruppe zur Aminogruppe reduziert unter Bildung von 5-Aminofurfural-semicarbazon, das durch sofortige Ringspaltung in Glyoxylpropionitril-semicarbazon übergeht. Die Abnahme des Halbstufenpotentials $E_{1/2}$ - 1.28 V scheint nicht auf der Reduktion der Seitenkette zu beruhen, wie OHYAMA annimmt, sondern auf der Bildung der neuen, durch Ringspaltung entstandenen Verbindung, die sich auch durch ein neues Halbstufenpotential auszeichnet. Da auch AUSTIN (1957) bei der katalytischen Reduktion des 5-Nitro-furfural-semicarbazons mit Raney-Nickel eine Reduktion der Azomethingruppierung nicht beobachten konnte, sondern nur das Semicarbazon des Glyoxylpropioniltrils isolierte, kann auf Grund unserer Meßergebnisse dieser Reaktionsweg auch für die enzymatische Reduktion durch Bakterien angenommen werden.

5-Nitro-2-thiophenaldehyd-semicarbazon, das wir unter gleichen Bedingungen untersuchten, zeigte unter der Einwirkung von E. coli ein anderes Verhalten. Die Verbindung zeichnet sich durch eine UV-Absorption bei 37800 cm^{-1} = 264 nm und 25800 cm^{-1} = 388 nm

(Abb. 2b) aus. Wie aus den UV-Spektren deutlich zu ersehen ist, nimmt der Peak bei 388 nm unter der Einwirkung der Keime nur sehr langsam ab, bei gleichzeitiger Verschiebung zum kurzwelligen Bereich. Die gleiche Tendenz zeigt sich deutlich in der nur zögernden Abnahme des Halbstufenpotentials $E_{1/2}$ - 0.28 V, das der Nitrogruppe zuzuschreiben ist. Nach 3-stündiger Einwirkung von E. coli ist, im Gegensatz zum 5-Nitro-furfural-semicarbazon, bei dem nach dieser Zeit die Nitrogruppe bereits völlig reduziert ist, erst die Hälfte der eingesetzten Substanzmenge reduziert (Abb. 2b, Kurve 5). Nach 15 Stunden ist ein Absorptionspeak bei 28400 cm^{-1} = 352 nm, entsprechend einer Aminogruppierung, deutlich sichtbar, dennoch zeigt das Polarogramm noch das Vorhandensein von nicht redu-

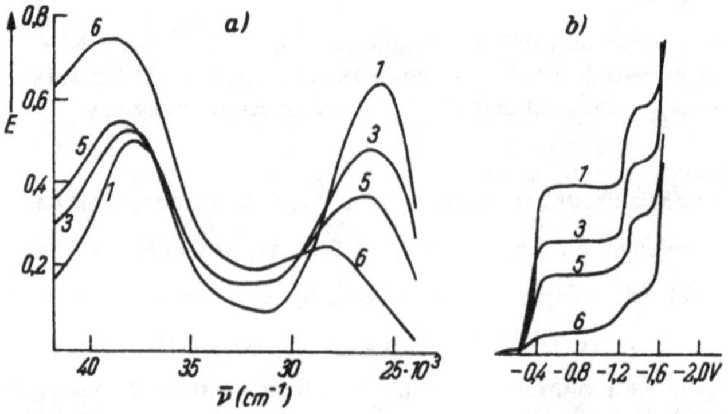

Abb. 2. UV-Absorptionskurven (a) und Polarogramme (b) von 5-Nitro-2-thiphenaldehydsemicarbazon in einer Konzentration von 1 : 50 000 in Phosphatpuffer vor Einwirkung (1) und 1 Std., 3 Std. (5) und 15 Std. (6) nach Einwirkung von E. coli.

zierter Substanz (Abb. 2b, Kurve 6). Außer einer nur langsamen Reduktion ist weiterhin auffällig, daß sich auch nach 15-stündiger Einwirkung der Keime kein neues Halbstufenpotential wie beim 5-Nitro-furfural-semicarbazon ausbildet, selbst nach 3-tägigem Stehen der Testlösung nicht. Dieses Ergebnis deutet darauf hin, daß die bei der Reduktion der Nitrogruppe entstehende Aminothiophenverbindung stabiler ist, als das entsprechende Aminofuranderivat und eine Aufspaltung des Thiophenrings wohl nicht erfolgt.

Im Gegensatz zu den Semicarbazonen zeichnen sich die beiden Aldehyde des Nitrothiophens und Nitrofurans durch eine annähernd gleiche bakteriostatische Wirksamkeit aus, was erwarten ließ, daß möglicherweise auch ein gleicher Abbaumechanismus vorliegt.

5-Nitro-furfural zeigt im UV-Bereich bei 44500 cm^{-1} = 225 nm und bei 32 000 cm^{-1} = 312 nm je ein Maximum (Abb. 3a). Das Maximum bei 225 nm liegt außerhalb des in der Abbildung wiedergegebenen Wellenbereichs. Bereits nach einer Keimeinwirkung von 30 Minuten hat sich ein neues Absorptionsmaximum bei 290000 cm^{-1} = 344 nm ausgebildet, das sich auch während weiterer Keimeinwirkung nicht wesentlich verändert. Auffallend dabei ist, daß im Gegensatz zum Semicarbazon eine bathochrome Verschiebung eingetreten ist, was darauf hindeutet, daß offensichtlich die Reduktion nicht an der Nitrogruppe, sondern bevorzugt an der Aldehydgruppe erfolgt ist. Anzeichen hierfür sind auch im Polarogramm (Abb. 3b) zu finden. 5-Nitro-furfural zeigt 3 Halbstufenpotentiale bei - 0.28 V, - 1.20 V und - 1.44 V, die zwar nicht sehr ausgeprägt, aber deutlich erkennbar sind (Kurve 1).

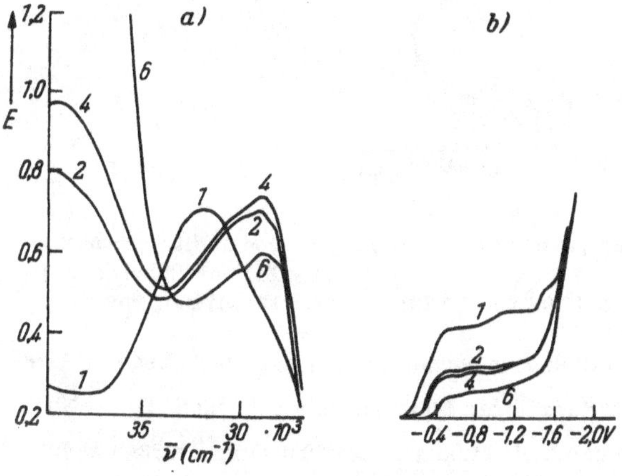

Abb. 3. UV-Absorptionskurven (a) und Polarogramme (b) von 5-Nitro-furfural in einer Konzentration von 1 : 50 000 in Phosphatpuffer vor Einwirkung (1) und 30 Min (2), 2 Std. (4) und 15 Std. (6) nach Einwirkung von E. coli.

Nach der gleichen Zeit, nach der die Probelösung das neue Maximum bei 344 nm aufweist, sind auch die beiden für die Aldehydgruppe charakteristischen Halbstufenpotentiale [48] nicht mehr nachweisbar. Außerdem tritt eine deutliche Verschiebung des Halbstufenpotentials von $E_{1/2}$ - 0.28 V nach $E_{1/2}$ - 0.36 V ein. Da wir in einigen Versuchen an Stelle des Absorptionspeaks bei 344 nm auch das Auftreten eines Maximums bei 31000 cm^{-1} = 322 nm, das dem 5-Nitro-2-furfurylalkohol entspricht, beobachten konnten, möchten wir aus diesen Meßergebnissen annehmen, daß die Reduktion des 5-Nitro-furfurals unter Keimeinwirkung über den 5-Nitro-2-furfurylalkohol erfolgt.

Ganz entsprechend verhält sich der 5-Nitro-2-thiophenaldehyd, dessen Halbstufenpotentiale ausgeprägter sind als beim 5-Nitro-furfural. Unter Keimeinwirkung zeichnet sich sowohl in den UV-Spektren (Abb. 4a) als auch in den Polarogrammen (Abb. 4b) die gleiche Tendenz wie beim 5-Nitro-furfural ab: die Verbindung wird innerhalb von 30 Minuten bis zu einer bestimmten Stufe abgebaut, ohne daß in den folgenden 2 1/2 Stunden eine wesentliche Änderung auftritt.

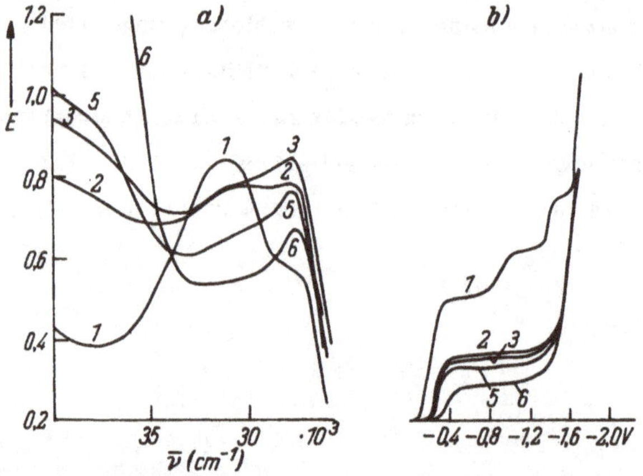

Abb. 4. UV-Absorptionskurven (a) und Polarogramme (b) von 5-Nitro-2-thiphenaldehy in einer Konzentration von 1 : 50 000 in Phosphatpuffer vor Einwirkung (1) und 30 Min. (2), 1 Std. (3), 3 Std. (5) und 15 Std. (6) nach Einwirkung von E. coli.

Bemerkenswert ist nun das deutlich voneinander abweichende Verhalten der Aldehyde unter Keimeinwirkung, wenn sie in Form ihrer Diäthylacetale vorliegen. Das 5-Nitro-furfuraldiäthylacetal zeichnet sich durch ein Maximum bei 30900 cm^{-1} = 324 nm aus (Abb. 5a), das unter Einfluß von E. coli unter hypsochromer Verschiebung abnimmt und sich damit in seinem Verhalten wesentlich vom freien Aldehyd unterscheidet. Diese Verschiebung ist wie beim 5-Nitro-furfural-semicarbazon auf die Reduktion der Nitrogruppe zurückzuführen, was auch aus dem Polarogramm hervorgeht (Abb. 5b). Das Diäthylacetal hat nur 1 Halbstufenpotential bei - 0.28 V, das der Nitrogruppe zuzuschreiben ist, und das unter Keimeinwirkung langsam abnimmt. Auf Grund der maskierten Aldehydgruppe erfolgt offensichtlich nur eine Reduktion der Nitrogruppe und zunächst keine Aufspaltung der Acetalbindung.

Anders verhält sich das Nitrothiophenderivat, das einen Absorptionsspeak bei 30300 cm^{-1} = 330 nm besitzt (Abb. 6a). Bereits nach 30 Minuten Keimeinwirkung hat sich ein neuer Peak, diesmal wie beim Aldehyd unter bathochromer Verschiebung bei 27800 cm^{-1} = 360 nm ausgebildet, der sich bei längerer Keimeinwirkung verstärkt. Die Verbindung besitzt ebenfalls nur 1 Halbstufenpotential bei - 0.28 V (Abb. 6b), das unter Keimeinwirkung nur sehr langsam abnimmt. Dieses Ergebnis deutet darauf hin, daß der 5-Nitro-2-thiophenaldehyd ein leichter hydrolysierendes bzw. durch Bakterien leichter aufspaltbares Acetal bildet als 5-Nitro-furfural und daß durch Bakterien bevorzugt an dieser Stelle des Moleküls ein Eingriff erfolgt und erst in zweiter Linie an der Nitrogruppe. Hieraus läßt sich nun auch das unterschiedliche Verhalten des 5-Nitro-furfural- und 5-Nitro-2-

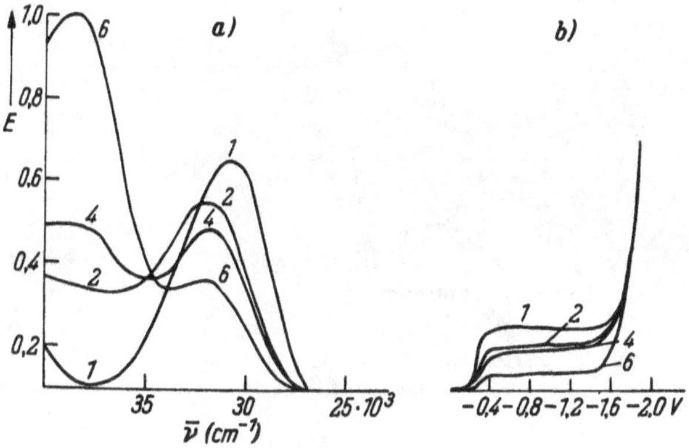

Abb. 5. UV-Absorptionskurven (a) und Polarogramme (b) von 5-Nitro-furfural-diäthylacetal in einer Konzentration von 1 : 50 000 in Phosphatpuffer vor Einwirkung (1) und 30 Min. (2), 2 Std. (4) und 15 Std. (6) nach Einwirkung von E. coli.

thiophenaldehyd-Derivats bei den Testungen auf keimwidrige Wirksamkeit besser erklären.

Schließlich wurden auch zwei der sehr gut wasserlöslichen Amidinhydrochloride untersucht. Das 5-Nitro-2-furan-N-methylamidin-hydrochlorid zeigt eine UV-Absorption bei 3300 cm^{-1} = 303 nm, das unter Keimeinwirkung ohne Verschiebung abnimmt, wobei sich ein neues Maximum bei 39400 cm^{-1} = 254 nm ausbildet (Abb. 7a). Nach 15-stündiger Einwirkungszeit ist λ max 303 nm völlig verschwunden und es liegt nur noch das Maximum

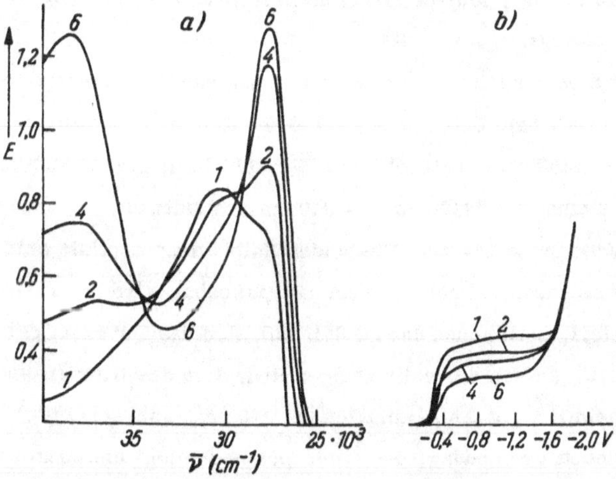

Abb. 6. UV-Absorptionskurven (a) und Polarogramme (b) von 5-Nitro-2-thiophenaldehyddiäthylacetal in einer Konzentration von 1 : 50 000 in Phosphatpuffer vor Einwirkung (1) und 30 Min. (2), 2 Std. (4) und 15 Std. (6) nach Einwirkung von E. coli.

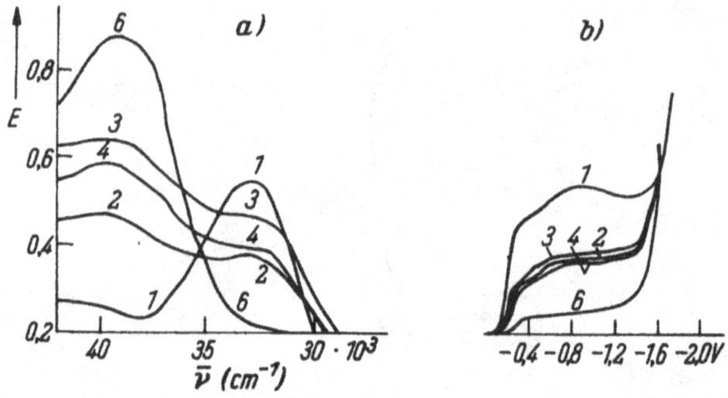

Abb. 7. UV-Absorptionskurven (a) und Polarogramme (b) von 5-Nitro-2-furan-N-methylamidin-hydrochlorid in einer Konzentration von 1 : 50 000 in Phosphatpuffer vor Einwirkung (1) und 30 Min. (2), 1 Std. (3), 2 Std. (4) und 15 Std. (6) nach Einwirkung von E. coli.

bei 254 nm vor. Im Polarogramm zeigt die Verbindung ein Halbstufenpotential bei $E_{1/2}$ - 0.20 V, ein zweites scheint bei - 0.50 V zu liegen (Abb. 7b). Bereits 30 Min. nach Versuchsbeginn ist eine deutliche Abnahme des Halbstufenpotentials $E_{1/2}$ - 0.2 V bis zur Hälfte der ursprünglichen Stufenhöhe festzustellen, das sich dann innerhalb der nächsten 3 Stdn. nicht weiter ändert. Erst nach 15 Stdn. ist ein Fortschreiten der Reduktion deutlich sichtbar; das Halbstufenpotential $E_{1/2}$ - 0.2 V ist nur noch schwach angedeutet. Die nicht kontinuierlich verlaufende Reduktion der Nitrogruppe, die offenbar zunächst nur bis zu einer bestimmten Zwischenstufe erfolgt, scheint darauf hinzudeuten, daß auch eine Veränderung der Amidingruppierung eintritt.

Abweichend hierzu verhält sich das Nitrothiophenderivat, das eine UV-Absorption bei 32800 cm^{-1} = 305 nm aufweist (Abb. 8a). Unter dem Einfluß der Keime verschwindet dieses Maximum sehr rasch, wobei sich unter bathochromer Verschiebung nach 2-stündiger Einwirkungszeit ein neues Maximum bei 29400 cm^{-1} = 340 nm ausbildet und gleichzeitig ein weiteres Maximum bei 39400 cm^{-1} = 254 nm. Die beiden Halbstufenpotentiale bei -0.25 V und - 0.75 V zeigen eine rasche Abnahme (Abb. 8b). Offenbar wird das Nitrothiophenderivat sehr schnell reduziert, denn schon nach 2 Std. läßt sich das Potential der Nitrogruppe nicht mehr nachweisen. Nach der vollständigen Reduktion der Nitrogruppe verstärkt sich durch weitere Keimeinwirkung die Absorption bei 340 nm, wahrscheinlich durch vermehrte Bildung der neuen Verbindung, die wir jedoch noch nicht identifizieren konnten.

Bereits der Vergleich der Semicarbazone, Thiosemicarbazone und Aminohydantoine (Tab. 1) wies darauf hin, daß bei den 5-Nitro-2-thiophenaldehyd-Derivaten möglicherweise

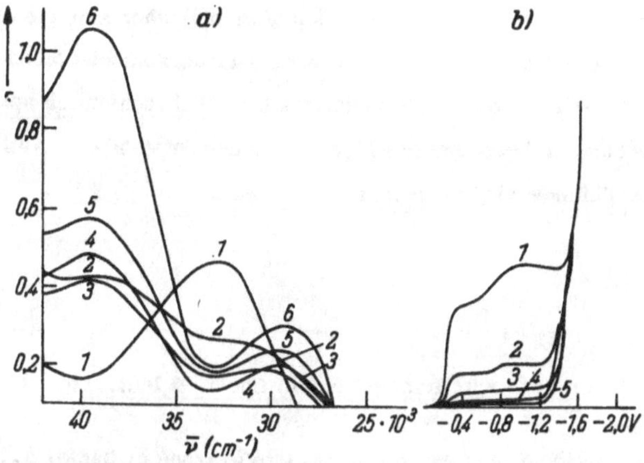

Abb. 8. UV-Absorptionskurven (a) und Polarogramme (b) von 5-Nitro-2-thiphen-N-methylamidin-hydrochlorid in einer Konzentration von 1 : 50 000 in Phosphatpuffer vor Einwirkung (1) und 30 Min. (2), 1 Std. (3), 2 Std. (4), 3 Std. (5) und 15 Std. (6) nach Einwirkung von E. coli.

ein anderer Wirkungsmechanismus vorliegt als bei den Derivaten des 5-Nitro-furfurals. Die vergleichenden UV-spektrophotometrischen und polarographischen Untersuchungen zum Abbaumechanismus dieser Verbindungen unter Einwirkung von E. coli bestätigen diese Annahme. Während sich die gleiche bakteriostatische Wirksamkeit der beiden Aldehyde auch in einem gleichartigen Abbaumechanismus äußert, ändern sich die Verhältnisse bereits bei Acetalbildung. Das 5-Nitro-furfural-diäthylacetal wird vorwiegend an der Nitrogruppe reduziert und verhält sich dadurch wie andere 5-Nitro-furan-Verbindungen, während beim 5-Nitro-thiophen-Derivat die Reduktion bevorzugt an der Aldehydgruppe unter vorheriger Acetalspaltung erfolgt, wodurch die Verbindung sich wie der Aldehyd verhält und die Bedeutung der Aldehydgruppe für die Wirksamkeit offenbar wird. So sind die 5-Nitro-2-thiphenaldehyd-acetale alle weniger wirksam als der freie Aldehyd, während einige der 5-Nitro-furfural-acetale den Aldehyd ganz erheblich übertreffen, so daß der Einfluß der Aldehydgruppe bei den 5-Nitro-furfural-acetalen nur von zweitrangiger Bedeutung sein dürfte. Offensichtlich ist die Nitrogruppe bei den Aldehydderivaten am Thiophenring durch Bakterien schwerer reduzierbar als am Furanring.

Dafür sprechen auch die Untersuchungen mit 5-Nitro-furfural- und 5-Nitro-2-thiophenaldehyd-semicarbazon in Phosphatpuffer, von denen sich bei der Testung auf mikrobistatische Wirksamkeit nur das 5-Nitro-furfural-semicarbazon als wirksam erwiesen hat. Durch die feste Azomethinbindung ist die Aldehydgruppe so stark blockiert, daß sich hier keine Reduktionsvorgänge mehr abspielen können. Die Reduktion an der Nitrogruppe verläuft beim Nitrofuranderivat wesentlich rascher und vollständiger, als bei der Nitrothiphenverbindung. Aus den gleichartig gelagerten Halbstufenpotentialen hätte man eher eine gleichartige Reduktion der Nitrogruppe erwarten können, wie es auch polarographische Messungen von SASAKI (1954) an anderen Nitroverbindungen gezeigt haben. Wahrscheinlich spielt bei der Abbaugeschwindigkeit wuahc die beobachtete Ringspaltung der entstandenen Aminoverbindung eine Rolle, die beim Thiophenring nicht feststellbar war.

LITERATUR

AUSTIN, F.L.: Reduction of nitrofurazone with Raney-Nickel. Chem. & Ind., London (1957), 523.

BECKETT, A.H. und A.E. ROBINSON: Site of reduction of nitrofurazone by bacteria. Nature (London) 180, 1206 (1957).

BECKETT, A.H. und A.E. ROBINSON: The reaction of nitrofurans with Bacertia. II. Reduction of a series of antibacterial nitrofurans by aerobacter aerogenes, J.med. pharmac.Chem. 1, 135 (1959).

DODD, M.C. und W.B. STILLMANN: The in-vitro bacteriostatic action of some simple furan derivatives. J.Pharmacol.Exper.Therap. (Baltimore) 82, 11 (1944).

DODD, M.C., D.L. CRAMER und W.C. WARD: The relationship of structure and antibacterial activity of the nitrofurans. J.Amer.pharmac.Assoc., sci.Edit. 39, 313 (1950).

FRIEDMANN, H.L.: Nat.Res.Coun., Wash., Pub. 206 (1951) zit.nach: Martin-Smith, M. and S.T. Reid: Biological activity in compounds possessing Thiophen rings. J.med.pharmac.Chem. 1, 507 (1959).

OHYAMA, A.: On the antibacterial action and mechanism of nitrofuran derivates. Bull.Inst.chem.Res. (Kyoto Uni) 34, 25 (1956).

SASAKI, T.: Polarografic study of nitrofuran derivative I. Polarografic behavier of nitrofurfural-semicarbazone. Pharmac.Bull. (Tokyo) 2, 99 (1954).

THEUS, P.-M., W. WEUFFEN und H. TIEDT: Untersuchungen über Nitrothiophen- und Nitrofuranderivate. 2. Mitt.: Iminocarbonsäureester und Amidine des 5-Nitrothiophens und 5-Nitrofurans. Arch.Pharmaz. 301, 139 (1968a).

THEUS, P.-M., W. WEUFFEN und H. TIEDT: Untersuchungen über Nitrothiophen- und Nitrofuranderivate. 3. Mitt.: Umsetzung von 5-Nitrothiophen-2- und 5-Nitrofuran-2-iminocarbonsäureäthylester mit Semicarbazid und Thiosemicarbaziden und keimwidrige Eigenschaften der Verbindungen. Arch.Pharmaz. 301, 401 (1968b).

DISKUSSION

LYR (Eberswalde, DDR): Würden sich aliphatische Aldehydacetale in wässriger Lösung ebenso verhalten wie die von Ihnen verwendeten Aldehyacetale?

THEUS (Erfurt, DDR): Die Beständigkeit der Aldehydacetale ist allgemein abhängig vom p_H-Wert der Lösung. In saurem Milieu sind sie unbeständig, in alkalischem beständig. In wässriger Lösung zerfallen sie sehr langsam in ihr Aldehyd.

BOCKER (Jena, DDR): Wurde für die Polarogramme die Kulturlösung unmittelbar benutzt oder erfolgte eine entsprechende Aufarbeitung?

THEUS: Die hier vorgeführten Polarogramme sind alle in Phosphatpuffer aufgenommen worden, der keinen Einfluß auf die Messung der Halbstufenpotentiale hat.

BOCKER: Ist untersucht worden, ob bei Verwendung von synthetischen Nährlösungen die Reduktionsprodukte der jeweiligen Prüfsubstanz mit Bestandteilen der Nährlösung Bindungen eingehen, z.B. in Form Schiffscher Basen.

THEUS: Ähnliche Versuche - wie die hier vorgetragenen - sind auch in synthetischen Nährmedien durchgeführt worden. Dabei nahm die Nährlösung zwar Einfluß auf die Lage der Halbstufenpotentiale; jedoch konnten wir keine Bindungen der Reduktionsprodukte mit Bestandteilen der Nährlösungen beobachten. Auch die UV-Spektrogramme gaben keine Hinweise dafür.

ÜBER ZUSAMMENHÄNGE ZWISCHEN CHEMISCHER KONSTITUTION UND ANTIFUNGALER AKTIVITÄT BEI MALEINIMID-DERIVATEN

H.J. DIETZ und H. GRÜNZEL

VEB Fahlberg-List, Magdeburg (DDR)

Über Zusammenhänge zwischen fungistatischer Aktivität und chemischer Konstitution bei sulfidischen Chinon-Derivaten hatten wir auf dem 1. Internaionalen Reinhardsbrunner Symposium der Sektion Mikrobiologie über "Wirkungsmechanismen von Fungiziden und Antibiotika (1966) berichtet (GRÜNZEL und DIETZ 1967). In Verfolgung dieser Arbeitsrichtung hatten wir auch andere Verbindungsgruppen einbezogen. Hierbei stießen wir auf die Maleinimid-Derivate, die im Strukturbild rein formal eine gewisse Ähnlichkeit zu den Chinonen aufweisen:

Maleinimid 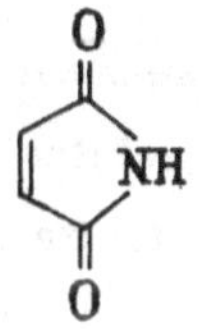 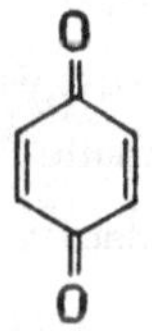 p-Benzochinon

Bei beiden Verbindungsgruppen wird die im Ring enthaltene Doppelbindung durch CO-Gruppen in p-Stellung flankiert.

In chemischer Beziehung sind die Maleinimide allerdings als ungesättigte Dicarbonsäureimide mit den Chinonen überhaupt nicht verwandt. Trotzdem führen die erwähnten gemeinsamen Strukturmerkmale zu gewissen Ähnlichkeiten in den chemischen, physikalischen und physiologischen Eigenschaften. So sind die einfachen Vertreter relativ flüchtig und besitzen eine starke Reizwirkung auf die Schleimhäute. Maleinimide mit bestimmten Substituenten sind - ebenso wie Chinone - intensiv gefärbt. Zum Beispiel besitzen die N-Arylmaleinimide eine gelbe Farbe, die offenbar - wie bei den Chinonen - auf die Weiterkonjugation der Doppelbindungen zurückzuführen ist, die bei den einfachen Vertretern der Maleinimide fehlt.

Vor allem aber ist beiden Verbindungsgruppen die Leichtigkeit von Additionen an die von Carbonyl-Gruppen flankierte Doppelbindung gemeinsam. So werden Thiole, Amine, Sulfinsäuren und andere Verbindungen glatt angelagert. Bei der Addition von Thiolen entstehen aus den Chinonen zunächst substituierte Mercaptohydrochinone, während die

Maleinimide in die entsprechenden Succinimide übergehen:

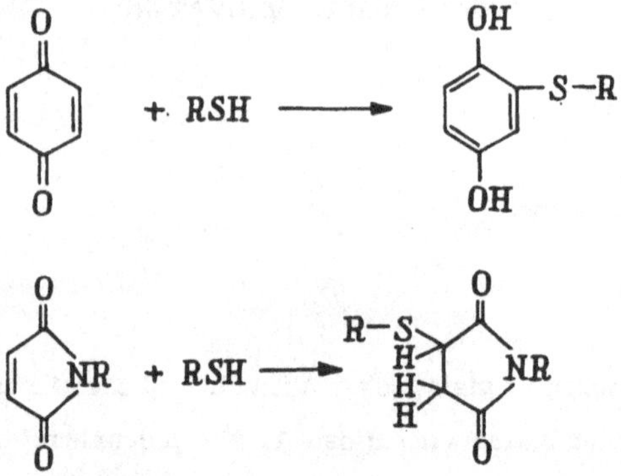

Die aus Chinonen entstehenden substituierten Mercaptohydrochinone können nun vielfach durch ein weiteres Mol Chinon zu den entsprechenden sulfidischen Chinonen oxydiert werden. Dagegen fehlt den Maleinimiden dieses spielend leichte und wechselseitige Oxydationsvermögen.

Beide Verbindungsgruppen - Chinone und Maleinimide - sind wegen ihres leichten Reaktionsvermögens mit Thiolen in die Gruppe der sog. thiolophilen Substanzen einzuordnen (SCHÖBERL 1958). Thiolophile Substanzen besitzen in der Regel Gift- oder Wirkstoffcharakter, der sehr verschiedenartig ausgeprägt sein kann. Aus der Reihe der Maleinimide findet bereits das N-Äthylmaleinimid als "SH-Blocker" bei Modellreaktionen in der Enzymchemie Anwendung. Bestimmte Maleinimide (z.B. N-Arylmaleinimide) sind auch als Herbizide, Fungizide und Bakterizide in einigen Patentschriften beschrieben worden.

Bei den von uns durchgeführten Untersuchungen stand die fungistatische Wirkung im Mittelpunkt des Interesses. Auf die anderen untersuchten Eigenschaften (herbizide, insektizide und akarizide Eigenschaften, Beizwirkung) soll hier nicht näher eingegangen werden.

Eine chemische Substitution und Abwandlung des Maleinimids ist hauptsächlich an 3 Stellen möglich:

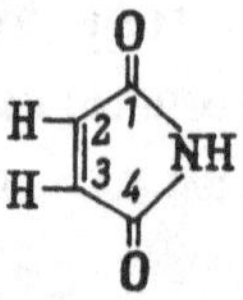

So können Substitutionen am N-Atom oder an den beiden C-Atomen in der 2.3-Stellung erfolgen. Die Addition liefert die Succinimide, wobei die Doppelbindung zwischen den beiden C-Atomen verschwindet.

Insgesamt wurden auf verschiedenen Synthesewegen ca. 70 Präparate dargestellt. In Anbetracht der bei 3 Substitutionsstellen mit verschiedenartigen Substituenten möglichen Vielzahl von Abwandlungen kann die bisherige Zahl der synthetisierten Präparate nur als Anfangsschritt zur Erkennung von Zusammenhängen zwischen Konstitution und Wirkung gelten. Die dargestellten Verbindungen gehören hauptsächlich folgenden Gruppen an:

N-Alkylmaleinimide

N-Arylmaleinimide

N-Aryl-2-alkylmercapto-maleinimide

2.3-Di-(alkylmercapto)-maleinimide

2.3-Di-(arylmercapto)-maleinimide

N-Aryl-2-alkylmercapto-succinimide.

Darüber hinaus wurden das Maleinimid selbst und die in 2- bzw. 2.3-Stellung Chlor enthaltenden Vertreter der jeweiligen Reihe synthetisiert. Ferner wurden einige substituierte 2-Chlor-3-alkylmercaptomaleinimide und Einzelpräparate aus anderen Verbindungsreihen hergestellt. Die sonstigen Präparate, die Anilido- oder Arylsulfonylreste enthalten, sind wegen der schwachen Wirkung hier nicht weiter von Interesse.

Während es sich bei den N-Alkyl- und N-Arylmaleinimiden und den entsprechenden 2-Chlor- und 2.3-Dichlorderivaten zum großen Teil um bekannte Verbindungen handelt, stellen die synthetisierten sulfidischen Maleinimide fast durchweg neue Substanzen dar. Sie wurden durch den sehr leicht verlaufenden Chloraustausch gegen Mercaptidreste erhalten. Im Gegensatz zu den weißen N-Alkylmaleinimiden und den chlorierten Maleinimiden sind sie - wie die N-Arylderivate - gelb gefärbt.

Die synthetisierten Verbindungen wurden nach der Objektträger-Sporenkeimzählungsmethode und im Agarplattentest, ferner zum Teil im Gewächshaus auf fungitoxische und phytotoxische Eigenschaften geprüft.

Um die Beziehungen zwischen chemischer Konstitution und Fungitoxizität darzustellen, erwies sich auch bei dieser Verbindungsgruppe die Chromatographie-Methode als gut brauchbar.

Diese Methode haben wir bereits auf dem 1. Internationalen Symposium "Wirkungsmechanismus von Fungiziden und Antibiotika" im Zusammenhang mit unseren Arbeiten an den sulfidischen Chinonen erläutert (GRÜNZEL und DIETZ 1967).

Bei dieser Methode wird die fungistatische Wirkung nicht nach der Größe des Hemmhofes, sondern nach der verminderten Intensität der Sporulation bzw. der Mycel-Wachstums auf den Substanzbelägen bonitiert. Durch Besprühen der Chromatogrammbögen mit Alkohol kann dieses "Bild" fixiert und nach dem Trocken für spätere Vergleiche abgeheftet werden.

Da bei diesem Verfahren die zu vergleichenden Substanzen in gleicher Menge und unter vollkommen gleichen Temperatur-, Feuchtigkeits-, Licht- und Ernährungsbedingungen auf die Testpilze wirken, ist eine schnelle und genaue Orientierung über die Steigerung oder Verminderung der fungiziden Wirksamkeit innerhalb einer Reihe von Derivaten möglich.

Im folgenden werden einige der festgestellten Beziehungen zwischen Konstitution und Fungitoxizität erläutert.

Geht man von dem bekannten N-Phenylmaleinimid aus, so ist folgendes festzustellen:

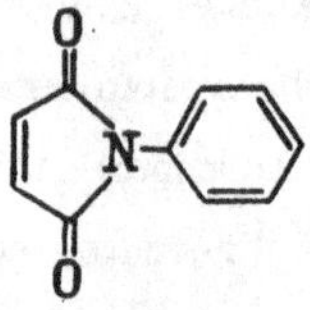

N-Phenylmaleinimid

Die Einführung von Chlor in die 2- oder 2.3-Stellung des Maleinimidringes führt zu einem Wirkungsabfall. Die Einführung eines Chloratoms in den Phenylrest hat unterschiedliche Wirkungen, wobei eine deutliche Stellungsabhängigkeit besteht (siehe Chromatogramm, Abb. 1).

Die Einführung anderer Substituenten in den Phenylrest (m- und p-Nitrophenyl-, p-Methoxyphenyl) ist ohne stärkeren Einfluß.

Von den sonstigen synthetisierten N-subst. Maleinimiden ist das α-Naphthyl-Derivat bemerkenswert, das trotz des hochmolekularen Restes gut wirksam ist. Führt man in die 2-Stellung des N-Phenylmaleinimids einen Alkylmercapto-Rest ein, so ist mit steigender Größe des Alkylrestes ein Wirkungsabfall festzustellen. (Siehe Abb. 2).

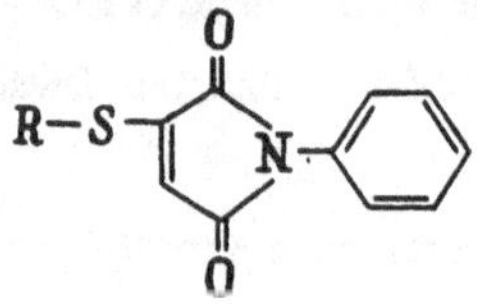

N-Phenyl-2-alkylmercaptomaleinimide

Führt man in N-Phenylmaleinimid neben einer Alkylmercapto-Gruppe ein Chloratom ein, so wird eine deutliche Wirkungssteigerung erzielt. Das vorhin schon gezeigte N-Phenyl-2.3-dichlormaleinimid ist dagegen wirkungsschwächer.

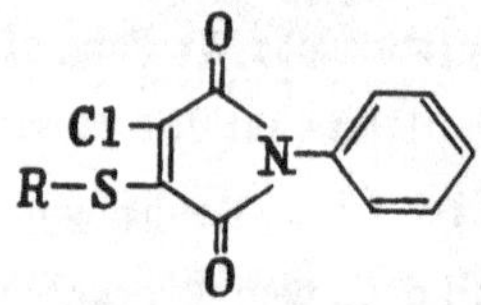

N-Phenyl-2-chlor-3-alkylmercaptomaleinimide

Geht man vom Grundkörper dieser Verbindungen, also dem am N-Atom unsubstituierten Maleinimid aus, so ist festzustellen: Die Einführung von Chloratomen führt hier zu einer beträchtlichen Wirkungssteigerung. Mit Ausnahme des Methylthiorestes werden die fungistatischen Eigenschaften auch durch Einführung von Alkyl- und Arylmercaptoresten erhöht. Bei dem p-Chlorphenylmercapto-Derivat deutet sich schon wieder ein gewisser Wirkungsabfall an. (Siehe Abb. 3).

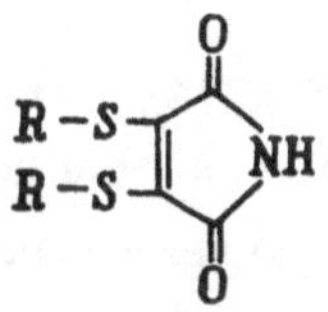

2.3-Di-alkyl(aryl)mercaptomaleinimide

Dieser letzte Befund wird durch weitere Einführung von Chlor in die Arylmercaptoreste bestätigt. Bei dem 2.4.5-Trichlorphenylmercapto-Derivat ist völlige Wirkungslosigkeit festzustellen (siehe Abb. 4).

Am Beispiel des 2-Chlor-3-n-propylmercaptomaleinimids wurde der bereits bei den N-Phenylmaleinimiden (siehe oben) erhaltene Befund bestätigt, daß die 2-Chlor-3-alkylmercaptomaleinimide wirksamer sind als die entsprechenden 2.3-Dichlorderivate. Die durch Anlagerung verschiedener Mercaptane an das gut wirksame N-Phenylmaleinimid entstehenden N-Phenyl-2-alkylmercapto-succinimide sind dagegen durchweg schwächer wirksam als die entsprechenden Maleinimide.

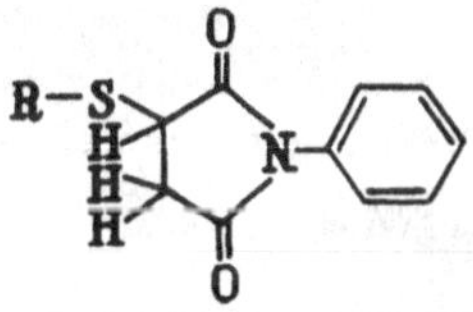

N-Phenyl-2-alkylmercaptosuccinimide

Von den hier angeführten Verbindungstypen haben die 2-Alkylmercapto-3-chlormaleinimide die beste Wirksamkeit gezeigt. Ein ähnliches Wirkungsoptimum wurde bereits in der 1.4-Naphthochinon-Reihe beobachtet. Überhaupt sind hinsichtlich des Substituenteneinflusses manche Parallelen zwischen der Maleinimid- und Chinonreihe festzustellen. Zur Erhärtung und Vervollständigung der Erkenntnisse sind weitere Untersuchungen beabsichtigt.

LITERATUR

GRÜNZEL, H. und H.J. DIETZ: Tagungsbericht vom 1. Internationalen Symposium "Wirkungsmechanismus von Fungiziden und Antibiotika", Berlin (1967), 277.

SCHÖBERL, A.: Angew. Chem. 70, 646 (1958).

DISKUSSION

LYR (Eberswalde, DDR): Handelt es sich hier um fungistatische Wirkung im engeren Sinn oder auch um eine fungicide?

DIETZ (Magdeburg, DDR): Es besteht eine fungistatische Wirkung. Wir verwenden den Begriff "fungistatisch", wenn im Labortest meßbare Hemmungen der Sporenkeimung oder des Mycelwachstums feststellbar sind. Von "fungicider" Wirkung sprechen wir, wenn der Pilz - z.B. im Wirt-Parasitverhältnis - abgetötet wird.

LYR: Wie lange müssen Sie mit Aspergillus niger inkubieren, um einen ausreichenden Kontrast auf dem Chromatogramm zu erhalten? Wieweit können Abbauprozesse die Wirkung maskieren?

GRÜNZEL (Magdeburg, DDR): Die Inkubationszeit beträgt bei Aspergillus niger- wie auch bei der verwendeten Penicillium-Art 2 Tage, bei Cladosporium cucumerinum, Botrytis cinera, Helminthosporium papaveris, Alternaria spec. 5 bis 7 Tage. Für den Chromatogrammtest sind nur Arten mit gefärbten Sporen oder pigmentiertem Mycel brauchbar. Ein Abbau der Testsubstanz auf dem Chromatogrammbogen während der Inkubation ist natürlich möglich; doch das trifft für alle Testmethoden, welche die fungistatische Wirkung prüfen sollen, zu.

MÜLLER, H.J. (Aschersleben, DDR): Gegenüber welchen Wirt-Parasit-Verhältnissen haben Sie die Maleinimid-Verbindungen untersucht?

GRÜNZEL: Im Screening-Test verwenden wir als Parasit-Wirt-Verhältnisse u.a. Septoria apii/Sellerie; Erysiphe cichoracearum/Schwarzwurzel; Tilletia tritici/Weizen; Phytophthora infestans/Kartoffel. Bei wirksameren Substanzen beziehen wir in die weitere Prüfung noch andere Parasit-Wirt-Verhältnisse mit ein.

SUNG (DR Vietnam): Welche Konzentrationen der Maleinimidderivate haben Sie bei den Versuchen benutzt?

GRÜNZEL: Bei den auf das Chromatogramm aufgetragenen Substanzmengen handelt es sich um prozentuale, abgestufte Konzentrationen.

BAUMERT (West-Berlin): Warum findet man verschieden große Hemmhöfe im Chromatogramm, obwohl die aufgebrachten Mengen an Testsubstanzen gleiche Volumina hatten?

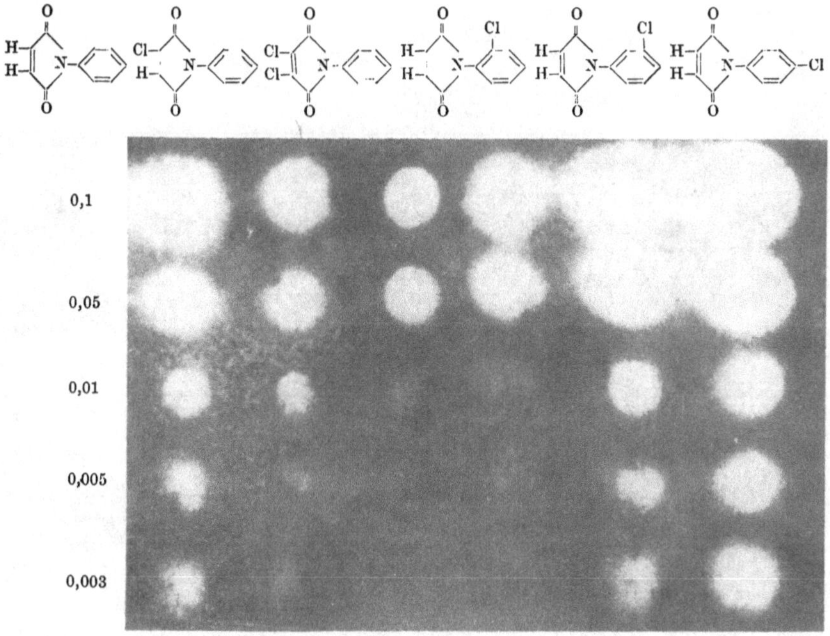

Abb. 1: Chromatogrammtest mit chlorsubstituierten Phenylmaleinimiden. (Testpilz *Aspergillus niger*; Konzentration der Testsubstanzen in %).

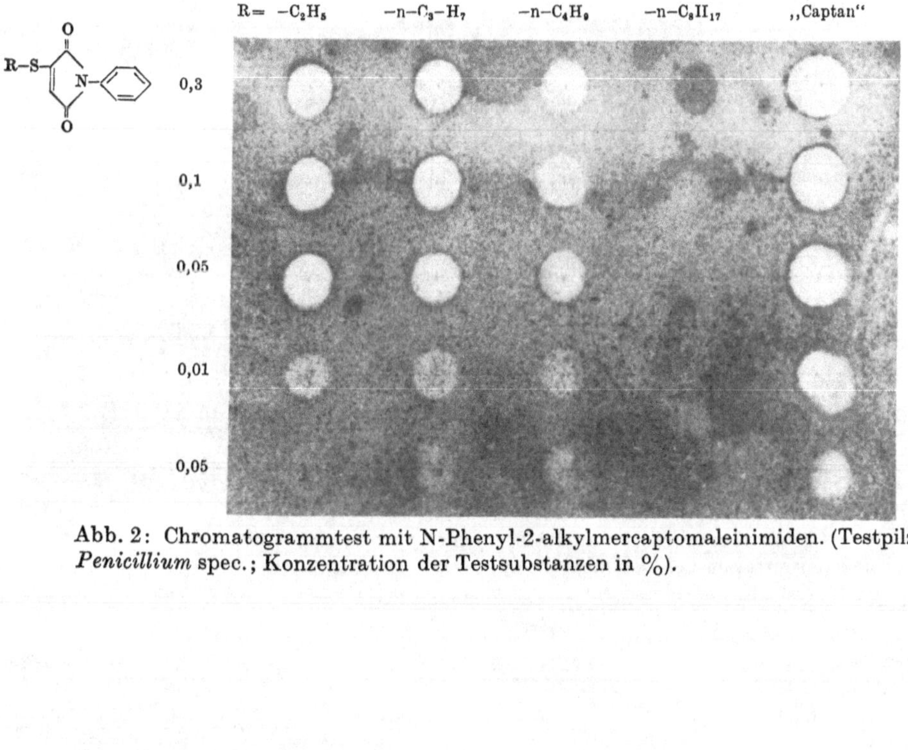

Abb. 2: Chromatogrammtest mit N-Phenyl-2-alkylmercaptomaleinimiden. (Testpilz *Penicillium* spec.; Konzentration der Testsubstanzen in %).

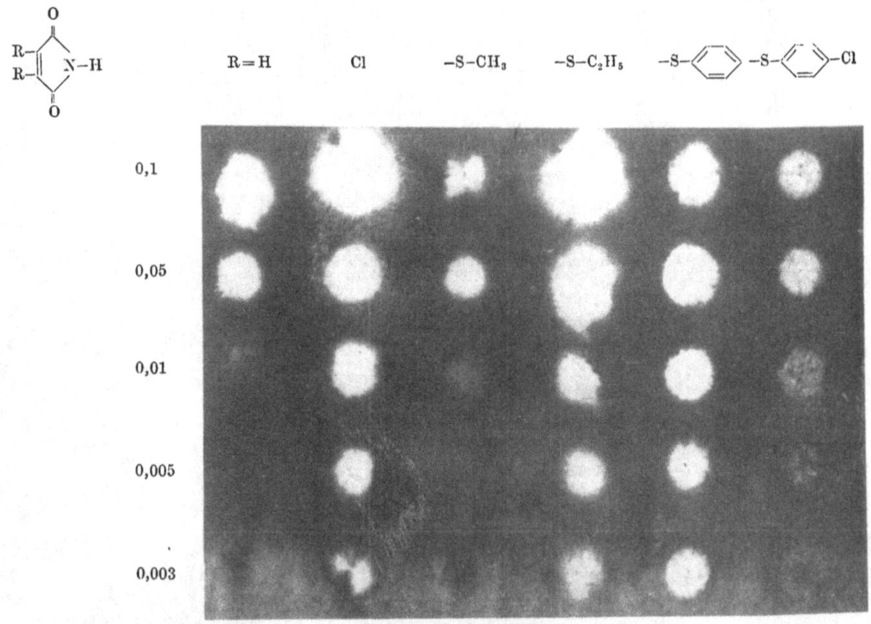

Abb. 3: Chromatogrammtest mit in 2.3-Stellung disubstituierten Maleinimiden. (Testpilz *Aspergillus niger*; Konzentration der Testsubstanzen in%).

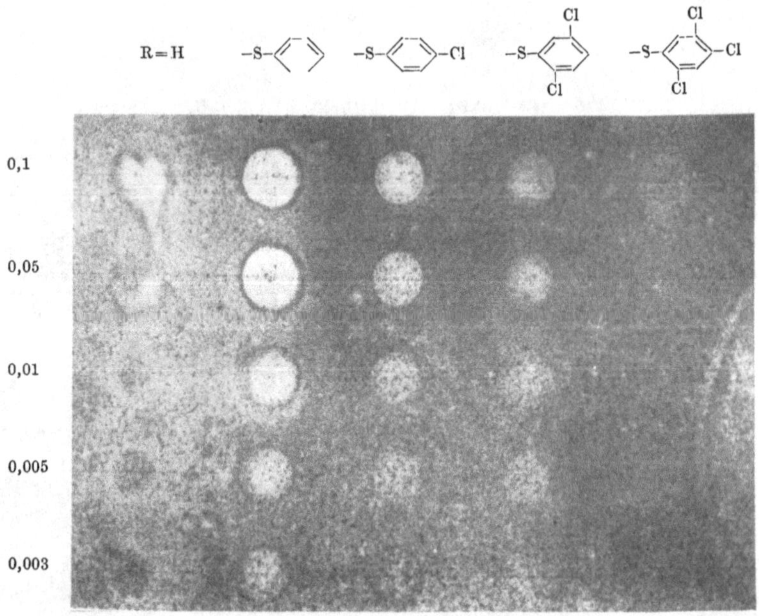

Abb. 4: Chromatogrammtest mit 2.3-Diarylmercaptomaleinimiden. (Testpilz *Penicillium* spec.; Konzentration der Testsubstanzen in %).

Diffundieren die Testlösungen nachträglich in unterschiedlichem Ausmaß, so daß sie effektiv eine andere als die gewünschte Konzentration haben?

GRÜNZEL: Nach Verdunsten des Lösungsmittels nehmen die von den Testsubstanzen bedeckten Flecke eine jeweils gleichgroße Fläche ein. Erst bei der anschließenden Inkubation findet bei wasserlöslichen Substanzen eine Auswanderung aus dem ursprünglichen Substanzfleck statt. Somit können sich die "Hemmhöfe" vergrößern. Beim Chromatogrammtest bonitieren wir aber nicht die Hemmhofgröße, sondern die Intensität des Mycelwachstums bzw. der Sporulation. Für in Wasser leicht lösliche Substanzen ist die Chromatogramm-Methode somit nicht brauchbar.

LYR: Sie hatten Captan offenbar als Referenzsubstanz eingesetzt. Wenn ich richtig gesehen habe, liegen mehrere Verbindungen im Wirkungsbereich des Captans. Ist das richtig?

DIETZ: Zur Überprüfung unserer Restmethodik verwenaeten wir Captan und andere bekannte Fungicide als Referenzsubstanzen. Das zum Vergleich herangezogene Captan besitzt gegen Aspergillus niger nur eine mäßige Wirkung. Gegenüber anderen Pilzen zeigen einige Maleinimide einen dem Captan entsprechenden oder auch überlegenen Effekt.

BOCKER (Jena, DDR): Sind neben der dargelegten Testmethode noch Parallel-Untersuchungen mittels anderer mikrobiologischer Nachweis- und Bestimmungsverfahren (Lochplatten-Diffusionstest, Reihenverdünnungstest) durchgeführt worden? Wieweit stimmen gegebenenfalls die erhaltenen Werte überein?

GRÜNZEL: Im ersten Screening werden für die aus den Synthese - Laboratorien angelieferten Verbindungen die Objektträger - Sporenkeimzählungsmethode und der Agarplattentest (Mycelwachstum) eingesetzt. Werden fungistatische Effekte festgestellt, so wird die Chromatogramm-Methode benutzt, um die Wirkung mehrerer Substanzen vergleichbar zu prüfen.

WIRKUNGSWEISE UND UMWANDLUNG VON WELKETOXINEN IN LABORKULTUREN DES ERREGERS UND IN BAUMWOLLPFLANZEN

BEKKER, S.E., PUSCHKAREWA, I.D. und POLETAEWA, W.F.

Botanisches Institut der Turkmenischen Akademie der Wissenschaften,
Aschchabad (UdSSR)

Fusarinsäure, das Grundtoxin des Welkeerregers Fusarium oxysporum v. vasinfectum, ist gleichzeitig ein Antibiotikum, das auf grampositive Bakterien und Pilze wirkt. Der Mechanismus ihrer Wirkung gegen letztere hat vielleicht Gemeinsamkeiten mit der Wirkung auf die Pflanzen. Die schnell verlaufende Toxikose der Baumwollpflanzen unter der Einwirkung des Welkeerregers wird äußerlich durch Welken und schnelle Turgorsenkung charakterisiert und steht offensichtlich mit starker Permeabilitätserhöhung für Wasser in Zusammenhang.

BACHMANN (1956), die diese Permiabilität am Modell der Epidermis von Rhoeo discolor untersuchte, hat gezeigt, daß die Permeabilitätserhöhung in stark verdünnten Toxinlösungen vom Pyridinring abhängt, der auf Systeme wirkt, die 2-4-Dinitrophenol blockieren können. Bei höheren Konzentrationen hingegen hängt der Grundeffekt von der Butylseitenkette der Substanz ab, von der Konkurrenz mit den Aziden ausgehend, die Cytochromoxydase blockiert.

Bei langsam fortschreitenden Welkeformen beobachtet man visuell am häufigsten Chlorophylldegradationen am Blattwerk, die nach KALYANASUNDARAM (1954) mit der Stärkebiosynthesehemmung an diesen Orten in Verbindung bringt. Andere Ergebnisse über den Wirkungsmechanismus der Fusarinsäure sind nicht publiziert, obgleich man annehmen kann, daß die erhaltenen Ergebnisse nicht alle Wirkungsmöglichkeiten der Fusarinsäure umfassen. Die bisherigen Resultate lassen keine Welkeresistenz der Pflanzen oder Ansätze für eine spezifische Bekämpfung dieser Krankheit erkennen. Die Pyridinstruktur der Fusarinsäure und besonders des 3-n-Butylpyridins, zu dem sie in der Pflanze umgewandelt werden kann (KLUEPFEL 1957; GÄUMANN 1957; SANWAL 1956), führen zu der Vermutung, daß eine Konkurrenz dieser Toxine mit den NAD-Dehydrogenasen möglich ist.

Für Untersuchungen über die Ursachen der chronischen Welke unter der Wirkung des Erregers, der nach den Ergebnissen der Spektrophotometrie und Chromatographie Toxine in der Kulturflüssigkeit produziert, haben wir Saisonvegetationsbeobachtungen durchgeführt. Zu diesem Zweck wurden 4 Baumwollpflanzensorten, die eine sich von Sorte zu Sorte erhöhende Welkeresistenz besitzen (1 = geringste Resistenz), in mit dem Erreger infizierten Boden kultiviert. Vergleichende Experimente führten wir mit Stengelschnitten aus 1-2 cm Höhe über dem Wurzelhals durch..

Es wurden 3 cytochemische Teste verwendet:

1. Bestimmung der mittleren Zahl der Stärkekörner pro Parenchymzelle mit Hilfe der Jodprobe.
2. Bestimmung des Grades der RNS-Anreicherung durch Auszählen der Zellen, die sich mit Acridinorange orangerot färben (Lumineszenzmikroskopie) und
3. Bestimmung der Zellen, die entsprechend der Reaktion mit Tetrazolium-Blau (JENSEN in: JACKSON 1965) Dehydrogenasen besitzen.

Jede Bestimmung wurde zehnmal zu 2 Terminen jeder Wachstumsphase während des Entwicklungsprozesses von der Samenlappenschale bis zur Fruchtbildungsphase der Baumwollpflanzen durchgeführt. Schon nach einem Monat Wachstum auf infiziertem Boden zeigten die beiden empfindlichsten Sorten allgemeine Infizierung mit dem Erreger. Die resistenten Sorten hatten kein Myzel im Stengel. Ihre Reaktion auf die 3 Restbestimmungen war ähnlich wie die der empfindlichen Sorten, die als Kontrolle auf nichtinfiziertem Boden angezogen wurden. Die Stärkebiosynthese nimmt in den infizierten Stengeln im Vergleich zu gesunden etwas ab. Bei den welkeempfindlichen Sorten bleibt sie während der gesamten Vegetationsperiode auf dem niederen Niveau. Bei der resistenteren Sorte übertrifft sie am Ende sogar die Stärkebildung der gesunden Kontrollpflanzen. Es konnte jedoch keine direkte Korrelation zwischen der Resistenz und der Zahl der Stärkekörner ermittelt werden.

Die Reaktion der Pflanzen auf die Acridinorange-Färbung war in den ersten 10 Tagen nach der Aussaat sehr schwach. Später aber zeigt sich eine scharfe Zunahme der Zellen, in denen sich färbbare Substanzen anreichern, mit Ausnahme der resistentesten Sorte, bei der die Zahl der gefärbten Zellen geringer als bei den gesunden Pflanzen war. Auch für diese Acridinorange-Färbung ergab sich keine richtige Korrelation zur Resistenz. Am besten und am frühesten - schon eine Woche nach Aussaat beim Auflaufen - reagiert das Dehydrogenase-System (Abb. 1), dessen Aktivität bei allen Sorten durch die Bodeninfektion auf das 1,5 bis 3-fache zunimmt. Nach einer Woche zeigen die welkeempfindlichen Sorten die höchste Zahl der Zellen mit Dehydrogenasen. Bei den resistenten Sorten dauert die Anreicherung der Dehydrogenasen 3 - 4 Wochen an, die in dieser Phase im Kern stattfindet.

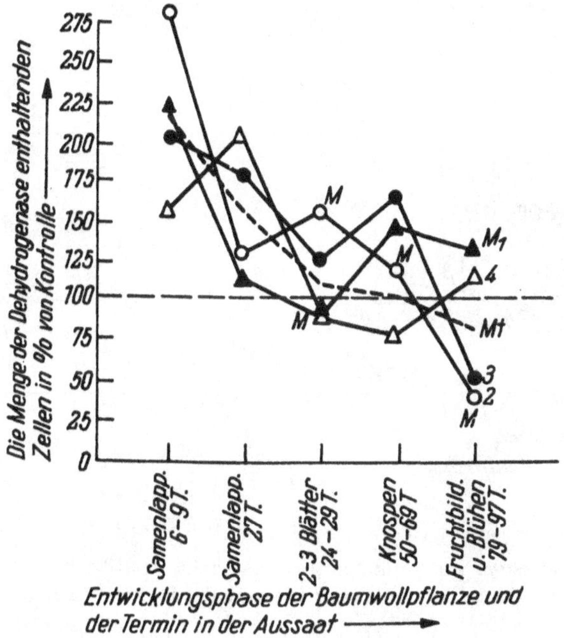

Abb. 1. Zahl der Dehydrogenase enthaltenden Zellen im Stengelparenchym von 4 Baumwollpflanzensorten, die auf infiziertem Boden wachsen, im Vergleich zu Kontrollpflanzen aus nichtinfiziertem Boden (Experimente vom Sommer 1968).
M = Myzel mit Dehydrogenase-Reaktion
Mt = Mittelwert der 4 Sorten.

Dabei war am Ende der Samenlappenphase eine direkte Korrelation zwischen Dehydrogenaseniveau und der Empfindlichkeit der Sorte in Beziehung zum Blindversuch zu beobachten. In den folgenden Wachstumsphasen geht die Färbung vom Kern auf das Zytoplasma über, und die Zahl der gefärbten Zellen nimmt weiter ab.

Aus den histochemischen Untersuchungen geht die vorläufige Schlußfolgerung hervor, daß bei langandauerndem Einfluß einer subtoxischen Fusarinsäuremenge auf die im Boden wachsenden Pflanzen alle 3 untersuchten Parameter reagieren. Doch am empfindlichsten und der Pflanzenresistenz am besten entsprechend ist das Dehydrogenase-System. Die erhaltenen Ergebnisse kann man auf der Grundlage des Systems, das wir auf Grund der Arbeiten der Schule von GÄUMANN über den Mechanismus der Tomatenwelke und unseren Arbeiten über die Welke der Baumwollpflanzen zusammengestellt haben (Abb. 2), erklären. Nach den Ergebnissen dieser Schule (KLUEPFEL 1957; GÄUMANN 1957; SANWAL 1956) werden beim schnellverlaufenden Test an Tomatensprossen nahezu 10 % der Fusarinsäure, scheinbar unter Teilnahme von Decarboxylasen, zu 3-n-Butylpyridin transformiert, das nach BACHMANN (1956) hundert Mal toxischer für die Pflanze ist als Fusarinsäure selbst.

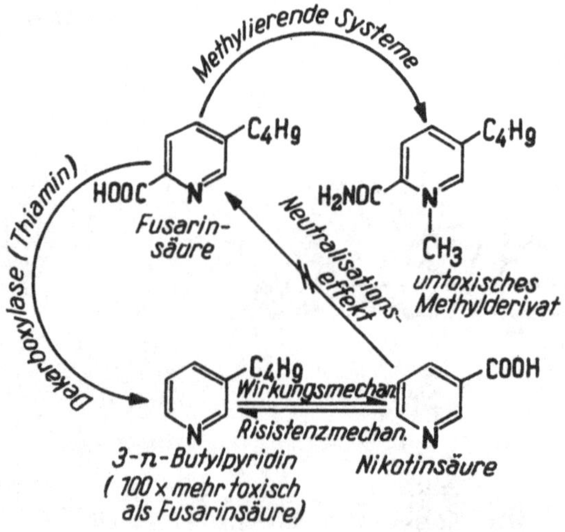

Abb. 2. Schema des Zusammenwirkens von Welketoxin, Fusarinsäure, Nikotinsäure, Thiamin, decarboxylierenden und methylierenden Systemen in der Pflanze.

Nach unseren Vermutungen, daß es als Strukturanalogum der Nicotinsäure oder des Nicotinsäureamides wirkt, muß es in erster Linie mit den NAD-Dehydrogenasen reagieren, was offensichtlich durch unsere Beobachtungen bestätigt wird. Demzufolge ist das erste Welketoxin nicht die Fusarinsäure, sondern 3-n-Butylpyridin. Der Immunitätsmechanismus aber muß die Konkurrenz zwischen ihm und der Faktorenbildung der NAD-Dehydrogenasen einschließen. Die zweite Transformation der Fusarinsäure in der Pflanze, die von der Gäumann-Schule betont wird, ist Methylierung mit Transformation zu Methylamid. Die Bestätigung der Vermutung über die Rolle der Konkurrenz zwischen den Kofaktoren der Dehydrogenasen und der Fermente, die die Fusarinsäure in 3-n-Butylpyridin transformieren, kann man in unserer Arbeit mit POLIANSKAJA (1968) finden. Aus dieser Arbeit geht hervor, daß einerseits eine Proportionalität zwischen der Welkeresistenz der hier untersuchten Baumwollsorten und dem Verhältnis von Dehydrogenase - (Vitamin pp) und Carboxylase-Cofaktoren (Vitamin B_1) in der Pflanze existieren. Andererseits nimmt dieses Verhältnis bei Erkrankung und Absterben durch Welke immer zu. Eine andere Bestätigung unserer Hypothese können unsere Experimente über den Einfluß von Thiamin, Nikotinsäure und Anabasin auf die Baumwollpflanzen, die auf infiziertem Boden wachsen, geben (Tab. 1).

Obgleich das Vitamin pp ein Immunitätsfaktor ist, wird die Behandlung von Samen oder jungen Baumwollpflanzen mit ihm nicht wirksam. Dagegen erwies sich die Besprühung der Pflanzen mit Anabasin, das - wie auch andere Alkaloide - den Pyridinring enthält, der

Tabelle 1

Ergebnisse des Besprühens von Pflanzen welkeempfindlicher Baumwollsorten bei Anzucht auf infiziertem Boden in der Entwicklungsphase von 2 - 3 Blättern mit Lösungen von Anabasin und Vitaminen

	Konzentration der Lösung in %	Welkeindex am 10. Tage nach Behandlung (m. Schätzung d. kranken u. abgestorbenen Pfl.)	Zahl der abgestorbenen Pflanzen am 10. Tage nach Behandlung in %
Anabasin	0,01	115,1	30,8
	1,00	24,6	7,0
Nikotinsäure	0,01	111,3	49,5
(Vitamin pp)	0,5	160,4	57,1
Thiamin	0,01	300,0	100,0
(Vitamin B_1)	0,5	300,0	100,0

als Vorstufe des Vitamin pp dienen kann, als sehr wirkungsvoll bei der Bekämpfung der Krankheit. Im Gegensatz dazu hatte die Behandlung mit Thiamin, das sich offenbar sehr schnell in der Samenlappenphase in die Carboxylase einbaut, ein katastrophales Absterben von Pflanzen zur Folge.

Der zweite Umwandlungstypus des Welketoxins durch Transmethylierung findet sich offenbar auch in den Baumwollpflanzen. Dafür spricht der starke welkevermindernde Effekt des Kobalts, das einer der Kofaktoren der Transmethylasen ist.

Daß der Resistenzmechanismus der Pflanzen, die sich bei Behandlung mit Kobalt ohne Toxikose infizieren, eben in der Transmethylasenaktivitätserhöhung besteht, wurde mit den Chromatographieergebnissen der Extrakte aus Pflanzen, die auf infiziertem Boden wuchsen, bestätigt (Chromatographie nach SCHLENK und De PALMA 1957). Dabei war der Fleck, S-Adenosylmethionin als Methylgruppenüberträger nur aus mit Kobalt behandelten Pflanzen erhalten worden und wurde stärker mit der Erhöhung der Kobaltkonzentration. Die unbehandelten Kontrollpflanzen zeigten anstelle von S-Adenosylmethionin nur Substanzen, die sich nach Transmethylierung ausbilden, wie Methionin und Methyladenosin, die bei den mit Kobalt behandelten Pflanzen ausbleiben. Biologisch inaktive Transmethylierungsprodukte können sich offenbar unter gewissen Bedingungen auch in Laborkultur des Welkeerregers bilden. So rufen die zunehmenden Zinkdosen nach einer längeren Wirkung auf die Erregerpopulation im Boden zunächst, ähnlich wie bei der Fusarinsäurebildung in Laborkultur (BECKER und POLETAEWA 1968), eine Erhöhung und bei zunehmenden Mengen eine Verminderung der Welkekrankheit hervor (Abb. 3). Dabei beginnt statt der Bildung von Fusarinsäure die Bildung von inaktiven Pyridinverbindungen, die nicht durch biologische Teste, sondern nur durch die spektrophotometrische Methode nach OGOLEWITZ und PONOMAREWA (1966) registriert werden konnte.

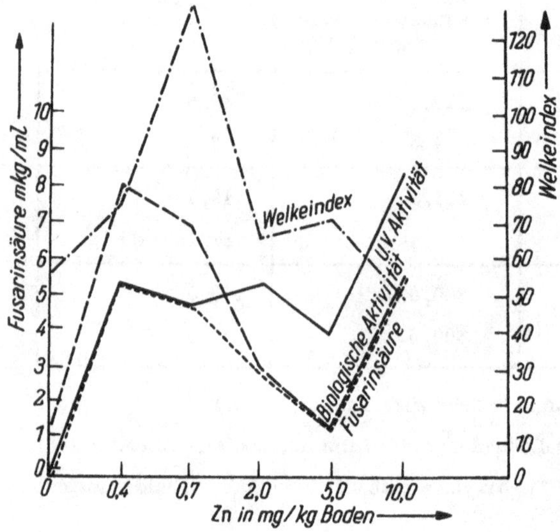

Abb. 3. Bildung von Pyridinverbindungen durch F. oxysporum f. vasinfectum bei verschiedenen Konzentrationen von Zink im Boden.

Nach den Ergebnissen der Chromatographie nach STOLL und REUZ (1957) mit der Draggendorf-Entwicklung und Bioautographie sind einige dieser Stoffe der Kulturflüssigkeit Pyridinverbindungen, die nach ihrem Rf-Wert dem Amid und Methylamid der Fusarinsäure nahestehen.

So kann man aus den durchgeführten Untersuchungen schlußfolgern, daß offensichtlich der Wirkungsmechanismus des Welketoxins in Baumwollpflanzen demjenigen der Tomatenwelke sehr nahesteht. Daneben existieren Gründe zu der Annahme, daß das echte Welketoxin nicht die Fusarinsäure, sondern ihr Decarboxylierungsprodukt 3-n-Butylpyridin ist und daß der wichtigste Punkt der Welketoxinwirkung auf Pflanzen das NAD-Dehydrogenase-System ist.

Tabelle 2

Orientierende chromatographische Analyse der Extrakte mit 1,5 n $HClO_4$ aus frischen Baumwollpflanzen mit infiziertem Boden mit verschiedenen Kobaltkonzentrationen. Laufmittel: Äthanol - Wasser - Essigsäure = 65 : 34 : 1, Entwickler: Ninhydrin.

Nr. der Flecken	Rf-Wert Kontrollpfl. ohne Co		Zusatz von Co 0,2 mg/kg Boden		Zusatz von Co 2,0 mg/kg Boden		Literaturergebnisse über die Chromatographie in diesem System
	N1	N2	Rf	Fleckengröße in mm^2	Rf	Fleckengröße in mm^2	
1					0,19	1190	
2					0,23	756	0,23 Adenosintriphosph.
3			0,31	960	0,31	3404	0,30 S-Adenosylmethionin
4	0,35	0,37			0,35	8448	
5			0,40	1944	0,41	1140	0,44 Adenosin-5-monophosphat
6	0,53	0,48	0,54	5311	0,53	9450	0,59 Adenosin
7		0,55	0,62	1170			0,63 Adenosin
8			0,64	2400			0,63 Homoserin
9	0,65	0,66	0,65	3127			
10	0,72						0,72 Methionin
11		0,75					0,75 Methylthioadenosin
12	0,83						

LITERATUR

BACHMANN, E.: Phytopath. Ztschr., 27, 255-288 (1956).

BECKER, S.E., K.D. DOWLETMURADOW und S.G. SCHILINA: In Samml.: "Oekologophysiologische Methoden im Kampf gegen Fusariumwelkekrankheit der Baumwollpflanzen". Verl. der Turkmenischen Akad.d.Wissensch.Aschchabad. (Im Druck) (1969).

BECKER, S.E. und W.F. POLETAEWA: Ztschr.d.Akad.Wissensch. der Turkmenischen SSR. Biol.Abt. Nr. 2, 3-9 (1968).

GÄUMANN, E.: Phytopathology, 47, 342-357 (1957).

JACKSON: "Botanische Histochemie", Verl. "Mir", Moskau (1965).

KALYANASUNDARAM, R.: Journ. of the Indian Botan. Society. 33, Nr. 4 (1954).

KALYANASUNDARAM, R. und L. SARAAWATHI-DEVI: Nature (London), 175, 4465 (1955).

KLUEPFEL, D.: Phytopath. Ztschr. 29, 349-379 (1957).

OGOLEWETZ, Y.G. und W.S. PONOMAREWA: Bull. Haupt. Bot. Gart. der Akad. d. Wissenschaften UdSSR. Nr. 63 (1966).

POLIANSKAIA, L.A. und S.E. BECKER: Mykologia und Phytopathologia, 2. Nr. 6 (1968).

SANWAL, B.D.: Phytopath. Ztschr., 25, 333-384 (1956).

SCHLENK, F. und R.E. de PALMA: Journ. of Biolog. Chem. 220, 1037-1050 (1957).

STOLL, Ch. und Y. REUZ: Phytopath. Ztschr., 29, 380-387 (1957).

DISKUSSION

LYR (Eberswalde, DDR): Sie erwähnten, daß es bei Applikation von Fusarinsäure keine Welkeresistenz der Versuchspflanzen gibt. Das hat eine gewisse Parallele in der Wirkung der Polyene, wo ebenfalls Resistenzbildung nicht möglich zu sein scheint. Offenbar ist bei massiveren Angriffen auf essentielle Bestandteile der Zellmembran eine Resistenzbildung unmöglich.

BEKKER (Moskau, UdSSR): Fusarinsäure und ihre Homologe wirken auf die Zelle nach den gleichen Gesetzmäßigkeiten wie die Polyene.

LYR: Reagiert Fusarinsäure oder 3-n-Butylpyridin in vitro mit Membranbestandteilen wie etwa Ergosterin, Lecithin oder anderen Phospholipiden?

BEKKER: Fusarinsäure wirkt vermutlich als Konkurrent der Dehydrogenasen. Hiermit ist eine Veränderung der Permeabilität verbunden, die mit der Energiegewinnung durch Dehydrogenasen im Zusammenhang steht.

LYR: Unter diesen Umständen müßte die Fusarinwirkung kompetitiv durch Nikotinsäure aufzuheben sein.

GRUNICKE (Freiburg/Br., DBR): Wird die durch die aktive Pyridinverbindung verursachte Hemmung NAD-abhängiger Dehydrogenasen unmittelbar durch das Pyridin bewirkt oder entsteht zunächst ein NAD-Analoges, das dann die eigentlich hemmende Substanz darstellt? Wirkungsmechanismen dieser Art sind mehrfach beschrieben, z.B. im Falle der Wachstumshemmung von Tumoren durch 6-Aminonikotinamid.

BEKKER: Untersuchungen in dieser Richtung wurden bisher von uns nicht durchgeführt.

DIE WIRKUNG VON ANTIBIOTIKA AUF ENTWICKLUNG, FERTILITÄT UND GRÖSSE VON BLATTLÄUSEN AN ACKERBOHNE (VICIA FABA L.)

H.J. MÜLLER, E. KARL und K. EISENBRANDT

Institut für Phytopathologie Aschersleben der Deutschen Akademie der Landwirtschaftswissenschaften zu Berlin (DDR)

I. Einleitung

Nach Untersuchungen der letzten Jahre können Antibiotika die Entwicklung von Blattläusen hemmen und partielle oder totale Sterilität hervorrufen. Geschädigte Tiere bleiben kleiner als die Kontrolltiere. Zu den Antibiotika, die eine derartige Wirkung zeigen, gehören u.a. Cytovirin, Streptovitacin A, Antimycin A und Hygromycin B (HARRIES und MATTSON 1963; HARRIES und WILES 1966) sowie Chloramphenicol und Tetracycline (EHRHARDT und SCHMUTTERER 1966). EHRHARDT und SCHMUTTERER (1966) wiesen nach, daß Antibiotika die Symbionten in den Mycetocyten der Blattläuse beeinflussen; es liegt nahe, diese Wirkung vor allem bei bakterizid oder bakteriostatisch wirkenden Stoffen zu suchen. In den Versuchen von JAYARAJ und SCHMUTTERER (1966) wurde jedoch auch für Griseofulvin eine derartige Wirkung nachgewiesen. Ähnliche Angaben liegen für Cycloheximid vor (HARRIES und MATTSON 1963).

Diese Untersuchungen veranlaßten uns, im Rahmen unserer Arbeiten über die systemfungizide Wirkung von Antibiotika die mögliche Nebenwirkung uns interessierender Stoffe auf die Entwicklung verschiedener Blattlausarten zu untersuchen. Zum Vergleich wurden Reverin und Chloramphenicol in die Versuche einbezogen.

Streptomycinsulfat beeinflußte bisher wider Erwarten Fertilität und Entwicklung von *Aphis fabae* nicht. Es wurde daher angenommen, daß dieses Antibiotikum nicht in *Vicia faba* transportiert wird (EHRHARDT, JAYARAJ und SCHMUTTERER 1966). Der Einsatz tritiummarkierten Streptomycins sollte die Frage klären, ob diese Hypothese aufrecht erhalten werden kann.

II. Material und Methodik

Eine ausführliche Beschreibung der Methodik erfolgte bei KARL und MÜLLER (im Druck).

In die Untersuchungen wurden die Erdnußlaus (*Aphis craccivora* Koch), Schwarze Bohnenlaus (*Aphis fabae* Scop), Wickenlaus (*Megoura viciae* (Bckt.)) und Erbsenlaus (*Acyrthosiphon pisum* (Harr.)) einbezogen.

Für die Versuche mit ^3H markiertem Streptomycin wurde eine 1 000 ppm Streptomycinsulfatlösung mit einem Gehalt von 95 μCi ^3H-Streptomycin benutzt. Je Pflanze wurden 10 Adulte von Aphis craccivora aufgesetzt, die nach 5 Tagen zur Autoradiografie mit "Duosan-Rapid" auf Filterpapier aufgeklebt wurden. Zum gleichen Zeitpunkt wurden die Pflanzen über den Wurzeln abgeschnitten, gepreßt, getrocknet und mit Prenaband auf Filterpapier befestigt. Die Expositionszeit betrug in allen Fällen 31 Tage. Als Filmmaterial verwendeten wir ORWO-Röntgenfilm FR 6.

III. Ergebnisse

Da bei allen Aphidenarten die Untersuchungen im Prinzip gleichsinnig ausliefen, sollen an dieser Stelle stellvertretend für die 3 anderen Arten die Ergebnisse an Aphis craccivora Koch vorgetragen und diskutiert werden.

1. Beeinflussung der Entwicklung

Chlorampenicol, Oxytetracyclinhydrochlorid (OTC) und Reverin (Pyrrolidinmethyltetracyclin) verzögerten die Larvalentwicklung von Aphis craccivora, wobei außerdem Reverin und besonders OTC hohe Sterblichkeitsraten bewirkten (Tab. 1). Chloramphenicol beeinflußte nur die Entwicklung, ohne eine höhere Sterblichkeit zu verursachen. Den stärksten Effekt hatte OTC, da sich unter seinem Einfluß keine einzige Larve bis zum adulten Tier weiterentwickeln konnte (Tab. 2). Das vergleichsweise eingesetzte Reverin ermöglichte erst nach

Tabelle 1

Einfluß verschiedener Antibiotika auf die Entwicklung von Junglarven von Aphis craccivora Koch an Vicia faba L.

Varianten	Anzahl der Ausgangstiere	Anzahl lebender Blattläuse nach 5 Tagen Larven	9 Tagen Larven	9 Tagen Adulte	insgesamt
OTC	100	5	-	-	-
Reverin	150	67	51	-	51
Chloramphenicol	150	123	103	3	106
Streptomycin	150	133	1	101	102
Griseofulvin: "Likuden"	150	144	5	114	119
Actidion	150	113	23	76	99
Kontrolle	150	141	6	106	112

Tabelle 2

Entwicklung von Junglarven von Aphis craccivora Koch an Vicia faba L. unter dem Einfluß von Chloramphenicol, OTC und Reverin

Varianten	Anzahl der Ausgangstiere	Anzahl lebender Blattläuse nach 7 Tagen		9 Tagen		15 Tagen		21 Tagen		26 Tagen	
		Larven	Adulte	Larven	Adulte	Larven	Adulte	Larven	Adulte	Larven	Adulte
OTC	100	2	-	-	-	-	-	-	-	-	-
Reverin	150	60	-	51	-	14	-	6	1	-	3
Chloramphenicol	150	123	-	103	3	31	43	3	51	-	43

21 Tagen die Entwicklung des ersten adulten Tieres. Chloramphenicol dagegen verlangsamte zwar die Entwicklung, verhinderte aber nicht die Häutung vieler Larven zum Adultus. Im Gegensatz zu den 3 genannten Antibiotika beeinflußten Actidion, Griseofulvin, Streptomycin und das in der Tabelle 1 nicht aufgeführte Nystatin die Larvenentwicklung nicht. Wir konnten das nicht nur für Reingriseofulvin, sondern auch im Gegensatz zu JAYARAJ und SCHMUTTERER (1966) für "Likuden" feststellen.

2. Beeinflussung der Fertilität

Wir untersuchten die Nachkommenschaft erwachsener ungeflügelter Weibchen, die ihre gesamte Entwicklung unter dem Einfluß des jeweiligen Antibiotikums durchgemacht hatte. Unter dem Einfluß von Reverin setzte kein Weibchen Larven ab. Bei Chloramphenicol kam es zur Geburt einiger Larven, die aber bald abstarben. Da sich unter dem Einfluß von OTC keine Larve zum adulten Tier weiterentwickelte, waren Fertilitätsuntersuchungen in diesem Falle nicht möglich. Im Gegensatz zu Reverin und Chloramphenicol beeinflußten Griseofulvin, Nystatin, Streptomycin und das in der Tab. 3 nicht aufgeführte Actidion die Fertilität von Aphis craccivora nicht negativ. Die Anzahl der Nachkommen war für A. craccivora sogar etwas höher als die in der Kontrolle (Tab. 3). Bei den drei anderen Blattlausarten waren für die letztgenannten Antibiotika im Vergleich zur Kontrolle keine signifikanten Unterschiede feststellbar.

3. Beeinflussung der Körpergröße

Unter dem Einfluß von Chloramphenicol, OTC und Reverin blieben die Tiere deutlich kleiner als in der Kontrolle. OTC zeigte auch hier wiederum den stärksten Effekt. Sechs Tage alte Larven waren etwa nur halb so lang wie die Kontrolltiere. Obgleich geringer, war auch

Tabelle 3

Einfluß verschiedener Antibiotika auf die Fertilität von Aphis craccivora Koch an Vicia faba L.

Varianten	Anzahl der Ausgangstiere (ungeflügelte adulte Weibchen)	Anzahl adulter Nachkommen nach 10 Tagen
Reverin	2	-
Chloramphenicol	30	-
Streptomycin	30	279
Griseofulvin: "Likuden"	30	267
Nystatin	30	312
Kontrolle	30	199

die Chloramphenicol-Wirkung noch signifikant. Die adulten ungeflügelten Weibchen, die sich unter dem Einfluß von Reverin oder Chloramphenicol entwickelt hatten, waren ebenfalls hinsichtlich der Körperlänge von denen der Kontrolltiere signifikant verschieden. Actidion, Griseofulvin, Streptomycin und das in der Tabelle 4 nicht aufgeführte Nystatin bewirkten dagegen keine Verringerung der Körperlänge (Tab. 4).

Tabelle 4

Beeinflussung der Körperlänge von Aphis craccivora Koch durch verschiedene Antibiotika[1)]

Varianten	6 Tage alte Larven				ungeflügelte vivipare Adulte			
	$\alpha \pm \mu$		min	max	$\alpha \pm \mu$		min	max
OTC	0,58 ± 0,047		0,4	0,7	-		-	-
Reverin	0,73 ± 0,022		0,5	1,1	1,01 ± 0,040		1,0	1,1
Chloramphenicol	0,88 ± 0,022		0,6	1,2	1,07 ± 0,015		0,9	1,2
Streptomycin	1,28 ± 0,072		0,9	1,6	1,50 ± 0,024		1,1	1,8
Griseofulvin: "Likuden"	1,36 ± 0,069		1,2	1,6	1,56 ± 0,031		1,2	1,8
Actidion	1,16 ± 0,029		0,9	1,4	1,43 ± 0,021		1,2	1,6
Kontrolle	1,15 ± 0,037		0,9	1,4	1,42 ± 0,028		1,1	1,8

1) Meßwertangaben in mm
α = Mittelwert
μ = mittlerer Fehler des Mittelwertes
min = kleinster Meßwert
max= größter Meßwert

4. Transport von markiertem Streptomycin in Vicia faba

Die untersuchten Antibiotika ließen sich nach ihrer Wirkung in zwei Gruppen einteilen:

1. Actidion, Griseofulvin, Nystatin und Streptomycin
2. OTC, Reverin und Chloramphenicol.

Die vornehmlich antimykotische Wirkung des Actidions, Griseofulvins und Nystatins läßt die fehlende Wirkung verständlich erscheinen. Geht man von den Befunden EHRHARDTs und SCHMUTTERERs (1966) aus, daß die Antibiotika primär auf die Symbionten in den Mycetocyten Einfluß nehmen, so erscheint schwer verständlich, daß Streptomycin nicht wirksam ist. Bisher wurde angenommen, daß Streptomycin in Vicia faba nicht geleitet wird, das Antibiotikum also durch die Blattlaus nicht aufgenommen werden kann. Um dieser Frage nachzugehen, setzten wir tritiummarkiertes Streptomycin ein. Nach 5tägiger Wurzelapplikation des ^{3}H-Streptomycins und einer Expositionszeit von 31 Tagen wurden von den Blättern deutliche Autoradiogramme erhalten. Der biologische Nachweis steht noch aus. Die Ergebnisse waren vergleichbar mit früheren Untersuchungen an Hopfen, wo wir den Transport ^{3}H markierten Streptomycins nachweisen konnten. Es muß demnach angenommen werden, daß Streptomycin auch in Vicia faba transportiert wird. Damit stehen unsere Ergebnisse im Gegensatz zu der Annahme von EHRHARDT, JAYARAJ und SCHMUTTERER (1966), die allerdings zu diesem Schluß nur indirekt kamen und den Transport oder Nichttransport in Vicia faba selbst nicht nachwiesen. Eine 31tägige Expositionszeit der Blattläuse führte bisher zu keinen brauchbaren Autoradiogrammen. Es kann noch nicht entschieden werden, ob die Läuse kein Streptomycin aufgenommen haben oder ob die Konzentration zu gering war, um nach dieser Expositionszeit deutliche Autoradiogramme zu erhalten.

IV. Diskussion und Zusammenfassung

Chloramphenicol, Oxytetracyclin-Hydrochlorid (OTC) und Reverin zeigten eine deutliche Wirkung auf Entwicklung, Fertilität und Größe der Blattläuse an Ackerbohne (Vicia faba). Alle 4 untersuchten Aphidenarten verhielten sich gegenüber diesen Antibiotika gleich. OTC hatte die stärksten und Chloramphenicol die schwächsten Effekte. Die Antibiotika wirkten als Chemosterilantien. Auch die nach Chloramphenicol-Aufnahme geborenen Larven verendeten. Es konnte nachgewiesen werden, daß die 3 Antibiotika auch die Entwicklung von Aphis fabae, Megoura viciae und Acyrthosiphon pisum hemmen. Dies trifft jedoch nicht für Actidion, Nystatin und Streptomycin zu. Im Gegensatz zu mitgeteilten Ergebnissen anderer Autoren (JAYARAJ und SCHMUTTERER, 1966) war "Likuden", sogar in 0,05 %iger Konzentration, unwirksam. Das traf auch für Reingriseofulvin zu. In histologischen Untersuchungen konnten EHRHARDT und SCHMUTTERER (1966) zeigen, daß die Symbionten in den Mycetocyten je nach Art und Konzentration des aufgenommenen Antibiotikums nach spätestens drei Wochen geschädigt wurden. Die Mycetocyten verödeten. Auch in den Embryonen konnte ein ähnlicher Vorgang festgestellt werden. So erscheint verständlich, daß die Larven nur kurze Zeit lebensfähig sind. Als Symbionten sind in den Mycetocyten gramnegative Bakterien nachgewiesen. Unter diesem Aspekt ist die Wirkung bakterizid oder bakteriostatisch wirkender Antibiotika verständlich, desgl. die Unwirksamkeit fungizid oder fungistatischer Stoffe. Vom Streptomycin wäre dagegen eine Wirkung zu erwarten gewesen, zumal EHRHARDT und SCHMUTTERER (1966) durch der Nährlösung zugesetztes Streptomycin bei künstlich ernährten Aphis fabae eine Hemmung der Blattlausentwicklung feststellten. Wir konnten mit ^{3}H markiertem Streptomycinsulfat nachweisen, daß Streptomycin in Vicia faba transportiert wird. Unter diesem Gesichtspunkt ergeben sich möglicherweise neue Aspekte über die Wirkungsursachen dieses Antibiotikums auf Entwicklung und Fertilität der Blattläuse. Weitere Untersuchungen müssen klären, ob die von Vicia faba aufgenommene und transportierte Menge des Antibiotikums ausreicht, um Fertilität und Entwicklung der Blattläuse zu hemmen.

Unter dem Aspekt des integrierten Pflanzenschutzes verdient die gleichzeitige bakterielle, pilzliche und zugleich indirekte Wirkung des gleichen Stoffes gegen Aphiden Beachtung.

LITERATUR

EHRHARDT, P., S. JAYARAJ und H. SCHMUTTERER: Ent. exp. appl. 9, 332-342 (1966).
EHRHARDT, P. und H. SCHMUTTERER: Z. Morph. Ökol. Tiere 56, 1-20 (1966).
HARRIES, F.H. und V.J. MATTSON: J. econ. Ent. 56, 412-414 (1963).
HARRIES, F.H. und W.G. WILES: J. econ. Ent. 59, 694-696 (1966).
JAYARAJ, S. und H. SCHMUTTERER: Z. Pflanzenkrankh. 73, 660-669 (1966).
KARL, E. und H.J. MÜLLER: Arch. Pflanzenschutz (im Druck).

DISKUSSION

HANDKE (Halle/S., DDR): Ist gesichert, daß die radioaktive Markierung mit dem Transport des intakten Streptomycinmoleküls zusammenfällt? Könnte es nicht in der Pflanze zu Um- oder Abbaureaktionen kommen, welche das Tritium in andere, wirkungslose Verbindungen bringen?

MÜLLER (Aschersleben, DDR): Das ist denkbar. Die Untersuchungen sind noch nicht abgeschlossen. Parallel zur Untersuchung des ^{3}H-markierten Streptomycins erfolgt der biologische Nachweis des Antibioticums, um evtl. Fehldeutungen auszuschließen.

BOCHOW (Berlin, DDR): Gibt es Beobachtungen über die Wirkung von Antibiotica bei Blattläusen bezüglich ihrer Vektorbefähigung für Viren, insbesondere für persistent übertragbare?

MÜLLER: Die Frage ist sehr interessant, jedoch sind mir Untersuchungen über die direkte Wirkung auf persistente Viren im Vektor nicht bekannt.

LYR (Eberswalde, DDR): Müßte Nystatin nicht bei direkter Applikation auf die Tiere toxisch wirken? Wahrscheinlich wird es aber in der Pflanze abgebunden.

MÜLLER: Wir haben Nystatin den Tieren nicht direkt appliziert.

BOCKER (Jena, DDR): Bei den Präparaten Likuden und Reverin handelt es sich um Arzneimittel, die Tablettierungshilfsmittel bzw. Lösungsvermittler enthalten, welche die Aufnahme des Wirkstoffes und dessen Transport in der Pflanze beeinflussen könnten. Sind vergleichende Untersuchungen mit Reinsubstanzen von Griseofulvin und Tetracyclin durchgeführt worden?

MÜLLER: Wir haben Griseofulvin als Reinsubstanz in die Untersuchungen einbezogen. Aus Zeitgründen wurde darauf nicht näher eingegangen. Likuden wurden lediglich eingesetzt, um unsere Ergebnisse mit denen von JAYARAY und SCHMUTTERER (1966) vergleichen zu können. Die Ergebnisse mit der Reinsubstanz unterscheiden sich jedoch von denen mit Likuden nicht signifikant. Reverin wurde, wie eingangs im Vortrag erwähnt, eingesetzt, um unsere Befunde mit denen anderer Autoren zu vergleichen.
Auf die Frage von BOCKER nach der Antibioticumkonzentration in der Nährlösung gab MÜLLER an, daß meist eine 0,01 %ige Lösung verwendet wurde, bei Actidion 0,00001 %, bei Griseofulvin und Streptomycinsulfat 0,05 %.

SUNG (DR Vietnam): Wie lange müssen Blattläuse an der Pflanze verweilen, um wirksame Konzentrationen des Antibioticums aufzunehmen?

MÜLLER: Nach Untersuchungen von EHRHARDT, JAYARAY und SCHMUTTERER (1966) an Aphis fabae ist bekannt, daß die Tiere mindestens 24 Stunden lang Reverin bzw. Terramycin aufnehmen müssen, um die Reproduktionsfähigkeit zu verlieren; optimal sind 2 - 4 Tage. Nach 3-, 6- oder 12stündiger Terramycinaufnahme durch junge Bohnenblattlauslarven verringerte sich die Reproduktionsrate dieser Tiere, nachdem sie das Imaginalstadium erreicht hatten, um 0,20 bzw. 70 %.

BOCKER: Bei der gewählten Versuchstechnik ist zu bedenken, daß sich das Auswahlvermögen der Pflanzenwurzel störend auswirken kann. Es wäre daher zu erwägen, die Wirkstoffe direkt in die Leitgefäße des Stengels zu applizieren.

MÜLLER: Die Versuchsanordnung wurde bewußt gewählt, um natürlichen Verhältnissen möglichst zu entsprechen.

VÖRÖS (Budapest, Ungarn): Do you think, that a direct application of the antibiotics e. g. OTC or streptomycin would be effective? Is there any hope for a direct uptake by the aphids through the cuticle? What is your opinion about the practical future of this procedure, as a biological control method?

MÜLLER: HARRIES und MATTSON (1963) stellten bei 3 Aphidenarten nach Besprühen der Tiere eine unterschiedliche Wirkung der Antibiotica fest. Weitere Untersuchungen müssen klären, ob das Bekämpfungsprinzip praktische Bedeutung erlangen kann. Für einige Kulturpflanzen dürfte es nicht uninteressant sein.

HANDKE: Die Tatsache, daß in den Aphiden eine Radioaktivität nicht eindeutig nachgewiesen werden kann, könnte wohl auch damit zusammenhängen, daß das große Molekül des Streptomycins kaum leicht, - wenn überhaupt - aus dem Xylem in das Phloem übergehen kann.

MÜLLER: Vermutlich ist die Expositionszeit von 31 Tagen noch zu kurz; denkbar ist ferner, daß die Blattlaus nur äußerst geringe Stoffmengen aufnimmt, die schwer nachweisbar sind.

FLECK (Jena, DDR): Kann evtl. der Symbiont durch einen Antibiotika-resistenten Mikroorganismus ersetzt werden, so daß geprüft werden könnte, ob die als wirksam befundenen Antibiotika primär den Symbionten beeinflussen?

MÜLLER: Das ist schwer vorstellbar, die spezifische Symbiose gilt als obligat.

ÜBER DIE VARIABILITÄT DER FUNGIZIDEMPFINDLICHKEIT VERSCHIEDENER PILZISOLIERUNGEN

L.H. LUC, P.Qu. SUNG und H. BOCHOW

Sektion Gartenbau der Humboldt-Universität zu Berlin
Forschungsgruppe Pflanzenschutz, Berlin (DDR)

Problemstellung

Bei der Wirkung von Toxika auf Pilze ist in Betracht zu ziehen, daß innerhalb ein und derselben Spezies in der Reaktionsnorm oder der Empfindlichkeit zuweilen erhebliche Unterschiede festzustellen sind. Sie können sich bei Rassen oder Abisolierungen einer Elternkultur zeigen und Differenzen von höchster Empfindlichkeit bis zu vollständiger Resistenz umfassen (THOMAS, 1962; SHATLA und SINCLAIR, 1963). Variationen solcher Spannweiten müssen als Ausgangspunkte für eine Selektion fungizidwiderstandsfähiger Pilztypen gesehen werden, wenn diese über eine gewisse Zeit einem einseitigen Selektionsdruck in Gestalt wiederholt angewandter, gleichartiger Fungizide ausgesetzt sind. Das Problem der Entwicklung einer Fungizidresistenz oder Möglichkeiten einer Adaptation, über die in den letzten Jahren verschiedentlich berichtet wurde (DOMSCH, 1964; GEORGOPOULOS und ZARACOVITIS, 1967; DEKKER, 1968; MAYER, 1969), werden damit unmittelbar von der Variabilität der Verhaltensweise pilzlicher Organismen gegenüber Toxika berührt.

Die Gefahren einer Resistenzbildung bei phytopathogenen Pilzen gegenüber z.Z. gebräuchlichen metallhaltigen und organischen Fungiziden scheinen nicht bedeutend zu sein. Sie werden jedoch wachsen mit der zunehmenden Entwicklung stoffwechselspezifisch in der Pilzzelle wirksamer Verbindungen (DEKKER, 1968), wobei daran zu denken ist, daß sich mit steigender Graduierung eines Merkmals auch die Möglichkeiten der Variabilität erweitern.

Aus der Kenntnis der bei vielen Pilzen recht erheblichen Inkonstanz bestimmter morphologischer wie physiologischer Merkmale (Symposiumsbericht, 1968) sahen wir uns deshalb veranlaßt, zur Einschätzung von Gefahren möglicher Entwicklungen eine Fungizidresistenz zunächst die Variabilität und Beständigkeit dieser Eigenschaften zu untersuchen.

Die vorliegenden Erfahrungen über die Konstanz einer erworbenen oder festgestellten Fungizidtoleranz bei Pilzstämmen sind unterschiedlich. Sowohl gegenüber metallischen als auch gegenüber organisch-synthetischen Toxika wurden diesbezüglich relative Stabilität (ASHIDA, 1965; PARRY und WOOD, 1958) wie Reversibilität (ELSAID und SINCLAIR, 1964; PARRY und WOOD, 1959) beobachtet. Neben den genetischen Besonderheiten der jeweiligen

Pilzarten könnten für die Unterschiedlichkeit dieser Fälle verschiedene Faktoren verantwortlich sein, so auch die Zeitdauer des Fungizideinflusses zur Feststellung oder Herausbildung der Resistenz oder die Andauer der Nachkultur bei fehlendem Selektionsdruck.

In Versuchen über die hier berichtet werden soll, prüften wir innerhalb eines Jahres die Variabilität der Empfindlichkeit von jeweils 20 Einzelkonidien- bzw. Hyphenspitzenisolaten 4 verschiedener Pilzarten gegenüber 6 praxisüblichen Fungiziden.

Material und Methoden

Zur Testung wurden Laborkulturen der Pilze Rhizoctonia solani Kühn, Sclerotinia sclerotiorum (Lib.) de Bary, Botrytis cinerea Pers. und Fusarium solani f. pisi (Jones) Snyd. et Hans. herangezogen. Als Standardnährboden für alle Kulturversuche diente 2 %iger Biomalzagar mit einem pH-Wert von 5,9...6,1. Von den Elternkulturen isolierten wir bei R. solani und S. sclerotiorum je 20 Hyphenspitzen-Kulturen, während bei B. cinerea 20 Konidial- und bei F. solani f. pisi 20 Makrokonidialisolate gewonnen wurden. Eine Abkultur aller Isolierungen gelangte sofort oder nach kurzer Kulturdauer zur Konservierung unter Parafinöl, während der Parallelteil über ein Jahr mit wiederholten Abimpfungen fortkultiviert wurde. Die Abimpfungen geschahen vom jüngsten Myzel mit einem 7 mm Impfstück auf Platten. Die Zeiten aller Abimpfungen und Prüfungen sind in Tabelle 1 enthalten.

Zunächst erfolgte gegenüber den verwendeten Fungiziden bei den Elternkulturen ein Empfindlichkeitstest zur Ermittlung der Dosis-Wirkungskurven. Nachfolgend testeten wir während des Kulturjahres zu wiederholten Malen die jeweiligen Isolate, wobei die Einzelprüfungen zeitlich nacheinander lagen, so daß sie nach verschieden langer Kulturdauer miteinander und mit der Elternkultur zu vergleichen waren. Die Versuche liefen jeweils 4-fach wiederholt. Bei den Isolatentests wurde nicht mehr die Dosis-Wirkungskurve, sondern das Verhalten gegen eine Standardaufwandmenge von 500 ppm AS aller Fungizide ermittelt.

An Fungiziden gelangten in Form von Handelspräparaten zur Prüfung: Zineb ('Bercema Zineb 80'), Maneb ('Bercema Maneb 80'), Thiuram ('Wolfen Thiuram 85'), Captan ('Malipur'), PCNB ('Phomasan') und Trichlordinitrobenzol (TDNB, 'Olpisan'). In der angegebenen Aufwandmenge erfolgte die Beigabe in flüssiger Form kurz vor Erkalten der zu beimpfenden Agarplatten. Die Empfindlichkeitsprüfung der Pilze nahmen wir als Wachstumstest vor. Es wurde täglich über eine Standardzeit von 10 Tagen - bei 24...26 °C die Ausdehnung der Myzelkolonien gemessen. Im Vergleich zu einer fungizidfreien Kontrolle errechneten wir die durchschnittliche tägliche Wuchsrate unter Ausschaltung der lag-Phase

Tabelle 1

Übersicht über die Zeiten der Pilzisolierungen, Kulturdauer und Tests in Monaten und Jahren

Eltern		R. solani	S. sclerotiorum	B. cinerea	F. solani f. pisi
Hyphenspitzen- bzw. Konidienisolierung		12/67	3/68	1/68	1/68
Übertragung-Öl		6/68 (3)[1]	5/68 (3)	2/68 (-)	1/68 (-)
Gesamtkultur des Testmaterials (bis)		-2/69 (7) +	-2/69 (6)	-1/69 (8)	-12/68 (8)
Fungizidtests					
Zineb	1.	7/68	4/68	4/68	6/68
	2.		5/68		
	3.		7/68		
Maneb	1.	6/68	6/68	2/68	3/68
	2.	7/68	7/68	4/68	6/68
	3.	7/68		7/68	12/68
	4.			1/69	
	Öl			11/68	12/68
TMTD	1.	3/68	4/68	2/68	2/68
	2.	6/68	4/68	4/68	7/68
	3.	7/68	5/68	7/68	
Captan	1.	1/68	3/68	3/68	7/68
	2.	6/68	5/68	7/68	7/68
	3.	7/68			
PCNB	1.	7/68	6/68	3/68	7/68
	2.	2/69	7/68	7/68	7/68
	3.		2/69		
	Öl	2/69	2/69		
TDNB	1.	6/68	6/68	2/68	6/68
	2.	7/68	12/68	7/68	7/68
	3.	1/69			
	Öl	12/68	12/68		

\+ Anzahl der Übertragungen bis zum angegebenen Zeitpunkt.

auf dem Fungizidsubstrat und drückten die Differenz gegenüber der Kontrolle als prozentualen Hemmungsgrad des Pilzes für das jeweilige Fungizid aus. Maßstab aller weiteren Betrachtungen war der Hemmungsgrad, wobei zur Beurteilung der zu prüfenden Variabilität bei den einzelnen Pilzen Vergleiche folgender Art getätigt wurden:

1. Gegenüberstellung des durchschnittlichen Hemmungsgrades aller Abisolierungen in den nacheinanderfolgenden Tests zu dem, der Aufwandmenge von 500 ppm bei jedem Fungizid entsprechenden Hemmungsgrad der Elternkultur.
2. Vergleich der Extremdifferenzen im Hemmungsgrad zwischen den einzelnen Isolierungen je Fungizid in den Folgetests.
3. Ermittlung und Vergleich des Anteiles statistisch gesicherter Differenzen von der Anzahl der theoretisch möglichen im Hemmungsgrad zwischen den einzelnen Isolierungen je Fungizid und Prüfung.

Alle statistischen Berechnungen wurden dabei mit der Varianzanalyse durchgeführt.

Ergebnisse

Die Einzelisolierungen konnten in zeitlichen Abständen gegen die Standardmenge der Fungizide 2...4mal getestet werden. In einigen Fällen wurden neben den letzten Prüfungen der etwa 1-jährig kultivierten Isolate auch Proben der während dieser Zeit unter Öl konservierten Isolierungen mitgetestet. Zwischen den geprüften Isolaten der Pilze traten unterschiedlich nach den Fungiziden beträchtliche Differenzen im Hemmungsgrad auf. Ein großer Teil dieser Differenzen war statistisch signifikant. Die Abbildung 1 vermittelt eine Übersicht über die Differenzen der jeweils extremsten Vertreter (absolute Differenz) der Isolate bei den einzelnen Testungen. Unter Berücksichtigung der in der Abbildung gekennzeichneten Maßstäbe (für die Säulenblocks mit einem nach links weisenden Pfeil an der ersten Säule gilt der linke Maßstab 0...100, für alle anderen Säulenblocks der rechte Maßstab 0...20), ist zu entnehmen, daß in den ersten Tests z.B. bei S. sclerotiorum und PCNB Differenzen bis zu 100 % im Hemmungsgrad auftraten. Es kamen hier also empfindliche und völlig resistente Isolate vor. Ähnlich lagen die Verhältnisse bei S. sclerotiorum und Maneb. Bei F. solani f. pisi und Maneb waren Extremdifferenzen bis zu 70 % Hemmungsgraden zu finden, d.h. einige Isolate erwiesen sich dreimal empfindlicher als andere. Auch bei B. cinerea-Isolaten kamen gegenüber Maneb Formen vor, die sich um das Doppelte in der Empfindlichkeit unterschieden. Bei R. solani waren große Differenzen zwischen einzelnen Isolaten im ersten Test bzw. im Test mit dem unter Öl konservierten Material gegenüber Trichlordinitrobenzol zu finden. Bei anderen Kombinationen traten geringere und z.T. auch

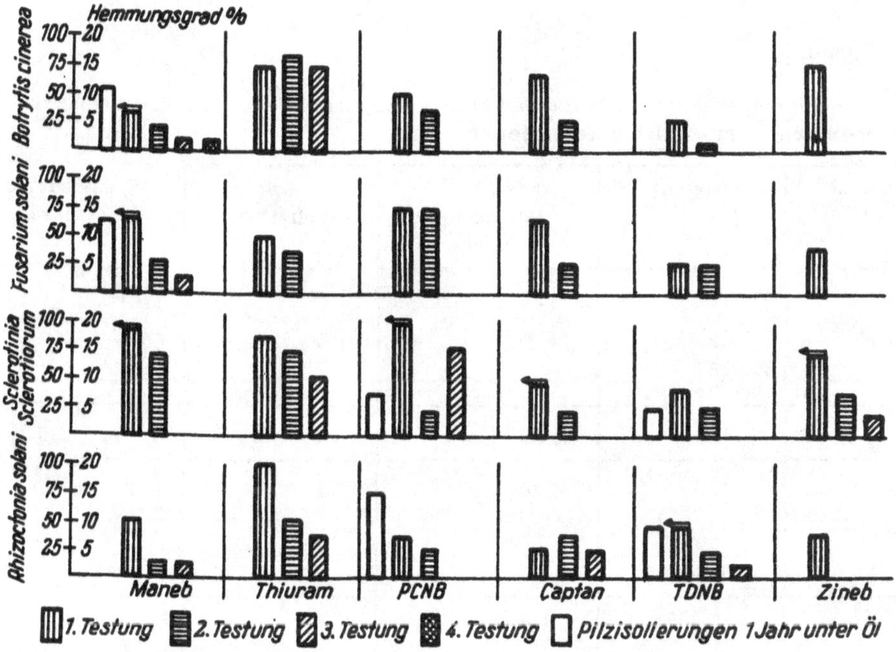

Abb. 1. Veränderung der Extremdifferenzen zwischen 20 Pilzisolierungen bei zeitlich nacheinander folgenden Testungen der Fungizidempfindlichkeit gegenüber 500 ppm AS Fungizid.

keine nennenswerten Variationen auf.

Vergleicht man die beobachteten Extremdifferenzen (Abb. 1) der nachfolgenden Tests bei jeder Kombination miteinander, so findet man - von Ausnahmen abgesehen - den auffälligen Trend einer Abnahme. Von der ersten zur 2. bis 4. Testung verringerte sich mit entsprechender Zunahme der Kulturdauer das Ausmaß der Differenzen im Hemmungsgrad. Interessant ist dabei, daß sich die aus der Konservierung unter Parafinöl untersuchten Isolate trotz gleichen Alters wie die zuletzt geprüften Isolierungen (3. bis 4. Testung), nicht wie diese, sondern wie die der ersten Testung verhielten. Der Unterschied zwischen den unter Öl gehaltenen und den übrigen Isolierungen war lediglich die ständige Kultur der nachgenannten mit 7...8 Übertragungen im Jahr.

Den Tatbestand einer Abnahme der Variabilität in der Fungizidempfindlichkeit von Testung zu Testung verdeutlichen noch anschaulicher die Werte der Tabellen 2, 3, 4 und 5. Man erkennt, daß in nicht wenigen Fällen entweder der Variationskoeffizient als Meßgröße der Gesamtvariabilität oder der Anteil der statistisch signifikanten Differenzen zwischen den Isolaten abnahm. Zuweilen veränderten sich auch beide Meßgrößen in der angedeuteten Richtung. Die Prüfung der unter Öl während der Kulturzeit der übrigen konservierten

Isolierungen erbrachte wiederum ähnliche Resultate wie vorerwähnt.

Tabelle 2

Veränderungen der Variabilität der Fungizidempfindlichkeit von Rhizoctonia solani-Isolierungen in zeitlich differenzierten Tests

Fungizid	Testung	Anzahl Isolierungen (4 Wdhlg.)	Variationskoeffizient	% gesicherte Differenzen
Maneb	1.	20	5	0
	2.	4	1	0
	3.	3	3	0
Zineb	1.	19	0	0
TMTD	1.	20	4	20
	2.	20	2	0
	3.	3	0	0
Captan	1.	20	2	0
	2.	20	1	0
	3.	3	0	n.b.
PCNB	1 Jahr Öl	20	1	48
	1.	20	1	21
	2.	20	3	0
TDNB	1 Jahr Öl	20	3	59
	1.	20	39	0
	2.	20	5	44
	3.	19	2	18

Einen detaillierten Einblick in das Verhalten der Isolate bei einigen Kombinationen vermitteln die Abbildungen 2, 3, 4, 5 und 6. Man erkennt die nicht unbeträchtlichen Variationen (hier in Kurven dargestellt) zwischen den Isolaten im Hemmungsgrad durch das Fungizid, besonders in der ersten Testung mit der kürzesten Kulturdauer nach der Isolierung. Bei den nachfolgenden Tests fiel auf, daß sich nur selten die unmittelbaren Verhaltensweisen der Isolate reproduzieren ließen. Am ehesten schien dies noch dann gegeben, wenn die Nachfolgetestungen relativ dicht beieinander lagen (Abb. 3). Oft verhielten sich die Isolate in den Nachtestungen aber verschieden, zuweilen sogar gegenüber den Vortesten

Tabelle 3

Veränderungen der Variabilität der Fungizidempfindlichkeit von Sclerotinia sclerotiorum-Isolierungen in zeitlich differenzierten Tests

Fungizid	Testung	Anzahl Isolierungen (4 Wdhlg.)	Variations-koeffizient	% gesicherte Differenzen
Maneb	1.	20	11	57
	2.	20	14	42
Zineb	1.	19	36	36
	2.	19	32	44
	3.	13	23	n.b.
TMTD	1.	19	5	12
	2.	19	2	0
	3.	19	5	0
Captan	1.	19	9	28
	2.	19	5	19
PCNB	1 Jahr Öl	15	40	30
	1.	20	35	43
	2.	20	33	9
	3.	19	23	23
TDNB	1 Jahr Öl	14		3
	1.	20	2	12
	2.	20	2	10

entgegengesetzt. Insgesamt glättete sich allerdings der Kurvenzug mit der Zahl der Prüfungen, was wiederum die generelle Abnahme der Variabilität nach längerer Kultur zum Ausdruck bringt.

Um zu einer Einschätzung dieser beobachteten Veränderungen zu kommen, verglichen wir die Durchschnittswerte des festgestellten Hemmungsgrades aller Isolate je Testung mit den aus den Voruntersuchungen des Elternmaterials in den Dosis-Wirkungsprüfungen ermittelten Beeinträchtigungen bei 500 ppm der betreffenden Fungizide. Abbildung 7 gibt diese Gegenüberstellung wieder. Bei der Betrachtung dieser Vergleiche erkennt man in mehreren Fällen, daß die Durchschnittswerte der Isolate nicht denen des Elternmaterials

Tabelle 4

Veränderungen der Variabilität der Fungizidempfindlichkeit von Botrytis cinerea-Isolierungen in zeitlich differenzierten Tests

Fungizid	Testung	Anzahl Isolierungen (4 Wdhlg.)	Variations-koeffizient	% gesicherte Differenzen
	1 Jahr Öl	20	5	48
	1.	18	10	21
Maneb	2.	18	3	19
	3.	4	2	6
	4.	20	1	7
Zineb	1.	20	3	36
	1.	20	2	36
	2.	18	3	33
	3.	4	2	n.b.
Captan	1.	20	3	12
	2.	4	1	0
PCNB	1.	20	1	11
	2.	4	3	n.b.
TDNB	1.	20	2	0
	2.	4	0	0

entsprechen. Sie sind teils höher, teils niedriger. Verschiedentlich zeigen sich gerade dort besondere Abweichungen (z.B. B. cinerea - Maneb; F. solani f. pisi - Maneb; R. solani - TDNB; S. sclerotiorum - Captan), wo auch die Variabilität zwischen den Isolierungen erheblich war. Es hob sich bei diesen Vergleichen auch weiterhin ab, daß offenbar die Schwankungen zwischen den Isolaten - mit wenigen Ausnahmen (besonders Zineb) - am stärksten in den Kombinationen waren, wo die Standardmenge von 500 ppm eines Fungizids beim Elternmaterial noch nicht zu hohen Hemmungsgraden führte (z.B. F. solani f. pisi - Maneb; S. sclerotiorum - PCNB). Während letzteres Ergebnis den Erwartungen entsprach, scheint uns ein noch anderer aus der Abbildung 7 ersichtlicher Trend bemerkenswert. Die anfangs von den Eltern abweichenden Durchschnittswerte der Hemmung aller Isolierungen in den Einzeltests nähern sich mit der Zahl der Prüfungen, parallel mit der be-

Tabelle 5

Veränderungen der Variabilität der Fungizidempfindlichkeit von Fusarium solani f. pisi - Isolierungen in zeitlich differenzierten Tests

Fungizid	Testung	Anzahl Isolierungen (4 Wdhlg.)	Variationskoeffizient	% gesicherte Differenzen
Maneb	1 Jahr Öl	20	16	47
	1.	20	12	37
	2.	20	10	40
	3.	14	3	31
Zineb	1.	19	11	6
TMTD	1.	19	3	4
	2.	4	1	n.b.
Captan	1.	20	4	6
	2.	8	4	0
PCNB	1.	20	3	57
	2.	8	5	67
TDNB	1.	19	4	0
	2.	4	0	0

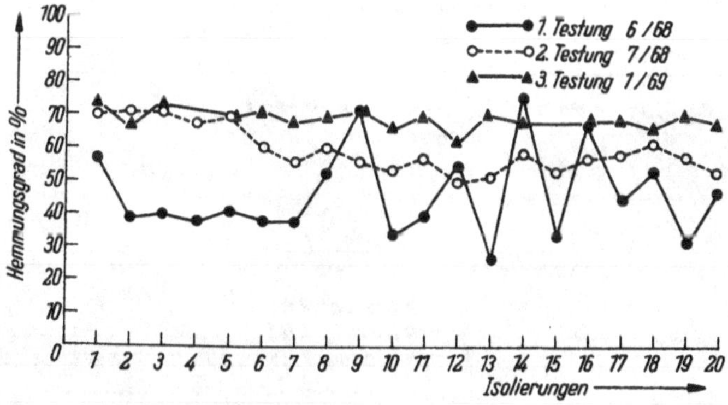

Abb. 2. Rhizoctonia solani, Olpisan (Trichlordinitrobenzol) 500 ppm.

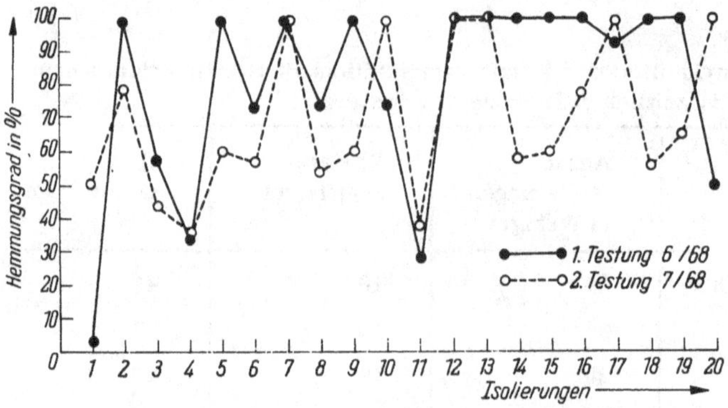

Abb. 3. Sclerotinia sclerotiorum, Maneb 500 ppm.

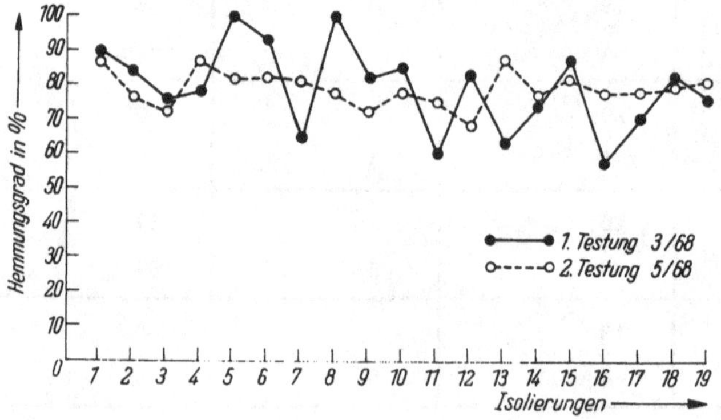

Abb. 4. Sclerotinia sclerotiorum, Captan 500 ppm.

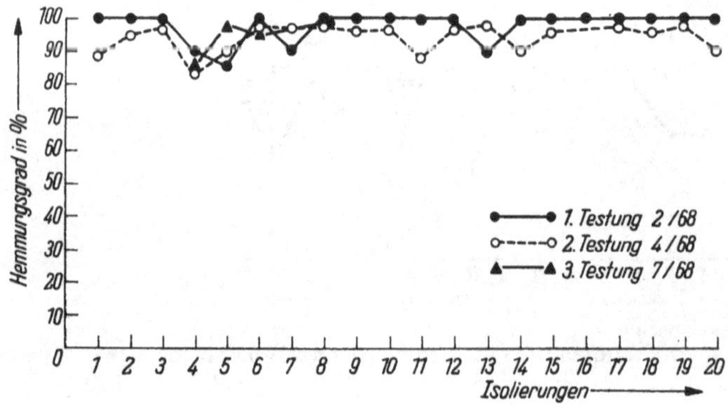

Abb. 5. Botrytis cinerea, Thiuram 500 ppm.

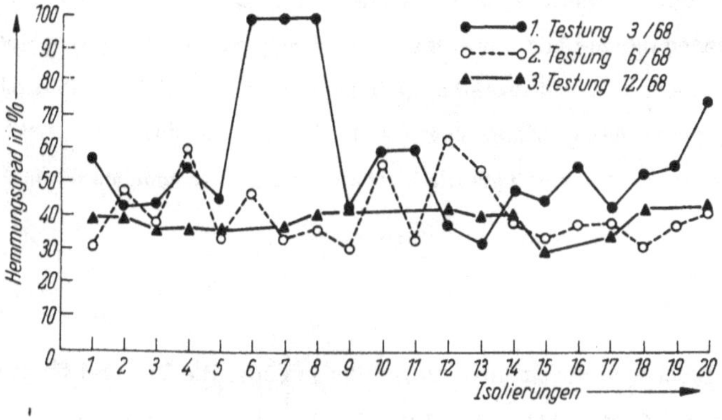

Abb. 6. Fusarium solani f. pisi, Maneb 500 ppm.

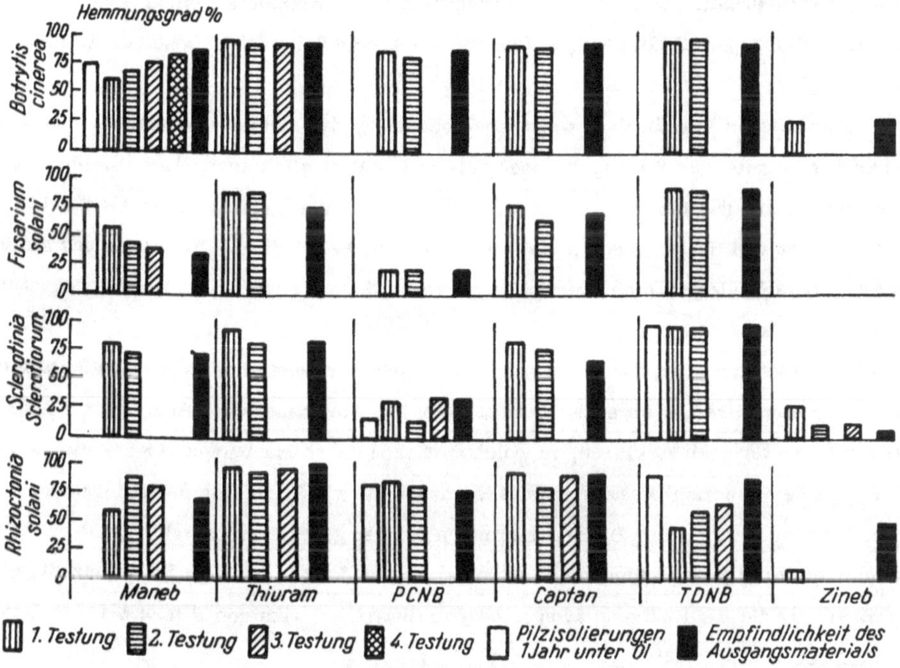

Abb. 7. Veränderung der durchschnittlichen Fungizidempfindlichkeit von 20 Pilzisolierungen bei zeitlich nacheinanderfolgenden Tests gegen 500 ppm AS Fungizid im Vergleich zur Empfindlichkeit des Ausgangsmaterials der Isolierungen.

schriebenen Verringerung der Variabilität, den Ausgangswerten des Ursprungsmaterials. Damit scheint in den Grenzen der Methodik mit der Abisolierung der Hyphenspitzen- oder Konidialkulturen eine Auftrennung der Elternstämme bezüglich der Fungizidempfindlichkeit erreicht worden zu sein, wobei diese Auftrennung mit zunehmender Kultur ohne Selektionsdruck aber nicht konstant bleibt, sondern sich die Verhältnisse des Ausgangsmaterials wieder einstellen.

Diskussion

Versucht man diese Erscheinungen mit anderen Vorstellungen über die Variabilität morphologischer und physiologischer Eigenschaften der Pilze in Einklang zu bringen, so bietet sich als einfachstes folgende Deutung an. Bei der Gewinnung der vom Elternstamm sich in der Fungizidempfindlichkeit unterscheidenden Isolate hat ein Selektion bestimmter Kerne aus einem Heterokaryontensystem stattgefunden. Das Heterokaryontensystem weist dabei, wie das Elternverhalten und die Veränderungstrends der Abisolate zeigen, art- oder rassenspezifische Stabilitäten auf, sofern nicht extreme Selektionsdrücke zur Entmischung führen.

Für praktische Verhältnisse würde dies bedeuten, daß einfache Selektionen fungizidresistenter Formen aus Pilzpopulationen relativ leicht möglich sind. Nach Abklingen des Selektionsdruckes dürften sich jedoch diese Formen auf die Dauer gesehen als nicht konstant erweisen,und Unterschiede in der Zeitdauer der Beständigkeit brauchten nur als Folgen eines verschieden starken Entmischungsgrades der ursprünglichen Karyontensysteme aufzufassen sein.

Offen bleibt dann nur, inwieweit ein kontinuierlicher Selektionsdruck neue Stabilitäten eines Karyontensystems erzeugen kann und damit echte, dauerhafte Adaptationen. Es bleibt auch weiter noch zu klären, in welchem Grade durch Mutation und Kombination in der Fungizidempfindlichkeit neue stabile Kernsysteme als Pilzstämme oder -rassen entstehen können. Soweit diese Differenzierungen bei der gegebenen Variabilität der Fungizidempfindlichkeit jedoch noch nicht getroffen werden können, sollten Resistenzunterschiede mit der für die Einschätzung auch sonstiger Charakteristika von Pilzen erforderlichen Vorsicht beurteilt werden.

Zusammenfassung

Im Rahmen von Studien über die Fungizidadaptation phytopathogener Pilze wurde die Variabilität der Fungizidempfindlichkeit und ihre Konstanz bei verschiedenen Pilzarten nach Auftrennung in Einzelkonidal- und Hyphen-Spitzenisolierungen untersucht. Zur Testung gelangten je 20 Hyphenspitzenisolierungen von Sclerotinia sclerotiorum und Rhizoctonia solani sowie 20 Makrokonidialisolierungen von Fusarium solani f. pisi und 20 Konidialisolierungen von Botrytis cinerea. Ihre Prüfung erfolgte im Wachstumstest auf Fungizidagar gegenüber jeweils 500 ppm (AS) Zineb, Maneb, Thiuram, Captan, PCNB und Trichlordinitrobenzol. Die Empfindlichkeit wurde an der täglichen Wachstumsrate relativ zur Entwicklung der Pilze auf fungizidfreiem Agar gemessen (Wuchshemmung). Die Untersuchungen erstreckten sich auf Vergleiche der Fungizidempfindlichkeit der Isolierungen gegenüber dem Elternstamm und der Isolierungen nach ihrer Gewinnung gegenüber Folgetestungen im Anschluß an längere Kultur auf fungizidfreiem Medium.

Große Differenzen und eine hohe Variabilität traten zwischen den Isolierungen besonders der Pilze auf, bei denen die Wirkung der verwendeten Fungizidmenge noch nicht sehr hoch war. Bei starker bzw. fehlender Wirkung waren die Schwankungen gering. In den Folgetestungen blieben diese Differenzen jedoch nicht konstant, auch Unterschiede von empfindlich zu fast völlig resistent. Die Variationsbreite, der Variabilitätskoeffizient und der Anteil gesicherter Differenzen zwischen den Isolierungen nahmen nach längerer fungizidfreier Kultur ständig ab. Eine Übereinstimmung des Verhaltens der Isolierungen im Nachtest war selten. Mit Geringerwerden der Schwankungen entsprach der Durchschnitt der Isolierungen wieder weitgehend dem Empfindlichkeitsgrad des Elternstammes.

Für die untersuchten Fälle ließ sich ableiten, daß infolge der Heterogenität des Pilzmaterials eine Selektion extrem reagierender Varianten möglich, ihre Konstanz bei fehlendem Selektionsdruck aber begrenzt ist, sofern nicht neue Stabilitäten durch Mutation oder dauerhafte Adaptationen vorliegen. Solange diese Differenzierungen nicht getroffen werden können, ist bei der vorliegenden Variabilität die Beurteilung einfacher Unterschiede in der Fungizidresistenz von Isolierungen und Stämmen mit der notwendigen Vorsicht vorzunehmen.

LITERATUR

ASHIDA, J.: Ann. Rev. Phytopathology 3, 153-174 (1965).

DEKKER, J.: I. Intern. Congress of Plant Pathology London 14.-26. July, Abstracts 43 (1968).

DOMSCH, K.H.: Ann. Rev. Phytopathology 2, 293-320 (1964).

ELSAID, H.H. und J.B. SINCLAIR: Phytopathology 54, 518-522 (1964).

GEORGOPOULOS, S.G. und C. ZARACOVITIS: Ann. Rev. Phytopathology 5, 109-130 (1967).

MAYER, K.: Mittlg. Biol. Bundesanstalt, Berlin-Dahlem, Heft 132, 140-153 (1969).

PARRY, K.E. und R.K.S. WOOD: Ann. appl. Biol. 46, 446-456 (1958).

PARRY, K.E. und R.K.S. WOOD: Ann. appl. Biol. 47, 1-9 (1959).

SHATLA, M.N. und J.B. SINCLAIR: Phytopathology 53, 625 (1963).

SYMPOSIUMSBERICHT: Internationales Symposium, Wernigerode am Harz, Mai 1967. Herausgegeb. Biol. Gesellschaft der DDR, Berlin, Komm. Verlag VEB Gustav Fischer, Jena (1968).

THOMAS, W.D.: Phytopathology 52, 366 (1962).

DISKUSSION

GRÜNZEL (Magdeburg): Sie führen Ihre Ergebnisse auf eine Heterokaryonten-Entmischung zurück. Sie nannten als Testarten nur Basidiomyceten und Ascomyceten. Haben Sie auch mit Phycomyceten, die sich von den Genannten karyologisch wesentlich unterscheiden, entsprechende Versuche durchgeführt?

BOCHOW (Berlin): In dieser Richtung wurde mit Phycomyceten nicht getestet, obgleich sie (Pythium debaryanum) im Versuchsprogramm zur Frage der Prüfung von Adaptationen mit einbezogen sind. Die vorgetragene Auswertung der Versuche hat sich außerhalb des Versuchsplanes ergeben. Wir werden die Verhältnisse bei Phycomyceten natürlich nachprüfen müssen.

MÜLLER (Aschersleben): Sie erwähnten die Inkostanz fungizidresistenter Stämme. Trifft das für alle Fälle zu?

BOCHOW: Nein, wir haben zwischen verschiedenen Formen des Zustandkommens der Resistenz zu unterscheiden, soweit wir das nach unseren Beobachtungen überblicken können. Die einfachste Form wäre die Selektion, so wie ich sie vorstellte, wobei wir zunächst als Mechanismus an eine Entmischung des Heterokaryontensystems denken müssen, die nicht konstant bleibt und nach Abklingen des Selektionsdruckes wieder zurückgeht. Die zweite denkbare Form wäre eine, allerdings nur nach langem Selektionsdruck hervorgehende Veränderung des Karyontensystems auf die ausschließliche Entwicklung resistenter Teile des Systems, wobei zu prüfen wäre, ob diese konstant bleibt und dann als echte dauerhafte Adaptation anzusprechen wäre. Die dritte Form wäre die Entwicklung von resistenten Mutationen, die zu neuen, dann vermutlich dauerhaften Karyontensystemen führt. Es ist die Frage, ob letztere Möglichkeiten in praxi eine große Rolle spielen. Mutationen wahrscheinlich nur dann, wenn mit der Fungizidresistenz nicht andere Eigenschaften (Infektiosität, Vitalität etc.) verloren gehen. Natürlich sind die neuen "konstanten" Systeme dann erneut selektiven Veränderungen unterworfen.

V. PROBLEME DES SCREENINGS FÜR BIOLOGISCH AKTIVE VERBINDUNGEN

DIE SUCHE NACH NEUEN BIOLOGISCH AKTIVEN SUBSTANZEN - PROBLEME UND MÖGLICHKEITEN

W. FLECK

Institut für Mikrobiologie und experimentelle Therapie Jena der
Deutschen Akademie der Wissenschaften zu Berlin (DDR)

Bei der Suche nach neuen biologisch aktiven Substanzen, die Stoffwechselreaktionen bei Mensch, Tier, Pflanze oder Mikroorganismus beeinflussen, sind in den letzten 3 Jahrzehnten zahlreiche Verbindungen entdeckt worden, die die Chemotherapie der Human- und Veterinärmedizin verbessert wie auch die Landwirtschaft gefördert haben. Insbesondere auf den Gebieten der Antibiotica-, Vitamin- und Hormonforschung sind so zahlreiche Erfolge erzielt worden, daß sich die Frage stellt, ob zukünftig der rasche Fortschritt auf dem Gebiet der Arzneimittelentwicklung beibehalten werden kann und wenn ja, welche Voraussetzungen dafür bestehen. Im folgenden soll von den bekannten Erfahrungen der Arzneimittelforschung ausgegangen werden, um die spezielle Problematik der Carcinostatica-Suche zu beleuchten. Dabei wird keine Übersicht über bereits bekannte und erprobte Screening-Programme angestrebt, vielmehr sollen einige Trends der Tumorforschung charakterisiert werden, um dabei Ansatzpunkte für die Krebs-Chemotherapie auszuloten, die Grundlage sein könnten für die Entwicklung neuer Screening-Programme zur Auffindung potentieller Carcinostatica.

Auf Grund der vielen Hypothesen über die Art der Tumorzellen-Entstehung aus Normalzellen, über abweichende Eigenschaften und über die Möglichkeiten, Tumorzellen in Normalzellen zurückzuverwandeln bzw. aus dem Organismus zu eliminieren, ist es bisher nicht möglich, ein Screening-Programm aufzubauen, das alle potentiellen Ansatzpunkte für die Krebs-Chemotherapie auf Grund der derzeitig bekannten Fakten und Zusammenhänge berücksichtigt.

Während einige Forschergruppen in dem gesteigerten Gärungsstoffwechsel der Tumorzelle Angriffspunkte für eine zukünftige Krebs-Chemotherapie sehen (WARBURG et al. 1966), versuchen andere Arbeitsgruppen die Thermosensibilität und pH-Verschiebungen in der Tumorzelle auszunutzen, um eine selektive Tumorzellen-Schädigung in vivo durch Säuredenaturierung lebenswichtiger Proteine (z.B. Proteine der Zellmembran, Enzym-Proteine u.a.) und durch Destabilisierung der Lysosomen zu erreichen (von ARDENNE und REITNAUER 1968). Ferner ist die erhöhte DNS-Synthese der Tumorzelle bevorzugtes Angriffsziel bisheriger Cytostatica-Therapie, wie auch die veränderten immunologischen Eigenschaften der Tumorzellen (PASTERNAK 1967), die Einflußnahme auf Kontrollmechanismen der Zellproliferation (TREPEL 1969), das Transport-Wirkform-Prinzip der Chemotherapie (DRUCKREY 1965), der postulierte Zusammenhang zwischen genetischem und elektrischem Informationssystem (SCHALTEGGER 1966) bei der Entstehung "exogener Informationskrankheiten" (Neoplasmen), das Membrankonzept der Neoplasie (WALLACH 1968) und die damit verbundene Virus-induzierte "maligne" Zelltransformation (SACHS 1967, BLACK 1968) weitere Ansatzpunkte für eine zukünftige Krebs-chemotherapie nachweisen können, sofern sich die Erkenntnisse der Molekularbiologie erweitern lassen, die in den letzten 15 Jahren mit Hilfe geistreicher wie subtiler Methoden gewonnen wurden.

Die Hoffnungen der Medizin, zukünftig auch die derzeit meist unheilbaren Malignome therapeutisch erfolgreich angehen zu können, gründen sich auf diese Erkenntnisse.

Besonders die Strukturaufklärung der Nucleinsäuren, die Entdeckung ihrer biologischen Funktion bei der Speicherung genetischer Informationen mit Hilfe des Purin-Pyrimidin-Basen-Codes, die Entdeckung von Replikations- und Transkriptions-Mechanismen und ihrer Bedeutung für die Weitergabe genetischer Informationen in lebenden Systemen, ferner die Entdeckung des Tripletcodes und der Translationsvorgänge sowie ihrer Bedeutung für die genetische Informationsverarbeitung an den Orten der Proteinbiosynthese der Zelle und der damit verbundenen Möglichkeiten, genetisch fixierte Enzymmuster zeit-, orts- und umweltspezifisch bereitzustellen und schließlich die Entdeckung von Gen-Regulationsmechanismen (Enzym-Induktion und -Repression), haben den Optimismus in der modernen Medizin wesentlich gefördert.

Bedeutung der viralen Ätiologie des Krebses für die Chemotherapie

Ursprünglich gab es zwischen den Forschungsbereichen der Krebs-Chemotherapie und Virologie wenig Berührungspunkte auf experimentellem Gebiet. Seitdem jedoch verschiedene Chemotherapeutica erfolgreich bei der Aufklärung der Virus-Wirt-Beziehungen als Forschungsmittel eingesetzt, die Virus-induzierte Transformation von Zellen und die dauernde Realisierung Virus-codierter Funktionen in diesen Zellen nachgewiesen werden konnten, verbinden sich beide Bereiche mit dem Ziel, wirkungsvollere Chemotherapeutica gegen Viren und transformierte Zellen zu entwickeln.

Im Falle der Virusinfektion bedeutet das Eindringen von Virusnucleinsäuren in die Zelle eine Einführung fremden genetischen Materials, das mit den Funktionen der Wirtszelle interferiert.

Bei Analyse der gegenwärtigen Kenntnisse über die Vorgänge der Virusvermehrung in intakten biologischen Systemen zeichnen sich bisher verschiedene potentielle Angriffspunkte für eine Virus-Chemotherapie ab:

1. sollten Substanzen gefunden werden, die extrazelluläre Viruspartikel strukturell schädigen, so daß deren Infektiosität aufgehoben ist (Desinfektionsmittel). Diese Verbindungen würden prophylaktische Maßnahmen unterstützen.
2. sollten Chemotherapeutica zu finden sein, die das Initialstadium der Virusinfektion beeinflussen, dadurch die Adsorption der Viren an Rezeptoren der Zellmembran verhindern oder die Viruspenetration in die Wirtszelle stören (Interferon-Stimulantien, Adamantanamin, Lysozym u.a.)
3. sind chemische Strukturen zu erwarten, die die Replikation der Virus-NS hemmen (z.B. halogenierte Pyrimidine, alkylierende Naturstoffe und Synthetica, NS-Komplexbildner u.a.), ohne die evtl. durch Histone "maskierten" zelleigenen NS in gleichstarkem Maße anzugreifen.
4. sind bereits Verbindungen gefunden worden mit Wirkung auf die virale RNS-Polymerase (Guanidine) oder andere Virus-spezifische Funktionen (Benzimidazole).
5. kann die Virus-codierte Funktion auch auf der Translationsebene inhibiert werden (Proteinsynthese-Inhibitoren). Allerdings kann dieser Umstand durch die allgemein verringerte Stoffwechselaktivität der Wirtszelle verursacht sein.
6. lassen sich Verbindungen finden, die eine späte Entwicklungsphase der Viren (Komplettierungsvorgänge) treffen (Thiosemicarbazone).

Die genannten Angriffspunkte potentieller Virostatica sind vor allem in Wirtssystemen gefunden worden, die mit "virulenten" Virusstämmen infiziert waren.

Zahlreiche Indizien und indirekte Beweise legen in jüngster Zeit nahe, daß die sog. "latenten" Virusinfektionen analog der Lysogenisierung von Bakterien zur Integration des eingedrungenen Virusgenoms oder eines Anteils desselben in das Zellgenom und zur Konversion, d.h. zu Virus-kontrollierten Eigenschaftsänderungen der Wirtszelle führen. Es wird ferner für sehr wahrscheinlich gehalten, daß zu diesen Konversionen auch die "maligne" Transformation gehört.

Bei Tieren sind bisher etwa 40 Virusarten bekannt, die ursächlich mit der Tumorbildung in Zusammenhang stehen, und es erscheint unwahrscheinlich, daß der Mensch in dieser Beziehung eine Ausnahme bilden sollte.

Wenn es zukünftig der Molekularbiologie gelingt, den Integrations- und den rückläufigen Abheftungs-Mechanismus (Provirus-Induktion) bei animalischen Viren in Zellen höherer Organismen zu analysieren, wie das bei bakteriellen Viren auf molekularem Niveau teilweise bekannt ist, dann sollten neue methodische Ansätze ableitbar werden, die zum

Auffinden von Chemotherapeutica oder zu immunologischen Maßnahmen führen, die die Lysogenisierung der Säugerzelle verhindern oder die bereits in der Virus-transformierten Zelle integrierte Virus-NS aus deren Genom abheften und anschließend inaktivieren bzw. aus der Zelle eliminieren.

Daraus ergibt sich, daß sich die potentiellen Ansatzpunkte der Chemotherapie Virus-transformierter Tumorzellen von denen der Chemotherapie virulenter Virusinfektionen unterscheiden können.

Theoretisch darf davon ausgegangen werden, daß die Entfernung des onkogenen Virusgenoms (bzw. des funktionierenden Anteils) aus der Zelle letztere aus dem transformierten in den ursprünglichen Zustand revertieren läßt. Tatsächlich sind solche spontan auftretenden Reversionen in Tumorzellinien bereits beobachtet worden, bei denen entweder die NS des onkogenen Virus völlig entfernt (Rous Sarkom Virus - MACPHERSON 1966, WEISS et al. 1968) oder ein Teil der Virus-codierten Funktionen dauerhaft reprimiert wurden (Polyoma Virus - RABINOWITZ und SACHS 1968). Interessant ist in letzterem Falle, daß die revertierten Zellvarianten, die aus einer Population Polyoma-transformierter Zellen selektiert werden konnten, in vivo eine deutlich schwächere Tumorinduktionsfähigkeit aufwiesen als der Parentstamm, aus dem sie nach Reversion selektiert wurden. Die Revertanten unterschieden sich ferner vom Ausgangsstamm durch Veränderungen in der Zellmembran, woraus ein verändertes Zellkontakt-Hemmungsphänomen resultierte. Dennoch ließ sich mit Hilfe immunologischer und molekularbiologischer Methoden nachweisen, daß das Polyoma-spezifische Tumorantigen im Kern noch vorhanden und Polyoma-spezifische m-RNS mit Virus-spezifischer DNS hybridisierbar ist.

Aus diesen Ergebnissen geht hervor, daß eine "Integration" des Virusgenoms in das genetische Material der Wirtszelle noch nicht notwendigerweise mit einer Veränderung der Zellkontakthemmung oder mit einer starken Tumorinduktionswirkung im Tier korreliert sein muß. Es darf vielmehr angenommen werden, daß auch in Virus-transformierten Zellen bestimmte Virus-spezifische Funktionen reprimiert sein können, ohne daß es zu einem Verlust des Virusgenoms kommt. Inwieweit sich bei diesen Repressionen die Art der Virusintegration oder die genetische Information des Virusgenoms selbst geändert hat, ist noch ebenso unklar, wie die Antwort auf die Frage, ob das Virus milieubedingt den integrierten und extrachromosomalen Zustand wechseln kann.

Für die Chemotherapie der Virus-induzierten Tumore stellt sich die derzeit noch nicht beantwortbare Frage, welche Bedingungen geschaffen werden müssen, um die beobachteten 2 Typen von Spontan-Reversionen (Viruseliminierung = "curing effect" bzw. Repression der Virus-codierten Funktionen, die zur Zelltransformation führen) künstlich auszulösen.

Zahlreiche Forschergruppen, die die Vorgänge bei der Virus-induzierten Transformation in der Gewebekultur studieren, konzentrieren sich in jüngster Zeit auf folgende Ansatzpunkte für chemotherapeutische Maßnahmen, die eine "Heilung" der Tumorzelle von dem onkogenen Virus anstreben:

1. wird nach chemischen Agentien gesucht, die eine "Provirus-Induktion" in der Tumorzelle bewirken
2. werden Verbindungen gesucht, die den Prozeß der Virusintegration verhindern können
3. werden Substanzen gesucht, die eine Inaktivierung der "extrachromosomalen" Virus-NS durch selektive Wechselwirkung mit derselben verursachen
4. werden Chemotherapeutica gesucht, die zu einer Eliminierung des zellfremden Virusgenoms durch Einfluß auf das Methylierungsmuster - Aktivierung Virus-spezifischer Nucleasen) führen.

Gegenwärtig werden die Möglichkeiten einer potentiellen Chemotherapie Virus-induzierter Tumoren zunächst unter in vitro-Bedingungen studiert. Es wird dabei versucht, unter kombinierter Anwendung von Wirkstoffen, die sich in ihrem Wirkungsmechanismus unterscheiden und unter Einsatz neuer Methoden der Zell- und Gewebezüchtung zu prüfen, inwieweit

a) eine "Provirus-Induktion" in Tumorzellen auszulösen ist
b) die Virus-transformierte Zelltransformation zu verhindern ist
c) die intrazelluläre Virusvermehrung gestört oder die chemisch induzierten Viren in einem nachfolgenden Schritt aus der Zelle eliminiert werden können.

Bei diesen Untersuchungen hat sich herausgestellt, daß verschiedene chemische Verbindungen, die auf universelle und daher in allen biologischen Systemen verbreitete Mechanismen des NS-Stoffwechsels einwirken, ihre biologische Aktivität sowohl in Mikroben- als auch in Säugerzellen entfalten (z.B. Replikations-, Transkriptions-, Rekombinations-Störungen und Auslösung von "Repair"-Phänomenen).

So konnte gezeigt werden, daß Verbindungen, die Prophagen lysogener Bakterien induzieren, auch eine "Provirus-Induktion" in Virus-transformierten Säugerzellen bewirken (GERBER 1964, BURNS and BLACK 1968).

Auch onkogene RNS-Viren (Leukämie-Viren bei Nager und Geflügel, Rous Sarkom-Virus, Mammacarcinom-Virus der Nager) können aus den von ihnen induzierten Tumoren in infektiöser Form zurückgewonnen werden (HARRIS 1966, HILLEMAN 1966, WHO-Report 1965).

In anderen Fällen bedarf es besonderer Verfahren, wie die Verwendung sog. "Helfer"-

Viren (RUBIN 1964), um das inkomplette, induzierte Virusgenom zu vervollständigen, so daß komplette und infektiöse Partikel nachgewiesen werden können.

Induktionsversuche an Tumorzellen mit DNS-enthaltenden Tumorviren (Adeno-, SV40- oder Polyoma-Viren) zeigten ebenfalls Erfolge, wenn die transformierten Zellen zusammen mit sog. Inkubatorzellen gezüchtet wurden (TAUCHNITZ und KELLER 1969). Die Inkubatorzellen stellen dabei Virus-sensible, normale Zellen dar und sind ein Analogon zu den alysogenen, aber Phagen-sensiblen Indikatorzellen von Bakterien, die schon länger in der Mikrobiologie eingesetzt werden, um die Wirkung Prophagen-induzierender Verbindungen sichtbar zu machen (FLECK 1968). Auch MARTI et al. (1968) ist es gelungen, Adeno-Virus 12 aus Tumorzellen zu reisolieren, die von einem Adeno 12-induzierten Hamstertumor abstammten. DUBBS und KIT (1968) gelang kürzlich die Induktion von SV40-Viren in SV40-transformierten Nierenzellen der Maus, nachdem sie die Tumorzellen zusammen mit sensiblen Affennierenzellen (CV-1) und mit UV-bestrahltem Sendai-Virus inkubiert hatten. Die Autoren konnten mit dieser Technik sowohl den Gesamtertrag infektiöser SV40-Partikel pro Kultur als auch die Induktionsfrequenz bestimmen und in verschiedenen SV40-transformierten Mäuse- und Hamstergeweben das Virus nach 30-50 Std. freisetzen. Interessant ist, daß Zellinien isoliert werden konnten, die nach Induktion viele, wenige oder gar keine Viren bildeten. In letzterem Falle ist eine defektlysogene Mutante charakterisiert worden, bei der Loci mutiert waren, die für die Abheftung des SV40-Virus vom "Integrationsort" oder für die Replikation verantwortlich sind.

Analoge Verhältnisse sind von der Molekularbiologie bereits an mikrobiologischen Objekten untersucht worden.

KNOWLES et al. (1968) ist ebenfalls die Freisetzung infektiöser SV40-Viren aus verschiedenen SV40-transformierten Tumorzellen gelungen, nachdem sie verschiedenen Tumorzellinien zur Fusion brachten. Es wird angenommen, daß es nach Fusion unterschiedlich defektlysogener Tumorzellen zur Rekombination und Komplettierung der Virusgenomanteile kommt, so daß komplette und damit infektiöse Partikel freigesetzt werden können. Die genetische Konstitution der fusionierenden Tumorzellen scheint dabei eine untergeordnete Rolle zu spielen, denn auch die Fusion SV40-transformierter Hamster-, Mäuse- bzw. Humanzellen führte zur Virusinduktion. Dagegen scheint die Aktivierung von SV40-Virus abhängig zu sein vom Zustand des Virusgenoms in der transformierten Zelle und von der Art und Anwesenheit bestimmter Wirtszell-Faktoren, die den Status des Virusgenoms beeinflussen.

Es sind aber auch Tumorzellen gefunden worden, die das komplette Virusgenom enthalten. Nachweislich sind allerdings die "späten" Funktionen für die Virusvermehrung reprimiert, so daß gegenwärtig die Natur des "Repressors" genauer studiert wird.

Repressoren, mit deren Hilfe der lysogene Regelmechanismus in Bakterien aufrechterhalten wird, sind für das E.coli-System bereits isoliert worden (PTASHNE 1967).

Von BURNS et al. (1968) ist ferner berichtet worden, daß in SV40-transformierten Hamsternierenzellen in vitro eine Virusinduktion nach Mitomycin C-Zusatz und nach Kokultivierung mit sensiblen Inkubatorzellen bzw. nach Fusionsversuchen gelungen ist. Die Induzierbarkeit war innerhalb verschiedener Zellklone unterschiedlich und es wird eine Korrelation zwischen der Induzierbarkeit und den malignen Potenzen der Tumorzellen angenommen.

Eine andere Möglichkeit, den Virus-induzierten Transformationszustand der Tumorzelle zu beseitigen, könnte in einem enzymatischen Abbau der Virus-spezifischen Nucleinsäuren durch entsprechende Nucleasen bestehen. Damit würden die Realisierung der Virus-codierten Funktionen und die verbundenen Membran-, Antigen- und Regulationsänderungen verhindert. Diese Vorstellung wird durch Untersuchungsergebnisse gestützt, die in den letzten Jahren an Mikroben und Säugerzellen gewonnen wurden und die zeigen, daß die Nucleinsäuren in den Zellen als Folge einer Polymerisierung von Nucleotiden durch DNS- und RNS-Polymerasen entstehen, jedoch nachträglich durch verschiedene enzymatische Prozesse "modifiziert" werden können. Zahlreiche Enzyme, die die Thiolierung, Reduktion, Glucosylierung, Phosphorylierung oder Methylierung von NS-Material katalysieren, sind bereits beschrieben. Eine Übersicht über das Vorkommen methylierter Basen, über Methyldonatoren und die Bedeutung der Methylsubstitution an NS-Molekülen ist von SCHLEE (1969) gegeben. Danach fungieren die methylierenden Enzyme artspezifisch, so daß sich eine entsprechende Individualität in Zahl und Verteilung der methylierten Nucleotide in der NS eines Organismus ergibt. Von den einzelnen NS-Arten zeigen neben der DNS insbesondere die stabile RNS(r-RNS) und vor allem die Transfer-RNS(t-RNS) jeweils charakteristische Methylsubstitutionen und es wird angeneommen, daß das Methylierungsmuster einer NS die Nucleasen befähigt, zwischen zelleigenen und "fremden" Polynucleotiden zu unterscheiden.

Es wird ferner angenommen, daß bestimmte chemische Verbindungen das Methylierungsmuster der t-RNS stark verändern und dadurch zu einem falschen Translationsergebnis führen (McCALLA 1968, MAGEE 1968).

Daß eine Methylierung bestimmter RNS-Typen zu einem falschen Codieren bei der Translation führt, ist bereits bei E.coli gefunden worden (PETERKOFSKY et al. 1966), REVEL und LITTAUER 1966).

Wenn es zukünftig gelingt, nähere Einblicke in die Methylierungsvorgänge an Trägern genetischer Information zu gewinnen und weitere Zusammenhänge zwischen dem bei Mikroben schon länger untersuchten Phänomen der Virus-Modifikation und -Restriktion aufzuzeigen, so sollte sich überprüfen lassen, ob Virus-spezifische Nucleasen, Inhibitoren von Methylasen, Stimulatoren von Methylierungsprozessen, Methyldonatoren und das Methylierungsmuster ändernde Substanzen mit entsprechenden Screening-Programmen gefunden und zwecks "Heilung" der Virus-transformierten Zelle von dem funktionierenden Virusgenomanteil eingesetzt werden können.

Vermutlich sind die Reparaturmechanismen der Zelle, die Strukturschäden der DNS beseitigen, auch im Zusammenhang mit Methylierungsvorgängen zu sehen.

Mikrobiologische Screening-Methoden für die Suche nach potentiellen Carcinostatica

Der Aufstellung eines Screening-Programms für die Suche nach potentiellen Chemotherapeutica gegen Virus-induzierte Tumore liegt die Arbeitshypothese zugrunde, daß onkogene Viren temperierte animalische Viren darstellen (GEISSLER 1967), die zusätzliche genetische Information in das Wirtszellgenom einbringen. Die durch die Virus-NS kontrollierte Synthese "zellfremder" Proteine kann neben Änderungen der Antigeneigenschaften auch zu Veränderungen der Struktur und Funktion biologischer Membranen (Plasma-, Kern-, Mitochondrien-, Lysosomen-Membran und Endoplasmatisches Retikulum) führen. Dadurch können die bekannten Störungen membrangebundener Stoffwechsel-Kontrollmechanismen in der Virus-induzierten Tumorzelle erklärt werden.

1. Möglichkeiten, die Tumorzellen in den "Normalzustand" revertieren zu lassen, werden in der Eliminierung des Virusgenoms ("curing effect") bzw. in der selektiven und dauerhaften Repression Virus-spezifischer Funktionen gesehen.
2. In der Gewebekultur ist beobachtet worden, daß eine Virusinduktion, ein "curing effect" (d.h. eine Reversion in den Virus-freien Ausgangszustand) und eine Repression Virus-codierter Funktionen (trotz Anwesenheit des Virusgenoms) bei Virus-induzierten Tumorzellen aus Versuchstieren eintreten können.
3. Ferner hat sich herausgestellt, daß Substanzen mit Wirkung auf universelle biologische Mechanismen (Replikations-, Transkriptions-, Rekombinations-, Repair- u.a. Regelmechanismen) sowohl in Mikroben als auch in Säugerzellen ihre biologische Aktivität entfalten, sofern sie die entsprechenden Angriffsorte im NS-Stoffwechsel erreichen.
4. Wir haben daher als Screening-Modelle nicht, wie zukünftig erstrebenswert, mit onkogenen Viren infizierte Säugerzellen eingesetzt, sondern die aus bekannten Gründen molekularbiologisch besser untersuchten und mit geringerem Zeit- und Materialaufwand zu handhabenden bakteriellen Virus- und Bakterien-Mutanten.

5. Die verwendeten Screening-Modelle werden von uns nicht als Modell der Tumorzelle betrachtet, sondern dienen lediglich zur Vorauswahl spezifisch im NS-Stoffwechsel eingreifender Verbindungen, deren Wirkung auf Grund der ausgearbeiteten Screening-, Selektions- und Bioautographie-Methoden sichtbar gemacht werden kann. Damit ist Voraussetzung für die chemische Isolierung des aktiven Prinzips gegeben, das nachfolgend auf seinen chemotherapeutischen Wert bei der Behandlung von Malignomen in vivo untersucht werden muß.

6. Eine Vorauswahl von spezifisch wirkenden Naturstoffen unter Tausenden von mikrobiellen Fermentationslösungen gebietet nicht nur die begrenzte Kapazität, Tierversuche durchführen zu können. Vielmehr zeigen auch die internationalen Erfahrungen, daß ein "blindes" Suchprogramm, wie es in den USA in den Jahren von 1955 bis 1963 in einer Gemeinschaftsarbeit der Cancer Chemotherapy National Service Center (CCNSC) mit 3 transplantablen Tumoren in vivo mit 90 000 Synthetica, 20 000 Pflanzenextrakten und 120 000 mikrobiellen Kulturbrühen durchgeführt wurde, lediglich 2 Naturstoffe (Streptonigrin und Mithramycin) zur klinischen Erprobung brachte (SCHEPARTZ 1964). Beide Antibiotica können in den von uns verwendeten Modellen erfaßt werden.

Eingesetzte Modelle:

a) Speziell für die Suche nach Induktoren der Virusvermehrung dient der von GADO, SAVTSCHENKO und HORVATH (1966) beschriebene Prophagen-Induktionstest (System: λ/E.coli).
Über internationale und eigene Erfahrungen mit diesem Agardiffusionstest ist bereits berichtet worden (FLECK 1968).
Die Induktionswirkung zeigt bevorzugt Inhibitoren der DNS-Synthese mit unterschiedlichen Wirkungsmechanismen an. Auch die in vivo aktivierten Umwandlungsprodukte des Endoxans können mit dieser Methode in Körperflüssigkeiten nachgewiesen werden (FLECK 1969a).

b) Für die Suche nach Inhibitoren der Virusintegration in das Wirtszellgenom ist das sog. BIP-Testverfahren entwickelt worden (FLECK 1968). Das Modell zeigt Inhibitoren der DNS- und RNS-Synthese an und ist u.a. geeignet, Verbindungen zu erfassen, die eine selektive Hemmwirkung auf die intrazelluläre Virusvermehrung und auf den Integrationsvorgang ausüben, ohne gleichzeitig den Wirtsstoffwechsel zu blockieren.

c) Für die Suche nach Verbindungen, die ihre cytostatische Aktivität auf Grund ihrer die DNS-Struktur schädigenden Eigenschaften entfalten, ist der sog. "Reparatur"-Test (FLECK 1969b) entwickelt worden.

d) Ein weiteres Modell ist eingesetzt worden, das aus λ-lysogenisierten Stämmen von E.coli mit intaktem und defektem Dunkelreparaturmechanismus für strukturelle DNS-Schäden besteht und eine Differenzierung zwischen Virus-induzierenden Verbindungen gestattet. Es können Vertreter von 3 Wirkungsklassen erfaßt werden, die unterschiedliche Effekte in den verwendeten Modellen auslösen (FLECK 1969c).

e) Das Modell mit thermosenitiven λ-Repressormutanten in Repairmutanten von E.coli erlaubt die Vorauswahl von Inhibitoren der RNS- und Proteinsynthese, da diese Makromolekülsynthesen für die Virusvermehrung nach thermischer Induktion essentiell sind (FLECK 1969c).

f) Der Einsatz verschiedener Repressormutanten, bei denen der Repressor temperaturabhängig in seine Proteinuntereinheiten dissoziieren bzw. reaggregieren kann, ermöglicht zudem die Suche nach spezifisch auf die Funktion des Repressors wirkenden Verbindungen (FLECK 1969c).

g) Schließlich ist noch ein Screening-Modell zur Vorauswahl selektiv wirkender Naturstoffe erprobt worden, das im Prinzip aus Bakterien besteht, die episomale Faktoren (F-, R-Faktoren) tragen. Im Falle des sog. F^+-Tests können Verbindungen gesucht werden, die selektiv die extrachromosomale DNS (z.B. F-Faktor) aus der Zelle eliminieren, ohne gleichzeitig die zelleigene DNS zu schädigen. Da mit der Entfernung des F-Faktors auch die F-DNS-codierte Funktion ausfällt, die in der F^+-Zelle zur Ausbildung der sog. F-Pili (Rezeptorstellen für RNS-Phagen) führt, läßt sich die Eliminierung des F-Faktors aus der Zelle durch den Mangel an F-Pili und damit durch den Verlust der RNS-Phagensensibilität der entstandenen F^--Zellen nachweisen.
Im Gegensatz zur F^+-Zelle kann in der Hfr-Zelle, die den ursprünglich extrachromosomalen F-Faktor in das Zellgenom integriert hat (chromosomaler Zustand des F-Faktors) keine Eliminierung des F-Faktors mit Substanzen erreicht werden, die das Episom im extrachromosomalen Zustand beseitigen.
Das zeigt, daß mit dem Modell Verbindungen gefunden werden können, die auf chromosomale und extrachromosomale DNS in unterschiedlicher Weise und bei unterschiedlicher Konzentration einwirken können, so daß nachgeprüft werden sollte, ob diese Verbindung die in der Tumorzelle nach Virusinduktion in den "extrachromosomalen" (?) Zustand versetzte DNS von onkogenen Viren selektiv inaktivierten oder entfernen kann. Eine bereits durchgeführte Korrelationsprüfung hat gezeigt, daß die in unserem Screening-Programm erfaßten Verbindungen die Vermehrung von Adeno-Viren in HeLa-Zellen hemmen können (KÖRTING, SEEBER und FLECK 1968).

h) Neben einigen Membran-Mutanten, stabilen L-Formen bzw. Sphäroplasten von Bakterien, denen gewisse Permeationsbarrieren gramnegativer Bakterien fehlen, enthält unser

Screening-Programm Modelle wie verschiedene Mikroorganismen, Hefeprotoplasten, Myxomyceten-Plasmodien (Synchronie der Kernteilung), Vertreter der amöbenartigen Acrasiales (Zellkontakt-Phänomen) u.a., die bei speziellen Fragestellungen eingesetzt werden können.

i) Zur Bestimmung der cytostatischen Wirkung all der Verbindungen, die mit Hilfe der genannten Screening-Modelle vorausgewählt wurden, ist ein einfaches Säugerzell-Modell eingeführt worden (FLECK und HERTWIG 1968). Das Modell besteht aus dem von Karzel (1965) beschriebenen Zellstamm des EHRLICH-Ascitescarcinoms (EAC). Da die Zellen permanent in vitro in Suspensionsform wachsen, läßt sich der Cytostatica-Einfluß auf die Zellteilungsrate besonders rationell mit Hilfe elektronischer Zählautomaten (Teilchenzähler "TuR" ZG1) bestimmen.

j) Da die Bestimmung der cytostatischen Wirkung eines neuisolierten Antibioticums noch keine Information über eine biochemisch selektive Wirkung des Naturstoffs auf eine der 3 wichtigsten Makromolekül-Biosynthesen liefert, setzen wir in Ergänzung unseres Screening-Programms eine Methode ein, die es erlaubt, die Wirkungsweise neuisolierter Antibiotica in der EAC-Zelle zu studieren. Dazu wird die Inkorporationsrate radioaktiver Präkursoren der DNS-, RNS- und Proteinsynthese in Anwesenheit der unbekannten Substanzen bestimmt (FLECK 1969a).

Auf Grund der bisherigen Erfahrungen, wonach trotz langjähriger und intensiver Suche keine selektiv wirkenden Krebschemotherapeutica zu entdecken waren, ist schwer vorstellbar, daß es zukünftig bei der unterschiedlichen und komplexen Ätiologie des Krebses <u>ein</u> Krebs-Chemotherapeuticum geben wird, das zu einer Heilung solider oder generalisierter Tumoren führen kann. Es darf aber angenommen werden, daß sich recht unterschiedliche und z.B. im NS-Stoffwechsel eingreifende Verbindungen bei Kenntnis ihrer biochemischen und pharmakologischen Wirkungsmechanismen in einer sinnvollen Reihenfolge und Dosierung zu einer wirkungsvollen Kombinationstherapie einsetzen lassen, wie das bereits bei der Chemotherapie von Leukämien (z.B. Daunomycin und Antimetabolite) in der Klinik mit Erfolg erprobt wurde (GERHARTZ 1967, KREITER et al. 1968, BAUDO et al. 1968).

Die Suche und Vorauswahl von Naturstoffen mit unterschiedlichen Wirkungsmechanismen im NS-Stoffwechsel biologisch intakter Systeme ist ein Ziel des charakterisierten Screening-Programms. Es wird Aufgabe nächster Zukunft sein, einerseits die isolierten Substanzen in ihrer Wirkung auf die Virus-transformierte Tumorzelle <u>in vitro</u> und <u>in vivo</u> zu untersuchen und andererseits durch Entwicklung weiterer Screening-Modelle stets neue und noch unbekannte, biologisch aktive Naturstoffe zu entdecken.

LITERATUR

Von ARDENNE, M. und REITNAUER, P.G.: Dtsch.Ges.wesen, 23 (37), 1738 (1968).

BAUDO, F., G. CAMERA, et al.: Oncology, 22, 67 (1968).

BLACK, P.H.: In: Annual Review of Microbiology, 22, 391 (1968).

BURNS, W.H. and P.H. BLACK: J.Virol., 2 (6), 606 (1968).

DUBBS, D.R. and S. KIT: J. Virol., 2 (11), 1272 (1968).

DRUCKREY, H. et al.: In: Endoxan[R]. Sammelreferat Bd. 5, Asta-Werke AG. Chemische Fabrik Brackwede (Westf.). Stand: 1.1.1965.

FLECK, W.: Z.Allg.Mikrobiol., 8 (2), 139 (1968).

FLECK, W. und B. HERTWIG: Z.Allg.Mikrobiol., 8 (4), 293 (1968).

FLECK, W.: Verhandl.Dtsch.Ges.exper.Med. (1969a-im Druck).

FLECK, W.: Z.Allg.Mikrobiol. 9 (3), 217 (1969b).

FLECK, W.: Dieser Symposiumsband (1969c).

GADO, I., G. SAVTSCHENKO und I. HORVATH: Acta Microbiol.Acad.Sci.Hung. 12, 363 (1966).

GEISSLER, E.: Akad.Wiss.Berlin, 9 (11), 878 (1967).

GERBER, P.: Science, 145, 833 (1964).

GERHARTZ, H.: Dtsch.med.Wochschr., 92 (52), 2371 (1967).

HARRIS, R.J.C.: Sitzungsber.Dtsch.Akad.Wiss., Kl.Med.Nr.1, Akad.-Verlag Berlin (1966).

HILLEMAN, M.R.: Proc.Int.Wenner-Green Sympos., Pergamon-Press, Oxford-New York (1966).

KARZEL, K.: Med.Pharmacol.exp. 12, 137 (1965).

KNOWLES, B.B., F.C. JENSEN, et al.: Proc.Nat.Acad.Sci., 61 (1), 42 (1968).

KÖRTING, H.J., Chr. SEEBER und W. FLECK: Zbl.Bakt., I.Orig., 207, 450 (1968).

KREITER, H., et al.: Med.Klin., 51, 2058 (1968).

MACPHERSON, I.: Recent Results Cancer Res., 6, 1 (1966).

MAGEE, P.N.: New Zealand med.J., 67, 59 (1968).

MARTI, A., et al.: J.Nat.Cancer Inst. 40, 243 (1968).

McCALLA, D.R.: Biochim.biophys.Acta, 114, 155 (1968).

PASTERNAK, G.: Arch.Geschwulstforsch., 29 (2), 113 (1967).

PETERKOFSKY, A., et al.: Cold Spring Harbor Sympos. quant.Biol., 31, 515 (1966).

PTASHNE, M.: Proc.natn.Acad.Sci.USA, 57, 306 (1967).

RABINOWITZ, Z. and L. SACHS: Nature, 220, 1203 (1968).

REVEL, M. and U.Z. LITTAUER: J.molecul.Biol., 15, 398 (1966).

RUBIN, H.J.: Cell.Comp.Physiol., 64, 173 (1964).

SACHS, L.: In: Current Topics in Developmental Biology. Academic Press, vol. 2 (5), 129 (1967).

SCHALTEGGER, H.: Chimia, 20, 197-207, 237-246, 389-403 (1966).

SCHEPARTZ, S.A.: Antimicrobial Agents and Chemotherapy, 500 (1964).

SCHLEE, D.: Pharmazie 24 (1), 1 (1969).

TAUCHNITZ, Ch. und K.P. KELLER: Zschr.Inn.Med., 24 (3), 65 (1969).

TREPEL, F.: Med.Klin., 64 (4), 173 (1969).

WALLACH, D.F.H.: Proc.Nat.Acad.Sci., 61 (3), 868 (1968).

WARBURG, O., et al.: Umschau Wiss.Techn., 12, 412 (1966).

WEISS, M.C., et al.: Proc.US.Nat.Acad.Sci., 59, 1132 (1968).

WHO-Report of a Scientific Group, WHO Technical Report Series No. 295, Genf (1965).

TISSUE CULTURE METHODS IN SCREENING OF NATURAL SUBSTANCES WITH ANTITUMOR ACTIVITY+

S.M. NAVASHIN, I.P. FOMINA, T.G. TERENTIEVA

Antibiotics Research Institute, Moscow, USSR

Summary

Various methods of human tumor cell cultivation are discussed as a model for screening natural substances with possible antitumor action. Data on screening active culture fluids of actinomycetes in this system are presented. The value of the tissue culture method in comparison to other in vitro systems is shown. Satisfactory correlation of the results obtained in tissue cultures and in experiments with transplantable animal tumors is demonstrated. Advantages and disadvantages of the tissue culture method in primary screening are discussed and perspectivity of its use is shown.

Intensive screening programmes and investigation of antitumor substances, as well as development of rational chemotherapy of tumors require as the immediate task development of sufficiently sensitive experimental models. Shortcomings and limitations of transplantable tumors are obvious. These experiments are time and labour consuming, the results are variable due to individual peculiarities of the animals, etc. It is known, that correlation between experiments with transplantable and spontaneous tumors of animals and even heterotransplants of humans on one hand and clinical malignant tumors on the other hand is not adequate. These moments strongly require development of experimental systems in vitro, which should correspond to the requirements of screening and investigation of tumor inhibitors. For this purpose tumor tissues, extracts, various microorganisms, protozoa, algae, higher plants are used. The effect of the substances on these organisms is estimated by morphological properties and certain biochemical criteria, such as suppression of DNA synthesis, enzyme formation, etc.

During the last years studies based on the ability of antitumor substances to induce phages in lysogenic bacteria attracted the attention of investigators (LEIN 1962; HEINEMANN, HOWARD 1964; et al.). Close correlation between the ability to induce phage and suppress DNA synthesis in microbial systems is an important advantage of the method.

+ als Manuskript gedruckt.

Perspectivity of such an approach was shown on an example of antibiotics with selective action on DNA synthesis (bruneomycin, rubomycin and others) (DUDNIK 1965; 1966). The ability to induce phage may be used in isolation and purification of antibiotics (GAUZE 1967). The method of primary screening at the stage of culture fluids, based on antiphage properties of actinomycetes and their capacity for interaction with DNA is described by KRASSILNIKOV and KUIMOVA (1966).

Attempts to use mammalian tissue cultures in studies on antitumor substances of various nature were undertaken at earlier stages of the method development. However, because of heterogenecity of the cultivation procedures, absence of standard media and estimation criteria the method did not find wide use. The principal possibility of using tissue cultures in screening and investigation of antitumor substances was shown by FOLEY and EAGLE. These authors developed standard cultivation conditions and methods of objective estimation of changes observed in cells under the action of the substances studied.

The methods of tissue cultures have definite advantages as compared to other systems. This method provides in particular direct effect on tumor and normal cells of humans, standard conditions of the experiment. It should be also kept in mind that this system requires small amounts of substances for detailed investigations, which is of special importance at earlier stages of the studies.

As the main sources of cultivation, normal and tumor cells of animals or humans may be used in the form of transplantable lines or primary explants.

The cells may be cultivated in the form of a monolayer on glass with liquid medium, in the form of suspension in liquid medium, monolayer on glass under an agar layer, in agar, on collagen gel, as tissue fragments in plasma clods, etc.

In experimental chemotherapy of tumors, tissue cultures may be used for the following main purposes:

(1) Primary screening of active antitumor substances, both synthetic and natural;

(2) Determination of activity of these substances at various stages of isolation and chemical purification;

(3) Studies on mechanism of their action at the cellular level;

(4) Studies on kinetics of distribution of substances in organism;

(5) Determination of individual sensitivity of tumors to various preparations during chemotherapy.

The aim of this communication is to discuss problems connected with the field of using the methods of tissue cultures for primary screening of natural substances with possible antitumor action.

As is generally known, detection, isolation and purification of natural substances with possible antitumor effect present certain difficulties in comparison to synthetic cytostatics. In the first case not only structure, and properties of the substances are unknown, but also their concentrations, varying from fermentation to fermentation. The use of human tumor cell cultures provides rapid exclusion of non-promising substances, both high toxic and indifferent with respect to human tumor cells.

Various modifications of the method with transplantable lines or primary tripsinized malignant and normal human cells are used in primary screening of active substances at the stage of culture fluids. More often the cells are grown in the form of a monolayer on glass, plastic plates or in the form of suspensions in liquid nutrient medium. The activity of the substances is estimated by morphological and biochemical indices after their contact with the cells for a definite period of time.

As applied to the aims of primary screening we studied two possibilities of using cells of transplantable lines of human tumors, that is for direct cytotoxic tests at the stage of culture fluids and for tests of dehydrogenase inhibition.

At the laboratory of screening antibiotic-producing organisms of the USSR Antibiotics Research Institute (head Dr. N.K. Solovieva) actinomycete cultures belonging to various species are studied from the point of view of their antitumor activity with respect to various systems in vitro, that is tumor cells dehydrogenases (modification of MIYAMURA and ARAI-SUZUKI antidehydrogenase test), mutants of Staphylococci UV-2 or UV-3 according to the method of G.F. GAUZE.

Our aim was to compare various screening systems, including the method of tissue cultures, and its correlation with experiments on animals. (L.I. OSOKINA participated in this studies besides the authors of the paper).

For this purpose 9700 actinomycetous cultures isolated from soil were studied. Of this cultures 120 or 1.23 per cent were screened according to the antidehydrogenase test (MIYAMURA, ARAI-SUZUKI) and their effect on mutants of Staphylococci UV-3 was estimated.

120 culture fluids selected according to the above tests of primary screening were studied in vitro in parallel experiments on animals. Culture fluids separated from biomass by centrifugation were used in the experiments. The antidehydrogenase activity of the culture fluids was studied with the use of ascitic cells of the following mouse tumors: Ehrlich, lymphadenosis NK/LI, sarcoma 37 and sarcoma 180 in Miyamura modification.

The human tumor cells HeLa and HEP-2 were cultivated in a monolayer on glass according to the method adopted at our laboratory. The culture fluids were used in a dilution of 1:10 to 1:1000 and higher. Not less than 4 tubes were used for each concentration. The results were registered in 24-48 hours by cell counts (inhibition of cell growth coefficient 1c), as well as by morphological indices. Cultures fluids with 1c not less than 50 per cent at a dilution of 1:10 and higher were considered to be active.

In experiments on animals the effect of culture fluids was studied with respect to solid forms of Ehrlich tumor and lymphosarcoma LIO-I of mice. The culture fluids at a dilution of 1:4 to 1:16 were administered intraperitoneally for 10 days. The results were considered to be positive, when the tumor growth was inhibited by not less than 40 per cent as compared to the control.

Comparison of the results of the studies on the effect of actinomycete culture fluids in various system of primary screening showed, that 85 per cent of the culture fluids were active with respect to their inhibitory effect in the culture of cells HeLa. At the same time in other systems and in Miyamura antidehydrogenase test in particular only 49 per cent of the culture fluids were active. In somewhat higher percentage of cases (55 per cent) positive effect was observed in Arai-Suzuki test. Mutants of Staphylococci UV-3 gave positive results in 55 per cent of the cases (Table 1).

Table 1

Effect of Culture Fluids in Various Test-Systems of Primary Screening

Test-System	Activity of culture fluids	(per cent)
in vitro	Cell culture	85.0
	Antidehydrogenase tests	
	Miyamura	49.1
	Arai-Suzuki	55.8
	Mutants of Staphylococcus UV-3	55.0

It was of interest to carry out a more detailed comparison of the results obtained in various tests with the effect of the same culture fluids on transplantable tumors in animals (Table 2).

The analysis of data presented in Table 2 shows certain regularities, particularly low correlation between positive antidehydrogenase tests and animal experiments. Thus, when the antidehydrogenase test was positive, activity against Ehrlich tumor and tumor L10-1 was observed only in 13.5 and 8.5 per cent respectively. In most cases positive results with respect to Ehrlich tumor (83.5 per cent) and tumor L10-1 (77.2 per cent) were registered,

Table 2

Correlation of the Culture Fluid Activity in Various Tests with the Effect on Transplantable Tumors of Animals

Test-system		Number of active culture fluids (per cent)	
Results		Ehrlich tumor	Lymphosarcoma L10-1
AD	Positive	13.5	8.5
	Negative	83.3	77.2
UV-3	Positive	33.3	12.1
	Negative	54.1	63.6
HeLa	Positive	40.0	18.8
	Negative	29.2	36.3

Note: Ad - antidehydrogenase test; UV-3-test with mutants of Staphylococcus UV-3; HeLa-test in cell culture.

when the antidehydrogenase test was negative. Screening with the use of mutants of Staphylococcus UV-3 produced better correlation, that is 33.3 per cent of active substances with the use of Ehrlich tumor model and 12.1 per cent with the use of tumor L10-1. At the same time correlation between in vitro and in vivo results with respect to culture fluids having cytostatic activity significantly improved. Coincidence of the results for Ehrlich tumor and tumor L10-1 was observed in 40 and 18.8 per cent of the cases respectively. Culture fluids with cytotoxic effect at high dilutions proved to be most active against transplantable tumors of animals. As compared to the other two tests the percentage of positive results in experiments on animals was lower for culture fluids negative with respect to HeLa test (29.2 and 36.3 per cent respectively) (Table 3).

Table 3

Positive Results in Experiments on Animals as Dependant on the Dilution of the Culture Fluid (per cent)

Dilution of culture fluid	HeLa	Ehrlich tumor and L10-1
1:100	80	40
1:500	50	45
1:1000	25	55

Since in a number of cases the cytotoxic effect of active substances did not coincide with their antimicrobial activity it was of interest to compare the activities of cultures fluids of actinomycetes with or without antimicrobial effect with respect to various test-systems.

Table 4

Dependance between Antimicrobial Effect and Activity of Culture Fluids against Various Test-Systems

	Test-systems									
	HeLa		AD		UV-3		Ehrlich tumor		L10-1	
	Active	Not	Active	Not	Active	Not	Active	Not	Active	Not
Number of culture fluids	85	35	59	61	66	54	48	72	22	98
Including antagonistic cultures (per cent)	80	80	83	75	85	74	72.9	84.7	77.2	80

From the data presented in Table 4 it is evident that both antagonistic cultures and cultures without antimicrobial activity were active against various test-systems in approximately the same percentage of cases. However, a certain number of cultures had not antimicrobial activity, while in tests for antitumor effect they gave positive results. Therefore, if only antimicrobial effect is considered, a significant number of active culture fluids with respect to animal tumors may be missed.

High sensitivity of the cytotoxic test to the preparations at the stage of culture fluids and better correlation of the data with the results obtained in vivo as compared to the other methods provided its use for estimation of antitumor substances and fractions of ne antitumor antibiotics.

Comparison of 1c of preparations belonging to various groups of antitumor substances (antibiotics and alkylating agents) allowed to differentiate the substances according to the level of their cytotoxicity. Thus, the cytotoxic effect of antibiotics was evident at concentrations of 0.01 to 100 mcg/ml. The cytotoxic effect of alkylating agents, such as chlorbutin and sarcolysin was evident at much high concentrations (10 to 1000 mcg/ml) (Table 5).

With the help of this test it is possible to determine definite quantitative differences in the effect of substances of one group directly depended on the preparation concentration in the nutrient medium. Actinoxanthin and aurantin, for example, are characterized among

Table 5

Effect of Preparations on Monolayer of Cells HeLa

Preparation	Concentration (mcg/ml)						
	0.01	0.1	1	10	100	500	1000
	1c (per cent)						
Actinoxanthin	74	82.3	93.2	97.1			
Aurantin	43.6	50.2	83.8	92.5			
Mitomycin C	34.1	56	82	96.4			
Olivomycin	12.3	44	52.5	88.3	98.2		
Polymycin		1.1	3.2	23	54.4	75	77.9
Chlorbutin		2.73	8.2	65	84	88.5	90.1
Sarcolysin		1.3	4.76	48.3	76	81	96.8

antibiotics by the highest level of cytotoxicity. Morphological impairements in the cells may be observed on contact with 0.01-0.1 mcg/ml, 1c at such concentrations for aurantin and actinoxanthin is equal to 43-50 and 74-82 per cent respectively. In a concentration of 1 mcg/ml and higher actinoxanthin completely destroyed the culture and produced cytolysis. 1c for these concentrations is more than 90 per cent. High cytotoxic effect of these antibiotics corresponds to their high toxicity with respect to animals (LD_{50} is 1 and 0.025 mg/kg respectively). Relatively lower cytotoxicity of mitomycin and olivomycin evident at a concentration of 10 mcg and higher corresponds to lower toxicity for animals (LD_{50} is more than 2 mg/kg).

No such strict difference in cytotoxicity was observed with respect to alkylating agents as compared to antibiotics. Certain differences in the effect were registered at concentrations of 10 to 500 mcg/ml. 1c for chlorbutin and sarcolysin at these doses was 65-84 and 48-76 per cent respectively. At higher concentrations 1c for these preparations did not differ (86-89 per cent).

The difference in the level of cytotoxicity may be detected also at the stage of culture fluids. Thus, the most pronounced effect was observed with the culture fluid of actinoxanthin No. 1131). Culture fluids Nos. 5000-43 and 4720-6 were also active in the tissue culture at a dilution of 1:100 - 1:500. These filtrates had an antitumor activity in vivo, providing inhibition of Ehrlich tumor growth by more than 50 per cent. The cytotoxis effect of other culture fluids was observed at dilutions lower than 1:100. No antitumor effect with respect to transplantable tumors of animals was characteristic of these culture fluids. Therefore a definite correspondance between cytotoxic effect in tissue culture and antitumor effect on animals was found for both pure preparations and culture fluids.

The regularities shown for the method of cell cultivation in a monolayer on glass were in general confirmed also in another experimental system, using agarized media. The substances were applied to paper disks in definite concentrations. The results are presented in Table 6.

Table 6

Cytotoxic Effect of Preparations on HeLa Cells Cultivated under an Agar Layer

Preparation	Concentration (mcg/ml per disk)				
	1000	500	100	10	1
	Diameter of growth inhibiton zones (mm)				
Actinoxanthin	40	34	26	22	20
Aurantin		30	28	15	12
Mitomycin C	34	32	21	14	-
Olivomycin	20	19	18	15	-
Polimycin	19	15	9	-	-
Chlorbutin	17	14	10	-	-
Sarcolysin	15	14	12	9	-
Culture fluids	Without dilution	1:10	1:100	1:500	
5000-23	18	14	11	9	
4720-6	20	18	12	-	
849-64	-	-	-	-	
441-11	-	-	-	-	

Maximum zones of cell growth inhibition from 20 to 40 mm were shown for actinoxanthin, aurantin and mitomycin C. The concentrations of the preparations inhibiting the culture growth in tubes by 50 per cent were close to the concentrations producing clear growth inhibition zones in monolayer under agar.

The method of "agar coatings", like the direct cytotoxic test allows to differentiate antitumor preparations by the level of their cytotoxicity. Thus, the largest zones of cell growth inhibition are characteristic of antibiotics (40-20 mm), as compared to alkylating agents (19-17 mm). Among antibiotics the maximum growth inhibition zones were observed just for the most toxic preparations, such as actinoxanthin (40-20 mm) and aurantin

(40-20 mm). Antibiotics with lower cytotoxic effect, such as olivomycin produced correspondingly smaller zones (20-15 mm).

The method of "agar coatings" allows to differentiate by their cytotoxicity not only pure antitumor substances, but also preparations at the stage of culture fluids. Culture fluids with low activity (Nos. 4849-11 and 6441-11) had no effect on cells under agar in the direct cytotoxic test, while filtrates of preparations Nos. 5000-23 and 4720-6 preserved their activity under the same conditions even in a dilution of 1:100 an higher, as compared to the dilution of initial samples.

Therefore, the method of "agar coatings", like the direct contact test allows not only to estimate the qualitative cytotoxicity, but also to express it quantitatively by the diameter of cell growth inhibition zones at corresponding concentrations of the preparations. However, to show cytotoxic effect of preparations with the method of "agar coatings", higher concentrations (not less than 1-10 mcg per a disk) are required as compared to the direct contact test.

Comparison of sensitivity of various lines of cells, cultivated in a monolayer on glass and agar media demonstrated that human amnion cells (strain A-1) were the least sensitive to the substances tested. Among the tumor cells strain HeLa showed the best results and was used by us in most experiments.

The data presented indicate that the use of various experimental system based on cultivation of human tumor cells for primary screening of antitumor substances is expedient. The use of animal tumor cells for this purpose has no advantages as compared to the use of the same transplantable tumors in vivo.

A significant limitation of the method, like the other in vitro screening systems is the possibility of screening only substances with direct cytotoxic effect. Under these conditions agents with preferentially indirect effect on tumor growth will not be detected.

The method of tissue cultures was compared with other biological systems at various laboratories with the purpose of its estimation. Thus, FOLEY and EPSTEIN (1964) indicated to satisfactory coincidence of protein synthesis supression in culture with activity of the same substances in experiments on animals. Later, it was found that coincidence of the data obtained in vitro and in vivo is connected with the active concentration of the substance. Thus, at a dose of 10^{-4} gm/ml the coincidence was about 80 per cent, at a dose of 10^{-6} gm/ml it was 95 per cent and at a dose of 10^{-7} gm/ml almost complete coincidence was observed. When such differential doses of the substances were used, the number of pseudopositive results markedly decreased. According to this system about 4 per cent of the total number of the substances tested are selected.

The method of primary screening in the tissue culture was tested in a number of laboratories of the USA. LEITER (1964) and others showed that out of several thousands of synthetic and natural substances coincidence with experiments on animals was observed in 87 per cent of the cases. As for culture fluids of actinomycetes it was 70 per cent.

It should be remembered, that often data obtained in vitro and in vivo are considered to be coinciding according to the effect of the preparation on one of the models of transplantable tumors, while it is well known that various experimental systems differ in their sensitivity. Moreover, estimation of the method by its comparison with other methods, producing insufficient coincidence with clinical results is doubtful in itself.

Methodical problems are of great significance in studies on cytotoxic effect of antitumor substances in cell cultures. An obligatory condition for development of this method is further improvement of cultivation conditions and estimation criteria, as well as determination of correlation levels with the effect of the substances on human tumors in clinics.

LITERATURE

ARAI, T., M. SUZUKI; J. Antib., ser.A, 169 (1956).

DUDNIK, Yu.W.: Antibiotiki, 2, 112 (1965).

FOLEY, G.E., S.S. EPSTEIN: Advances in Chemother., 1, 175 (1964).

GAUSE, G.F.: Antibiotiki, 3, 179 (1967).

HEINEMANN, B., A.J. HOWARD: Appl.Microbiol., 12, 234 (1964).

KRASSILNIKOV, N.A., G.F. KUIMOVA: Antibiotiki, 12, 1059 (1966).

LEIN, J., et al.: Nature, 196, 783 (1962).

LEITER, J., et al.: Cancer Res., suppl., 25, 1433 (1965).

MIYAMURA, S.: Antibiot. a. Chemother., __, 280 (1956).

NAVASHIN, S.M., I.P. FOMINA, L.I. OSOKINA, A.A. ZHARIKOV: Antibiotiki, 9, 803 (1967.

OSOKINA, L.I., I.P. FOMINA, S.M. NAVASHIN: Antibiotiki, 7, 614 (1966).

VERZEICHNIS DER VERWENDETEN ORGANISMEN

VERZEICHNIS DER VERWENDETEN INHIBITOREN

FSC
www.fsc.org
MIX
Papier | Fördert
gute Waldnutzung
FSC® C083411

Kolibri 360 GmbH
Ferdinand-Jühlke-Straße 7
99095 Erfurt, Deutschland
produktsicherheit@kolibri360.de